普通医药院校创新型系列教材

生理学与病理生理学

郁多男 主编

科 学 出 版 社
北 京

内 容 简 介

本教材将人体生理学与病理生理学的基本理论与知识融合在一起，简明扼要，主要供有一定生物医药基础的学生使用，旨在使学生进一步理解人体正常生理功能与人体异常状态下的功能改变，为进一步加深临床知识与技能的系统学习提供基础。本教材满足本科教学大纲的相关规定和要求，共分十章，内容包括细胞的基本功能、血液、血液循环、呼吸、消化和吸收生理、能量代谢与体温、尿的生成与排放、体液代谢紊乱、神经生理、内分泌与生殖等。

本教材可供普通医药院校医学及相关专业本、专科学生，继续教育学员，以及从事各层次医学及医学相关专业教学、管理工作者参考、学习使用。

图书在版编目(CIP)数据

生理学与病理生理学 / 郁多男主编. —北京：科学出版社，2018.2
普通医药院校创新型系列教材
ISBN 978-7-03-055461-1

Ⅰ. ①生… Ⅱ. ①郁… Ⅲ. ①人体生理学—医学院校—教材②病理生理学—医学院校—教材 Ⅳ. ①R33 ②R363

中国版本图书馆CIP数据核字(2017)第284524号

责任编辑：闵 捷 朱 灵
责任印制：谭宏宇 / 封面设计：殷 靓

科学出版社 出版
北京东黄城根北街16号
邮政编码：100717
http://www.sciencep.com
南京展望文化发展有限公司排版
广东虎彩云印刷有限公司印刷
科学出版社发行 各地新华书店经销
*
2018年2月第 一 版 开本：889×1194 1/16
2023年2月第五次印刷 印张：13 1/4
字数：366 000

定价：49.00元

(如有印装质量问题，我社负责调换)

普通医药院校创新型系列教材

专家指导委员会

普通医药院校创新型系列教材

《生理学与病理生理学》编辑委员会

主 编

郁多男

副主编

戴 华 张艳青

编 委

（按姓氏笔画排名）

王方方 张艳青 陈 琦 郁多男
房 晓 戴 华

前　言

生理学研究的是生命体的正常功能，例如，Na^+ 如何经特定的蛋白通道进出细胞。又例如，当一个人摄取过多食盐后，大脑、心脏及一些腺体如何协调将过多的 Na^+ 经尿液排出体外。这些基于分子水平、细胞水平、组织水平、器官水平，乃至系统和机体整体水平的功能研究，可以让人充分了解整个生命体的各种功能。但必须牢记一点，目前我们对生命的理解仍然相当肤浅。随着表观遗传学(epigenetics)、基因组学(genomics)等新兴学科的兴起及基因编辑(gene editing)、细胞功能重新编程(re-programming)等各种新技术新方法的应用，对生理学的研究越来越深入，生理学正在以崭新的面貌出现在人们的眼前。例如，人类 97%左右的 RNA 不编码氨基酸，被称为非编码 RNA，但可以肯定的是这些非编码 RNA 对机体的各种功能均起着重要的调控作用，大到代谢(metabolism)、兴奋(excitability)、适应(adaptability)及生殖(reproduction)四大生命特征，小到内环境稳定、生命稳态(homeostasis)及生物节律(biorhythm)等基本功能，但目前对绝大部分非编码 RNA 的功能却知之甚少。因此学习生理学不仅应掌握已有的基本知识，更要拓展到更广泛、更深入的新兴生命科学领域。

生理学是生命科学的一门重要学科，其研究的对象是机体的正常功能。而病理生理学着重研究机体的状态改变，如基因突变或病原体入侵后引起机体在分子、细胞、组织、器官水平乃至系统性的反应，这种反应可能引起病变甚至产生疾病，导致疾病症状的产生。因此，病理生理学不仅与作为基础学科的生理学密切相关，也与临床医学直接相关，与病理解剖学一起被公认为基础医学与临床医学的桥梁学科。另外，即使是生理学，在很多方面也是以异常状态(病理状态)作为正常功能发现的切入点或以异常状态作为对照来加深对生命功能的认识或发现以前未知的生命现象。因此，学习生理学自然就涉及许多病理或疾病状态(病理生理学)的案例，从而进一步说明生理学与病理生理学是两门不同但又密不可分的生物医学课程，如充分了解病变发生的机制将对设计有效的疾病预防及治疗方案起到关键作用。

生理学和病理生理学均是重要的医学基础课程，本书旨在让已有生物医学初步认识的医务工作者通过对正常和异常生理功能的进一步了解，更深入地理解临床医学。各个编委在每一章中将生理学和病理生理学有机地整合在一起，以便医务工作者更系统地学习病变或疾病的发生机制。

主编

2017 年 10 月 20 日

目　录

第四章 呼吸 068

第五章 消化和吸收生理 084

第六章 能量代谢与体温 106

第七章 尿的生成与排放 116

第八章 体液代谢紊乱 141

第九章 神经生理 158

第十章 内分泌与生殖 183

主要参考文献 197

第一章

细胞的基本功能

学习要点

● **掌握**：① 细胞膜的液态镶嵌模型。② 细胞的跨膜物质转运方式，如单纯扩散、易化扩散、主动转运、出胞和入胞。③ 细胞跨膜信号转导方式，如G蛋白偶联型受体介导的信号转导（腺苷酸环化酶及磷脂酶C途径）、离子通道型受体介导的信号转导、酶偶联型受体介导的信号转导。④ 细胞的跨膜电位，如静息电位、动作电位、阈电位、局部电流。⑤ 骨骼肌的兴奋和收缩，如神经—肌接头的兴奋传递、肌细胞的兴奋—收缩偶联。

● **熟悉**：① 兴奋性经历的绝对不应期和相对不应期；兴奋在神经纤维上的传导。② 骨骼肌细胞的结构。③ Na^{+}-K^{+}泵；第二信使；Ca^{2+}的在肌肉收缩中的作用。

● **了解**：① 兴奋性经历的超常期和低常期。② 膜的通透性。③ 等张收缩；等长收缩；强直收缩。

细胞是构成生命体的基本结构和功能单位。人体共有200多种细胞，约100万亿个。几乎所有的人体细胞（成熟红细胞除外）都由细胞膜（cell membrane）、细胞质（cytoplasm）、细胞核（nucleus）和各种细胞器（cellular organelle）构成（图1-1）。本章主要讨论细胞的基本结构及基本功能，包括物质的跨膜转运、细胞信号转导、细胞兴奋性和骨骼肌的收缩等。

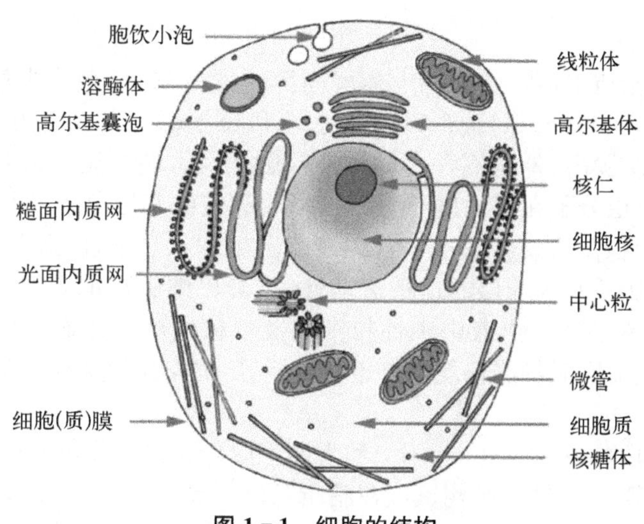

图1-1 细胞的结构

笔记栏

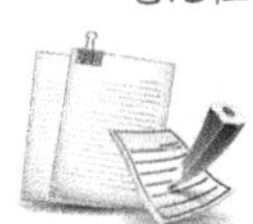

第一节 细胞膜的基本结构及其跨膜转运功能

一、细胞膜的结构与成分

细胞膜,又称质膜(plasma membrane),厚度为 7～10 nm。它的主要功能是:① 保护细胞,将细胞内含物与细胞外环境分隔开来,起到机械性的屏障作用。② 有效控制特定物质进出细胞。虽然氧气和二氧化碳等小分子物质能够自由通过细胞膜,但一些离子和大分子物质只能通过特定的转运方式才能进出细胞,即起到选择性(理化功能)的屏障作用。③ 维持细胞与细胞之间及细胞与细胞外基质之间的信息交流,主要是利用生物电(膜电位)及膜中成分如蛋白质受体、通道等作为生物信号传导物,调节细胞的收缩、分泌、增殖或凋亡等重要功能。任何细胞膜结构或成分的改变都有可能导致细胞功能发生改变而引发疾病。细胞内的各种细胞器,如线粒体、内质网和溶酶体等外层均有类似的膜性结构。尽管不同来源的膜结构中各种物质的组成和比例有所不同,但细胞膜的化学组分都主要是脂质(lipid)、蛋白(protein)及少量的糖类(carbohydrates)。一般认为,质膜是以磷脂双分子层为基架,镶嵌具有不同结构和功能的蛋白质分子(图 1-2),这些磷脂分子和蛋白质分子具有流动性,这就是所谓的液态镶嵌模型(fluid mosaic model)学说。

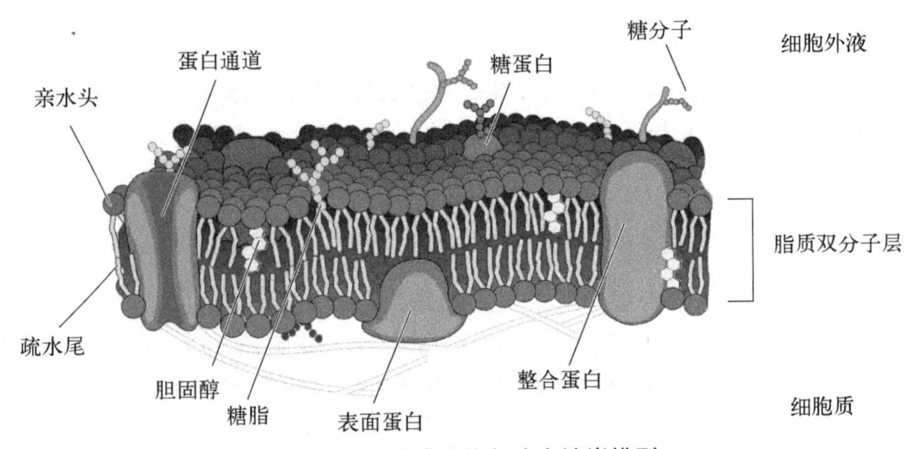

图 1-2 细胞膜结构与液态镶嵌模型

(一) 膜脂质分子

构成膜的双分子层脂质中,磷脂约占 70%,胆固醇约占 30%,其余为少量鞘脂类物质。膜磷脂分子为双嗜性分子(amphiphilic molecule),分亲水端和疏水端。亲水端为极性基团,位于细胞膜内、外两侧表面,易与细胞膜内、外两侧含水的体液接触。疏水端为尾端,即非极性基团,朝向细胞膜的中间。这样,磷脂双层分子在膜内尾-尾相对,形成稳定的双层分子(图 1-2)。胆固醇的双嗜性比磷脂分子弱,且亚细胞器的膜中基本不含胆固醇。生理状态下,脂质分子具有流动性,因而膜也具有一定的流动性。脂质双分子层的这种流动性,可确保细胞在承受细胞内外压力或剪力时不致破裂且仍然能发挥正常功能。血液中中性粒细胞及单核细胞通过血管内皮细胞层时的变形运动,红细胞扭曲通过毛细血管时细胞仍能维持正常功能等,都与膜的这种流动特性有关。

(二) 膜蛋白

笔记栏

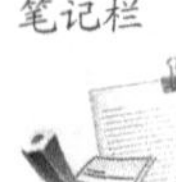

膜蛋白分为整合蛋白(integrated protein)和表面蛋白(peripheral protein)两类。整合蛋白含量约占总膜蛋白的 70%,多以 α-螺旋结构镶嵌在脂质双分子层中(图 1-2),如本章会提到的 G 蛋白偶联受体(G protein-linked receptor)。整合蛋白与膜磷脂分子一样也为双嗜性分子,亲水、疏水方向也与磷脂分子一样。蛋白质分子两端有极性,与胞内、外极性水分子结合,中间非极性部分与膜

内磷脂分子的非极性端结合。许多跨膜通道(channel)、离子泵(ion pump)及载体(carrier)都为整合蛋白。表面蛋白含量约占膜蛋白的30%,无双嗜性,主要与整合蛋白结合散在分布在细胞膜的内侧(图1-2),绝大多数表面蛋白具有蛋白酶的活性,对细胞功能调节起重要作用。

膜蛋白有多种功能:① 跨膜物质转运,主要经载体、通道和离子泵等方式。如钠-钾泵(sodium-potassium pump, Na^+-K^+ pump)可以逆浓度梯度跨膜转运 Na^+ 和 K^+。② 跨膜信号转导,主要以配体-受体方式将信号传入细胞内甚至核内。如酪氨酸激酶受体(tyrosine kinase receptor,TKR)在生长因子与受体结合后可激活胞内RAS分子通路,调节细胞的增殖与分化。③ 催化作用,主要以酶的形式催化细胞的生物化学反应。如磷脂酶C(phospholipase C,PLC)可将膜脂质中的磷脂酰二磷酸肌醇(phosphatidylinositolu 4, 5 - biphosphate, PIP_2)水解为三磷酸肌醇(inositol triphosphate,IP_3)和二酰甘油(diacylglycerol,DG)。后两者均可作为第二信使,在信号转导中发挥重要作用。④ 标记作用,如CD19作为B淋巴细胞表面标记,可用于嵌合抗原受体-T细胞免疫疗法(chimeric antigen receptor T-cell immunotherapy, CAR-T)免疫治疗急性B淋巴细胞性白血病时让T细胞准确识别并杀伤肿瘤性B细胞。

(三)细胞膜的糖类

细胞膜所含糖类分子主要位于细胞膜外侧,结合在部分膜蛋白或膜脂质分子上形成各种糖蛋白(glycoprotein)或糖脂(glycolipid)(图1-2)。糖类分子高度亲水,所以无法存在于脂质双层分子内。膜糖类分子有长有短,小的可以是单糖分子,但大部分以多糖链形式存在。其主要作用是与细胞外环境相互作用,如能特异地与细胞外神经递质、激素或其他信号分子相结合,调节细胞功能;也可以作为抗原决定簇,如红细胞膜脂质上的寡糖链不同决定人的ABO血型。糖分子的异常可以导致疾病发生,如神经鞘磷脂(sphingolipid)的代谢异常可以引起50种左右致死性的溶酶体贮积病(lysosomal storage disease)。

二、物质的跨膜转运

物质的跨膜转运是指各种物质进出细胞膜的方式,主要有四种常见方式:① 单纯扩散;② 易化扩散;③ 主动转运;④ 膜泡运输。

(一)单纯扩散

单纯扩散(simple diffusion)是指物质分子(离子)顺浓度梯度或电位梯度,即由生物膜的高浓度或高电位一侧向膜的低浓度或低电位一侧跨膜转运的过程,不需要膜上其他物质(如通道或载体)的帮助,也不需要能量消耗。O_2、CO_2、N_2、NH_3、尿素、脂肪酸、酒精及甾体(类固醇)激素等均为无极性分子,均可依靠单纯扩散方式快速通过细胞膜(图1-3)。

(二)易化扩散

易化扩散(facilitated diffusion)是指物质通过膜上的特殊蛋白质介导、顺浓度梯度或电位梯度跨膜转运的过程。易化扩散需要膜上其他物质(如通道或载体)的帮助,但仍然不需要能量消耗。葡萄糖、氨基酸和核苷酸等分子通过载体易化扩散称为载体转运(图1-3),载体转运具有特异性(特定载体只能转运特定物质)、饱和性(膜两侧物质浓度达到相对平衡时,转运量无法再明显增加)和竞争性(两种结构类似的物质可以通过同一载体转运)。带电离子,如 Na^+、K^+、Ca^{2+}、Cl^- 等则通过离子通道易化扩散称为通道转运(图1-3),通道转运具有选择性(Na^+ 通道、K^+ 通道、Ca^{2+} 通道、Cl^- 通道等)、快速性(每秒可转运 10^8～10^9 个离子)和门控性(通道可以受电压、化学或机械因素调控而随时开放或关闭)。

单纯扩散与易化扩散均属被动转运(passive transport),即转运物质跨膜时不需要消耗能量,物质是在从高浓度或高电位一侧向另一侧顺势转运。

(三)主动转运

主动转运(active transport)是指在特定膜蛋白及能量分子ATP的协助下,将物质逆浓度梯度或电位梯度(up-hill)进行跨膜转运的过程。参与主动转运的载体蛋白多是ATP酶,能水解ATP提

笔记栏

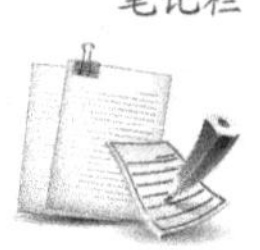

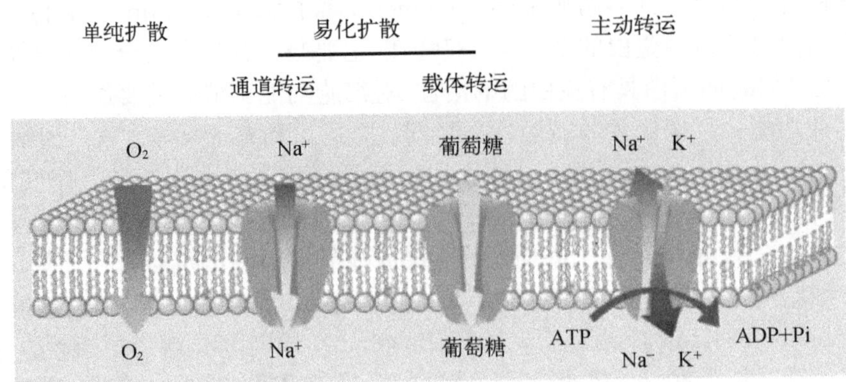

图 1-3 物质的跨膜转运方式

供能量，完成特定分子或离子从膜的低浓度或低电位一侧向高浓度或高电位一侧的跨膜转运。

主动转运又分为原发性主动转运（primary active transport）和继发性主动转运（secondary active transport）。原发性主动转运是指细胞直接利用 ATP 分解为 ADP 时释放的能量完成逆浓度梯度或电位梯度的跨膜转运。Na^+－K^+泵又称 Na^+－K^+－ATP 酶或钠泵（sodium pump），是目前人类了解最充分的原发性主动转运的例子。能进行原发性主动转运功能的尚有钙泵（calcium pump）或称 Ca^{2+}－ATP 酶（Ca^{2+}－ATPase）、H^+泵（H^+ pump）或称质子泵及碘泵等。继发性主动转运是指物质逆浓度梯度或电位梯度转运时，所需的能量来自 Na^+泵活动所造成的膜外 Na^+顺浓度梯度差进入细胞时所释放出来的势能，而不是直接来自 ATP 的分解，通常由膜上存在的、被称为转运体（transporter）的膜蛋白完成。如果被转运的物质与 Na^+转运的方向相同，称为同向转运（symport）；如果被转运的物质与 Na^+转运的方向相反，称为反向转运（antiport）。

什么是 Na^+泵？正常情况下，细胞外液中的 Na^+明显比细胞内液中的高；相反，细胞内液中 K^+浓度较高，维持膜外高 Na^+和膜内高 K^+这种不均衡的分布完全依赖于膜上的钠泵，它能逆着浓度梯度或电位梯度把细胞内的 Na^+移到细胞外，同时把细胞外的 K^+移入细胞内。这一过程依赖 ATP 能量供应。钠泵是一种糖蛋白，由 α 和 β 两个亚基组成，有 3 个 Na^+结合点和 2 个 K^+结合点，钠泵泵出 Na^+和泵入 K^+的过程是偶联的，每水解 1 个 ATP 分子，可泵出 3 个 Na^+、泵入 2 个 K^+。Na^+泵用来维持膜内外 K^+和 Na^+的不均衡分布，这是细胞具有兴奋性或发生动作电位的离子基础。钠泵对维持细胞正常的形态也是必需的，离子的浓度决定渗透压的高低，胞内渗透压的改变可改变胞内水分子的含量，过多水分使细胞膨胀，过少水分使细胞皱缩，两者均可引起细胞结构破坏。另外，Na^+泵建立的 Na^+浓度势能储备，也可以给肠黏膜和肾小管上皮细胞对一些营养物质（如葡萄糖、氨基酸）继发性主动转运提供能量来源。一些药物可以用来调节 Na^+泵的活动，如哇巴因（ouabain）可抑制钠泵的活性。

离子通道结构或者功能异常可导致离子通道病，一般是由于编码相关离子通道的基因发生突变所致，主要累及神经、肌肉、肾以及心等脏器。以电压门控钠通道为例，基因 *Nav1.4* 突变可以导致多种神经肌肉疾病，基因 *Nav1.8* 和 *Nav1.9* 突变与炎性疼痛的关系密切。电压门控钾通道（Kv）基因突变也会导致严重疾病，如 *KCNQ1* 突变导致复极化电流大幅下降，进而导致心脏长 Q－T 综合征（long Q－T syndrome）；L 型钙通道基因的突变也会造成心脏长 Q－T 综合征。

（四）膜泡运输

一些大分子或颗粒（如食物颗粒）不能直接穿过细胞膜进出细胞，而是通过出胞（exocytosis）和入胞（endocytosis）以囊泡形式完成物质跨膜转运称膜泡运输（vesicular transport），这种方式可同时转运大量物质，但必须以 ATP 形式提供能量。

笔记栏

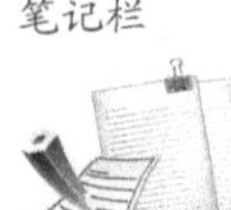

出胞是指细胞把大分子内容物排出细胞。例如，一些神经递质或激素合成后被一层膜性物质包裹，形成囊泡。需要时，囊泡膜与细胞膜融合，进而在膜上产生小孔，释放出囊泡中的神经递质或激素。如乙酰胆碱（acetylcholine，ACh）从神经轴突释放至神经—肌接头处就是以这种方式进行

的。另外，一些细胞内容物如小分子 RNA(microRNA)，信使 RNA 及蛋白质分子可以外泌体(exosome)形式释放到细胞外，与神经递质和激素一样可远程调控机体功能。

入胞是指细胞膜发生内陷或伸出伪足将胞外物质团块(如蛋白质、脂肪颗粒、细胞碎片、细菌或异物等)包裹并吞入细胞形成吞噬泡或吞饮泡的过程。吞入固体物质时称吞噬(phagocytosis)；吞入液体时称吞饮(pinocytosis)。吞噬泡或吞饮泡随后与溶酶体融合，其内容物被溶酶体内所含的各种酶消化分解。体内吞噬能力较强的细胞为巨噬细胞和中性白细胞。

第二节　细胞的跨膜信号转导

机体功能如细胞的增殖、分化和凋亡都是受到精密调控的。这些调控取决于细胞相互之间的信息交换，尤其是远程的信息交换，而这些信息交换通常是经化学因子介导的，包括激素、神经递质、细胞因子等。细胞的信号转导(signal transduction)就是指激素等化学因子(可以是远程来的也可以是自分泌的)通过与细胞特定的分子结合将生物信号从细胞外向细胞内传递，并调节细胞功能的过程。因此，在这一信号转导过程中，有配体和受体两类分子参与。受体(receptor)是指细胞膜上或细胞内具有接受和转导信息功能的蛋白质，有膜受体、胞质受体和核受体之分。而配体(ligand)就是指激素、神经递质、细胞因子等能与受体发生特异性结合的生物活性物质。信号转导主要以两类方式进行：一类是脂溶性配体，如雌激素可以直接进入细胞与胞质受体或核受体结合而发挥作用。另一类为水溶性配体，与膜受体结合将外界信号传入细胞内，这种信号转导称为跨膜信号转导(transmembrane signal transduction)。跨膜信号转导主要由三类受体介导：G 蛋白偶联受体、酶偶联受体和离子通道受体。本节主要介绍细胞的跨膜信号转导。

一、G 蛋白偶联受体介导的信号转导

G 蛋白偶联受体是一类膜受体，包括肾上腺素能 α、肾上腺素能 β 受体、ACh 受体以及 5 羟色胺受体，总数至少达 20 种。这是一类跨膜受体，特点是每个受体都有一条跨膜共 7 次的呈 α-螺旋的肽链，因而也称为 7 次跨膜受体(图 1-4)。这类受体分子的膜外端和跨膜螺旋可与配体结合，而膜内端可与 G 蛋白结合。这些受体与配体结合后构象发生改变，从而结合并激活 G 蛋白，之后通过进一步激活 G-蛋白效应器进行信号转导。

G 蛋白(G protein)是鸟苷酸结合蛋白(guanine nucleoside binding protein)的简称，位于细胞膜的内侧，由 α、β、γ 三个亚单位组成。α 亚单位是 G 蛋白主要的功能亚单位，具有三磷酸鸟苷(guanosine triphosphate, GTP)酶的活性。当 G 蛋白与 GTP 结合时，称为激活型 G 蛋白，当 G 蛋白与二磷酸鸟苷(guanosine diphosphate, GDP)结合时，称为失活型 G 蛋白。激活型与失活型 G 蛋白的相互转换，在信号转导的级联反应中起着分子开关的作用。

图 1-4　G 蛋白偶联受体跨膜螺旋结构

G 蛋白效应器(G protein effector)，激活型 G 蛋白能够激活腺苷酸环化酶(adenylate cyclase, AC)及 PLC 等酶的活性，而这些酶能进一步催化生成第二信使，将信号扩大并继续将信号向细胞内转导。此外，某些离子通道也可以接受 G 蛋白直接或间接的调控。

第二信使(second messenger)，如果将配体(激素、神经递质、细胞因子等信号分子)看作是第一信使，那么经 G-蛋白激活的 AC 或 PLC 酶可以进一步催化一些化学分子形成第二信使。重要的第

笔记栏

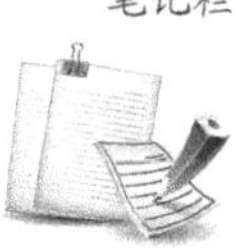

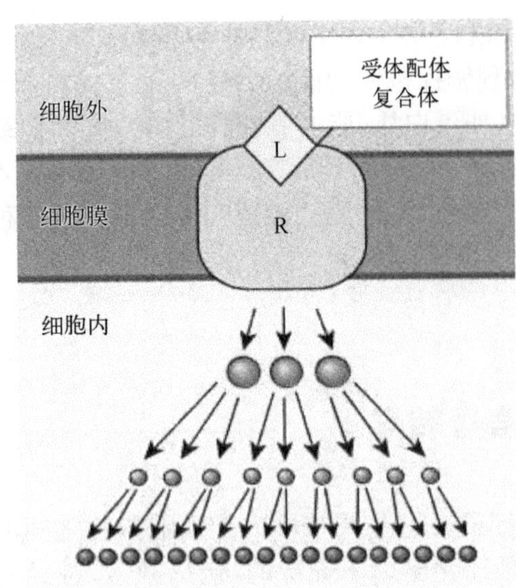

图 1-5 G 第二信使的信号扩增作用

二信使包括环-磷酸腺苷（cyclic adenosine monophosphate，cAMP）、IP_3、DG、环-磷酸鸟苷（cyclic guanosine monophosphate，cGMP）和 Ca^{2+} 等。它们将胞外的信号明显扩大，并通过胞内各种蛋白激酶和离子通道进一步转导信号（图 1-5）。

蛋白激酶（protein kinase）是一大类能将 ATP 分子上的磷酸基团添加至其他蛋白质而产生磷酸化蛋白的酶类。第二信使可激活蛋白激酶，如蛋白激酶 A（PKA）和蛋白激酶 C（PKC）。被这些蛋白激酶磷酸化后的靶蛋白构象发生改变，具有各种不同的生物学功能。

参与 G 蛋白偶联受体介导的信号转导的主要途径有以下几种。

1. 腺苷酸环化酶途径　配体如某些肽类激素和儿茶酚胺类物质与细胞膜受体结合后，G 蛋白可以激活或抑制膜上的 AC 活性，促进或抑制细胞质内的 ATP 生成第二信使 cAMP。cAMP 的水平急剧增加可以激活 PKA，而 PKA 可磷酸化其底物蛋白（如酶、离子通道、转录因子等），完成信号转导功能；cAMP 水平的降低则减弱 PKA 的磷酸化功能，抑制信号转导，最终目的是调节细胞功能（图 1-6）。如 PKA 的激活可促进胃黏膜壁细胞的胃酸分泌；PKA 可使心肌细胞的 Ca^{2+} 通道磷酸化，增加膜上有效 Ca^{2+} 通道的数目，使心肌收缩力增加。AC-cAMP 途径也可不经蛋白激酶，直接结合并改变离子通道的活性。

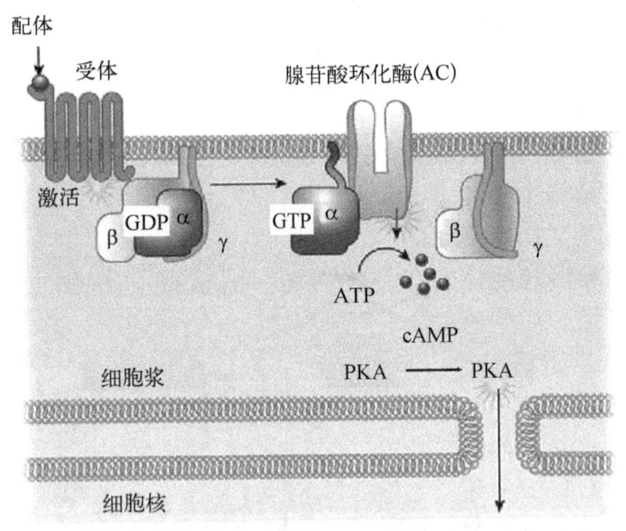

图 1-6 G 蛋白偶联受体介导的信号转导-腺苷酸环化酶(AC)途径

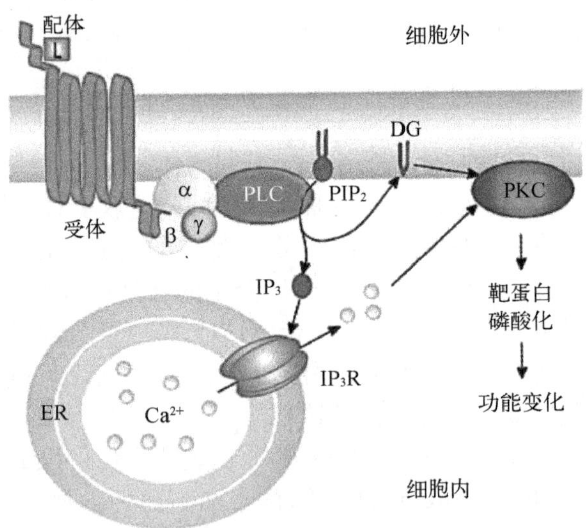

图 1-7 G 蛋白偶联受体介导的信号转导-磷脂酶 C

2. 磷脂酶 C 途径　许多配体与受体结合后，可激活不同类型的 G 蛋白，继而激活 PLC。PLC 可将膜脂质中的 PIP_2 快速水解为 IP_3 和 DG。IP_3 被激活后导致肌质网释放 Ca^{2+}，在信号转导中发挥重要作用；DG 可激活 Ca^{2+} 和 PKC。IP_3、DG 和 Ca^{2+} 均为第二信使，而 PKC 可进一步使下游靶蛋白磷酸化，产生生物学效应（图 1-7）。

笔记栏

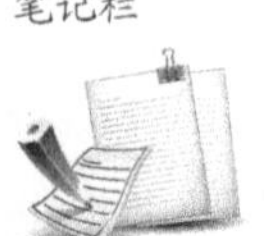

二、酶偶联受体介导的跨膜信号转导

酶偶联受体都是跨膜受体，膜外部分与配体结合，膜内部分具有酶的活性，或者直接与胞质中的酶结合并激活胞质中的酶，但不需要 G 蛋白的参与。目前研究并认识最深入的酶偶联受体是酪氨酸激酶受体(TKR),又称受体酪氨酸激酶(receptor tyrosine kinase, RTK),另一重要的酶偶联受体是鸟苷酸环化酶受体。

酪氨酸激酶受体是细胞表面的一大类受体家族,包括胰岛素和多种肽类生长因子的受体。细胞外配体与受体的结合,可以改变受体的空间构象,使其胞内具有酶功能的部分激活,激活的受体具有酪氨酸蛋白激酶活性,使受体自身的酪氨酸发生磷酸化(auto-phosphorylation),也可以引起下游蛋白的酪氨酸发生磷酸化,随即引起一系列蛋白激酶(如 RAF、MEK、MAPK)参与的磷酸化级联反应。也可以激活 PLC,促进 PIP_2 水解成 IP_3 和 DG(图 1-8)。但这条通路不需要 G 蛋白的参与,而是通过受体本身的酪氨酸蛋白激酶的激活,来完成跨膜信号转导。细胞的增殖和分化与酪氨酸激酶受体介导的信号通路密切相关。

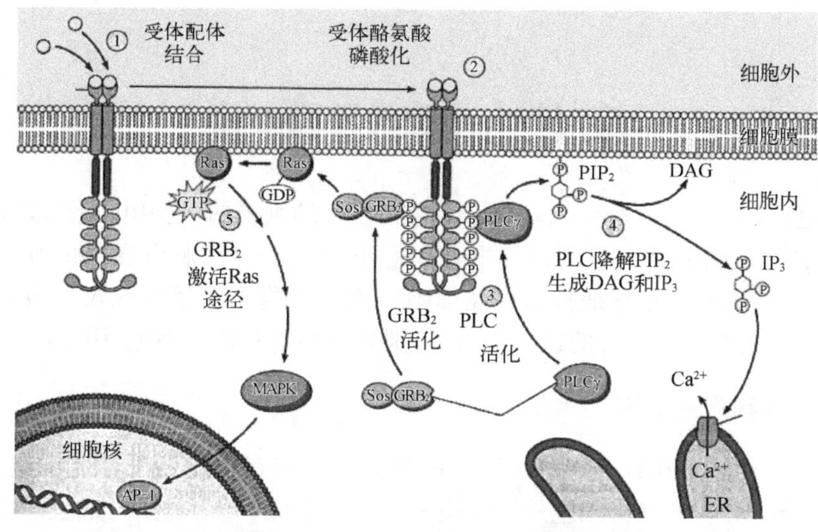

图 1-8　酶偶联受体介导的信号转导——酪氨酸激酶受体途径

鸟苷酸环化酶受体(guanylyl cyclase receptor,GCR)与酪氨酸激酶受体一样,既可与配体(如心钠肽)结合,本身又具有酶的活性。配体与膜外侧受体结合后,可激活受体膜内侧的鸟苷酸环化酶的活性,后者催化胞质内的 GTP 生成 cGMP,而 cGMP 作为第二信使可激活蛋白激酶 G(protein kinase G,PKG,一种依赖于 cGMP 的蛋白激酶),PKG 可进一步使靶蛋白磷酸化,从而影响细胞功能。与酪氨酸激酶受体不一样的是,鸟苷酸环化酶受体不一定要嵌合在细胞膜上,也可以存在于细胞质内,如一氧化氮(NO)即结合于鸟苷酸环化酶受体而促进 cGMP 的形成。

三、离子通道受体介导的信号转导

离子通道受体(ionotropic receptor)是一种膜受体,受体本身也是离子通道。这类通道可分为电压门控通道、化学门控通道和机械门控通道三种类型。

电压门控通道(voltage-gated ion channel)蛋白以电信号作为"第一信使",引发通道的开放、关闭或离子的跨膜流动。这类通道的活动主要与动作电位的形成有关,如神经轴突、骨骼肌细胞膜、心肌细胞膜上的 Na^+ 通道、K^+ 通道和 Ca^{2+} 通道等。化学门控离子通道(chemically-gated ion channel)主要存在于肌细胞的终板膜、神经的突触后膜以及某些嗅觉、味觉细胞的细胞膜上。如运动神经末梢释放 ACh,与对应的肌细胞终板膜上的 N 型受体相结合,引起终板膜电位改变。除 ACh 外,谷氨酸、甘氨酸、γ-氨基丁酸(GABA)、5-羟色胺(5-HT)等也可通过离子通道偶联受体传递跨膜信号。机械门控离子通道(mechanically-gated ion channel)是以机械刺激作为"配体"。这些通道感受机械性刺激后可引起细胞功能改变,内耳耳蜗的毛细胞即具有这种感受机械的门控通道。

笔记栏

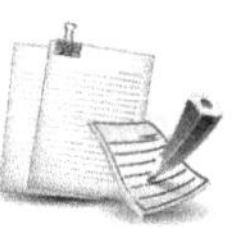

四、信号转导障碍与疾病

许多疾病的发生与细胞信号转导的异常有关,这些异常可涉及多个层面,如配体、受体、胞内信号转导分子及转录因子等多个环节。正常细胞的存活、增殖、分化、衰老及凋亡等生理功能均受到精密调控，调控异常可引起各种疾病。以肿瘤发生为例，细胞信号转导失调可以引起细胞的增殖失控及分化异常，形成肿瘤。如在生长因子刺激下，经信号转导使原癌基因 *c-Myc* 表达增加，以促进细胞的正常增殖。但在基因组结构不稳定时人的 *c-Myc* 基因可以从原有的第 8 号染色体转位至第 14 号染色体上免疫球蛋白重链基因的增强子下游，这时，即使生长因子刺激的强度与原来一样，但细胞中 c-Myc 的蛋白水平明显增加，细胞持续不断地生长，最终引起恶性淋巴瘤的发生。又如，*ras* 基因编码一个 21 kDa 大小的 G 蛋白，当 *ras* 基因第 35 位核苷酸由正常 G 碱基突变为 C 碱基后，相应的甘氨酸突变为缬氨酸，使 Ras 蛋白处于持续激活状态，引起人膀胱上皮细胞持续增殖最终导致膀胱癌的发生。其实在 30%的人肿瘤组织中已发现有不同性质的 *ras* 基因突变。

第三节 细胞的跨膜电位

细胞的跨膜电位(transmembrane potential)是指位于细胞膜两侧的电位差，主要包括细胞在安静时的静息电位和受到刺激后产生的动作电位。心电图(ECG)和脑电图(electroencephalogram, EEG)就是心脏和大脑皮质的心肌细胞和神经细胞产生的生物电流经特殊仪器装置记录下来的生物电活动的图形。生物电流最主要的还是细胞，特别是肌细胞和神经细胞，用来进行信号转导。

一、静息电位及其产生机制

静息电位(resting potential, RP)指细胞在静息状态下存在于细胞膜两侧的电位差，也称膜电位(membrane potential)。通常将细胞外液电位设定为 0 毫伏(mV)，这样细胞膜内电位则为负值，因为静息状态下相对于细胞外部，细胞内部总是负离子较多。不同细胞具有不同的静息电位，一般在−100～−10 mV 之间。例如，哺乳类动物骨骼肌细胞的静息电位为−90 mV，神经元为−70 mV，而人的成熟红细胞只有−10 mV。

静息状态下细胞膜两侧外正、内负状态称为膜的极化(polarization)；当静息电位的绝对值减小(即负的程度减小)时，称为去极化(depolarization)；当膜内电位高于膜外电位(电位变正值)时，称为反极化(reversepolarization)；当静息电位的负值加大(绝对值加大)，称超极化(hyperpolarization)；细胞在去极化、反极化后向原来静息时候的电位恢复的过程，则称为复极化(repolarization)。

那么细胞为什么会形成静息电位呢？在静息状态下，细胞膜两侧一些带电离子是呈不均衡分布的(图 1-9)。例如，神经和肌细胞内 K^+ 浓度可以比细胞外高约 30 倍，而细胞外 Na^+ 浓度比细胞内高出 12～15 倍；另外，细胞外 Cl^- 浓度比细胞内高约 30 倍，而细胞内的蛋白质离子(A^-)占据了

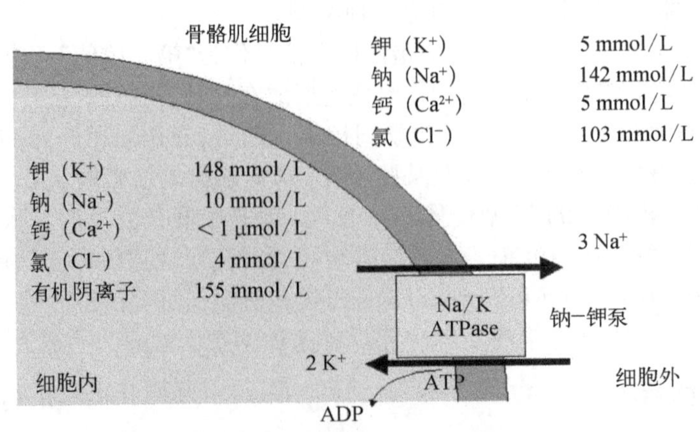

图 1-9 细胞内外的离子浓度

笔记栏

胞内负离子的绝大部分数量。但细胞膜对这些离子具有选择通透性，细胞处于静息状态时，细胞膜对 K^+ 的通透性大，而对 Na^+ 的通透性很小，仅为 K^+ 的通透性的 1/100～1/50，对 A^- 则几乎没有通透性。因此，静息状态的细胞发生的离子流动主要是 K^+ 外流。K^+ 外流引起细胞内正电荷减少，细胞外正电荷相对增多，使细胞膜内、外两侧形成电位差。但这种外流并不能无限地进行下去，这是因为转移到膜外的 K^+ 所造成的外正内负的电场力，对 K^+ 的继续外移起阻碍作用。当阻碍 K^+ 继续外流的电场力与促使 K^+ 外流的浓度梯度作用力达到平衡时，则不再出现 K^+ 的净外流，这时膜电位维持在一个平衡状态。此时的电位称 K^+ 平衡电位（K^+ equilibrium potential, Ek），也就是跨膜电位或静息电位。可见，膜内外的 K^+ 浓度差及膜对 K^+ 保持高通透性，从而促进 K^+ 外流是静息电位形成的离子基础。

二、动作电位及其产生机制

可兴奋细胞（肌细胞和神经细胞等）受到有效的刺激时，细胞膜快速去极化，致膜内负电位迅速变小继而呈正电位，成为内正外负状态，但这一电位逆转极其短暂，很快就出现复极过程，直到恢复至刺激前的极化状态（静息状态）。这一去极-复极过程产生的电位叫动作电位（action potential）（图 1－10）。动作电位的产生是细胞兴奋的标志。动作电位有其明显的特点：①“全或无”（all or none）现象，动作电位一旦暴发，其电位就会发生一次快速上升达到最大值又快速下降至原静息状态的电位变化，即动作电位要么不产生（无），一旦产生幅度就达到最大（全），整个过程历时一般不超过 2.0 ms。② 不衰减性扩布，动作电位一旦产生就会迅速向整个细胞膜扩布，而且扩布的幅度和速度不会因为传布距离的延长而减小。③ 脉冲式发放，在动作电位产生后的特定时间里，细胞对外界刺激不会产生反应，这一特定时间段称为不应期。由于不应期的存在，动作电位不可能发生融和，因此，动作电位在细胞膜上呈脉冲式扩布。

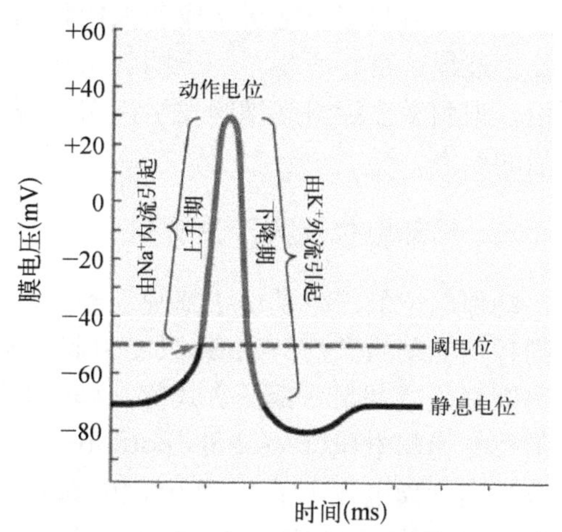

图 1－10　动作电位及其发生的离子基础

1. *动作电位上升支形成的离子基础*　如前所述，K^+ 外流是静息电位形成的离子基础。这是因为此时细胞膜外 Na^+ 浓度虽然比细胞内高，有从膜外向膜内扩散的趋势，但由于此时膜对 Na^+ 的通透性低，即 Na^+ 通道几乎全部处于关闭状态，Na^+ 无法进入细胞内。但当膜受到一定刺激时，静息时细胞膜只对 K^+ 有通透性变为主要对 Na^+ 具有通透性，此时膜上的 Na^+ 通道逐渐开放，少量 Na^+ 顺电—化学梯度内流，使膜去极化；当去极化达到一定程度，即达到阈值时，所有 Na^+ 通道开放，膜对 Na^+ 的通透性达到最大，Na^+ 以最大量及最快速度内流，使细胞内正电荷迅速增加，至膜内迅速变为正电位，这就形成了动作电位的上升支（去极相）（图 1－10）。使用特异性 Na^+ 通道阻断剂河豚毒素（tetrodotoxin, TTX）可以阻断动作电位的发生。与静息状态时 K^+ 外流有一定限度（达 K^+ 平衡电位）一样，动作电位形成时 Na^+ 的内流达一定程度时，Na^+ 的跨膜净内流就停止。这时的电位达到一个平衡点，此时的跨膜电位叫做 Na^+ 平衡电位（Na^+ equilibrium potential, ENa）。总之，膜受刺激后对 Na^+ 的通透性突然增大引起 Na^+ 的快速内流是形成动作电位上升支的离子基础。

2. *动作电位下降支形成的离子基础*　动作电位发生时，膜对 Na^+ 通透性的增加是一过性的，Na^+ 平衡电位产生后，即动作电位达峰值后，Na^+ 通道随即关闭。而此时细胞膜又恢复了对 K^+ 的通透性，于是 K^+ 顺着电—化学梯度流出膜外，使膜电位又向着内负外正的静息电位水平恢复，从而形成了动作电位的下降支（复极相）（图 1－10）。如果使用 K^+ 通道阻断剂四乙胺（tetraethylammonium, TEA），复极过程将大大延缓，证明 K^+ 的外流是形成动作电位下降支的离子基础。

有趣的是，细胞每兴奋一次进入膜内的 Na^+ 量是极少量的，只能使膜内的 Na^+ 浓度增加约八万

笔记栏

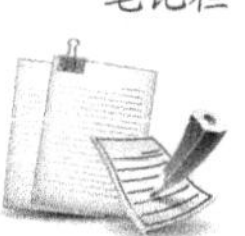

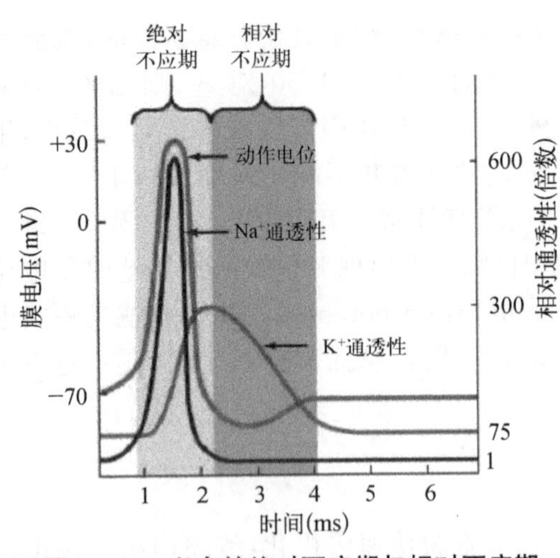

图 1-11　兴奋的绝对不应期与相对不应期

分之一，K^+外流量也与此数值相当，即使细胞连续多次兴奋，短时间内也不可能明显地改变膜内高K^+和膜外高Na^+的离子分布状态。但是，Na^+-K^+泵对膜内Na^+、膜外K^+的这种轻微增多仍然很敏感，在每次兴奋的恢复期内，Na^+-K^+泵就一定开始转运，将进入膜内多余的Na^+泵到细胞外，同时将进入细胞外的K^+泵回细胞内，以完全恢复至兴奋前静息细胞的离子不均衡分布状态。

值得一提的是，一个处于兴奋状态的细胞会对外界的刺激缺乏反应。这通常发生在兴奋的最初一段时间，即在此时间内，任何刺激无论多么强大都不能使细胞再次兴奋，这段时间称绝对不应期(absolute refractory period)(图 1-11)。因为此时的Na^+通道完全处于失活状态。绝对不应期大约相当于锋电位发生的时间，可以确保细胞在受到连续刺激时，不发生连续兴奋。而相对不应期(relative refractory period)是指绝对不应期之后的一段时间内，必须用较强刺激才能引起细胞发生兴奋。在此期间，Na^+通道没有完全关闭，而是处于部分复活、部分失活的状态。

三、局部电位及其产生机制

动作电位的产生是由于细胞受到刺激(stimulus)引起的。化学、机械、温度、光和电等组成各种不同种类的刺激。任何刺激，只要引起细胞产生动作电位，即成为有效刺激，其刺激强度、速度及持续时间必须达到某一最低有效值，这时膜去极化可以达到某一临界值，暴发一次动作电位，这个临界电位称为阈电位(threshold potential)。因此，阈电位是刺激是否有效的检验点，即刺激一旦让静息电位达到阈电位水平，动作电位就暴发，就引起细胞兴奋，此时膜的去极化与刺激强度、速度及持续时间脱离关系，变成一种"自动"过程，直至动作电位结束。

当刺激强度、速度及持续时间无法引起细胞兴奋时，细胞就不能暴发动作电位，但局部受刺激的细胞膜上仍有少量的Na^+通道被激活，致少量Na^+内流，使膜轻微去极化，此时的膜电位，称为局部电位(local potential)或渐变电位(graded potential)。局部电位不具有动作电位"全或无"现象的特征，而是呈现一种等级性反应，即电位的幅度与刺激强度、速度及持续时间呈正相关；局部电位的传播距离有限，不能使整个细胞的膜发生去极化；另外，局部电位无不应期；但局部电位具有总和效应，即先后连续多个或邻近多处给予阈下刺激所引起的局部反应可以叠加，当叠加后的电位达到阈电位时，即可产生一次动作电位。

第四节　骨骼肌的兴奋和收缩

骨骼肌是人体内最多的组织，约占体重的40%。人体所有的骨骼肌活动都是在中枢神经系统的控制下完成的。那么神经元是如何将收缩信号传递给肌纤维(细胞)的呢?

一、兴奋在神经纤维上的传导

笔记栏

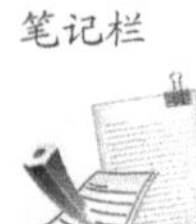

首先神经纤维必须将一端的动作电位传到神经元的轴突末梢，即兴奋传导(conduction)。兴奋传导是指动作电位在同一细胞膜上的某一点开始向四周迅速扩布而使整个细胞膜都发生一次动作电位。如果发生在神经纤维上，又称为神经冲动(nerve impulse)。无髓和有髓神经纤维上的兴奋传

导是有差别的。

当一条无髓神经纤维的一端受到有效刺激而产生动作电位时，该处膜电位为内正外负，而相邻未兴奋的膜仍处于内负外正的极化状态，这样神经纤维的兴奋段与未兴奋段之间就出现了电位差，从而产生局部电流。这种局部电流的流动，造成与兴奋点相邻的未兴奋区膜去极化。当这种去极化达到阈电位时，则触发相邻的未兴奋区暴发动作电位。就这样，兴奋膜与相邻的未兴奋膜之间产生的局部电流不断向前移动并迅速传播，至整个细胞膜都发生动作电位。

如果神经纤维在轴突外面包有髓鞘，由于髓鞘阻抗很大，可以绝缘动作电位，因此局部电流很难通过。但髓鞘间的郎飞结(Ranvier node)阻抗较小，电流易于通过，所以在有髓鞘的神经纤维上，局部电流由一个郎飞结跳跃到相邻的另一个郎飞结，因为是跳跃式传导(saltatory conduction)，有髓鞘神经纤维兴奋的传导速度比无髓神经纤维快得多。髓鞘越厚，电流传导就越快。但如果由于某些原因，神经纤维的髓鞘脱落，兴奋传导速度就会明显减慢。

二、神经—肌接头处的兴奋传递

从运动神经纤维来的兴奋信号可以通过 ACh 在神经—肌接头(neuromuscular junction)处传递给骨骼肌细胞。

神经—肌接头处是由接头前膜、接头间隙和接头后膜(终板膜)三部分组成(图 1－12)。

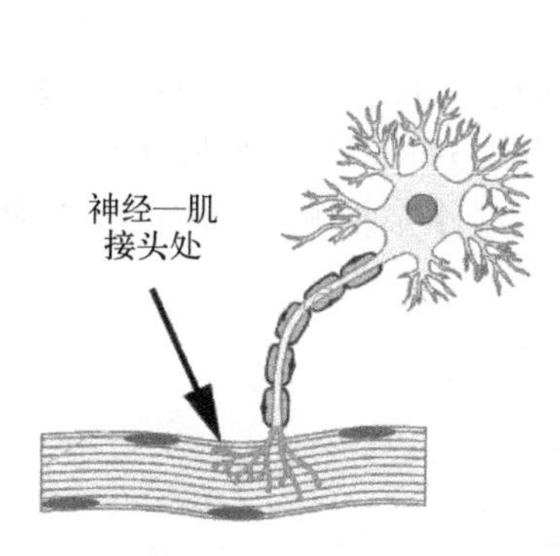

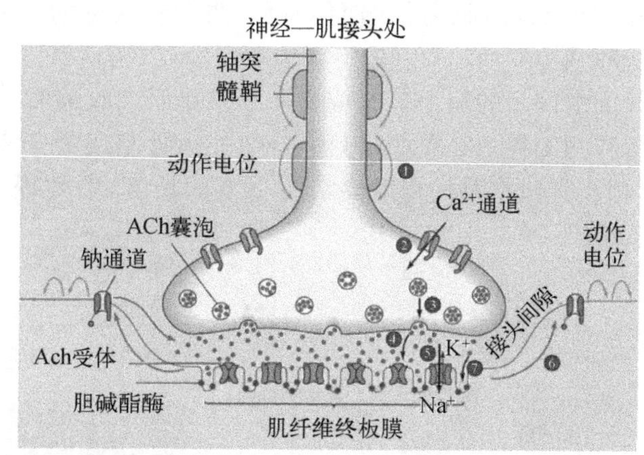

图 1－12 神经—肌接头处结构及兴奋传递

接头前膜(pre-junctional membrane)是指运动神经纤维突触末梢与肌细胞膜靠得最近的神经膜。在接头前膜内的轴浆中含有大量贮存 ACh 分子的突触囊泡(synaptic vesicle)，当兴奋传递到突触末端时，膜上的电压门控 Ca^{2+} 通道开放，Ca^{2+} 离子进入轴浆内而引发 ACh 以囊泡为单位，成批地向接头间隙释放。接头间隙(junctional cleft)是指在接头前膜与接头后膜之间的宽 20～50 nm 的空隙，接头间隙还含有产生动作电位所必需的 Na^+、K^+ 等离子。与神经纤维接头前膜相对应的部位是肌细胞膜上的接头后膜(post-junctional membrane)或称为终板膜(end plate membrane)。终板膜上存在大量 ACh 受体(ACh receptor)，即 N_2 型 ACh 受体离子通道(N_2－ACh receptor cation channel)，因为 N_2 型 ACh 受体也是离子通道，Ach 与通道的结合导致 Na^+、K^+ 等离子跨膜移动，终板膜去极化，产生终板电位(end plate potential, EPP)。终板电位是一种局部电位，幅度可达 50～70 mV，大大超过相邻肌细胞膜的阈电位，极易通过电紧张性扩布刺激周围肌膜上的电压门控 Na^+ 通道，使之产生动作电位，并传播至整个肌细胞膜(图 1－12)。同时，终板膜表面也存在大量 ACh 酯酶，当 Ach 将兴奋从神经传递到肌纤维后随即被胆碱酯酶水解为胆碱和乙酸而失效。

综上所述，神经—肌接头处兴奋的传递是由 ACh 介导的，兴奋传递的过程可概括如下：神经纤维产生动作电位→突触末端去极化→Ca^{2+} 通道开放→Ca^{2+} 进入突触末端→接头前膜释放 ACh→ACh 结合并激活后膜 ACh 受体→终板膜对 Na^+、K^+ 通透性增高→终板膜去极化产生终板电位→电紧张性扩布至邻近肌膜达阈电位→产生动作电位→ACh 被胆碱酯酶水解→兴奋传递中止。

笔记栏

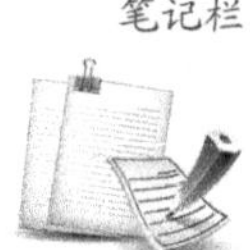

三、神经—肌接头处的兴奋传递异常与疾病

神经—肌肉接头处的兴奋传递易受环境变化和药物的影响，从而影响兴奋的正常传递和肌肉的收缩。如箭毒能与 ACh 竞争受体通道，抑制肌细胞兴奋而使肌肉松弛，因此箭毒中毒可致全身麻痹；自身产生的 ACh 受体的自身抗体可破坏终板膜上的 ACh 受体，引起重症肌无力，常伴有胸腺瘤或其他自身免疫性疾病；有机磷类化合物（如农药）能抑制胆碱酯酶的活性，造成 ACh 在神经—肌肉接头处大量积聚，致胆碱功能亢进，肌肉出现震颤，严重时可引起死亡。

四、骨骼肌细胞的结构特点

骨骼肌束状的肌纤维组成，每条肌纤维就是一个肌细胞，长度为数毫米到数十厘米。骨骼肌细胞的结构特点是含有大量的肌原纤维和丰富的肌管系统。

（一）肌原纤维

每个肌细胞含有大量直径为 1～2 μm 的纤维状结构，称为肌原纤维（myofibril），它们沿肌细胞的长轴平行排列，纵贯细胞全长，在一个细胞中可达上千条之多。光镜下可见每一条肌原纤维全长都呈现有规则的明、暗交替，分别称为明带（I band）和暗带（A band）。因而整个肌细胞也呈现明、暗交替的横纹，这也是为什么骨骼肌也被称为横纹肌的缘故。明带由细肌丝组成，长度是可变的，可因肌肉牵拉而变长，因肌肉收缩而变短。明带中线称为 Z 线，将明带一分为二。暗带由粗肌丝组成，长度比较固定。

肌原纤维由许多的肌小节组成。肌小节是肌肉收缩和舒张的基本单位，位于两条 Z 线之间，包含一条暗带和两侧各 1/2 条明带（图 1－13）。骨骼肌处于安静状态时，长度通常为 1.5～3.5 μm。粗、细肌丝相互交错重叠的程度决定肌小节的长度，重叠程度大肌小节变短，重叠程度小肌小节则可长达 3.5 μm。

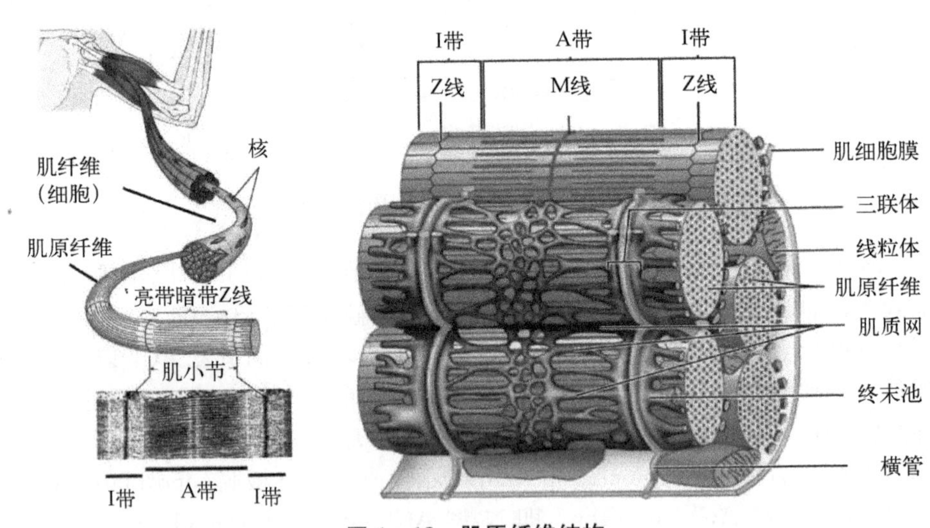

图 1－13　肌原纤维结构

（二）肌管系统

骨骼肌细胞肌管系统是指包绕在每一条肌原纤维周围的膜性囊管状结构，它实际上是由两组独立的管道系统，即横管系统和纵管系统所组成（图 1－13）。

1. 横管系统　横管系统（transverse tubular system），是肌细胞膜的一部分，从细胞膜表面横向伸入肌纤维内部的小管系统，走行方向与肌原纤维相垂直。其在相当于 Z 线水平或明带和暗带交界面的位置由表面凹陷进入细胞内部，伸入到每一肌原纤维之间，反复分支，相互交通，呈盲管状，管腔通过肌膜凹入处的小孔与细胞外液相通。横管系统的作用是将肌细胞兴奋时出现在肌膜上的电变化传到肌细胞内部。

笔记栏

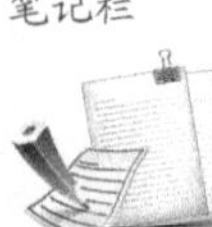

2. 纵管系统　纵管系统(longitudinal tubular system)即肌质网(sarcoplasmic reticulum)。其走行方向和肌原纤维的纵轴平行。肌质网紧靠横管处形成特殊的膨大,称为终末池(terminal cistern),它使纵管以较大的面积和横管相接近。肌质网内的 Ca^{2+} 浓度大大高于肌质的 Ca^{2+} 浓度。当肌质网膜上的 L 型 Ca^{2+} 通道开放时,肌质网内的 Ca^{2+} 顺浓度梯度流至肌质。相反,当肌质网膜上的 Ca^{2+} - Mg^{2+} 依赖式 ATP 酶(Ca^{2+} 泵),在 ATP 提供能量的情况下,将 Ca^{2+} 从肌质逆浓度差转运到肌质网内。纵管系统的作用是通过对 Ca^{2+} 的贮存、释放和再摄取,触发肌小节的收缩和舒张。

3. 三联体　肌质网的终末池与横管之间存在着特殊的空间关系。每一个横管和来自两侧的终末池构成的复合体,称三联体(triad)结构(图 1 - 13),也称三联管。横管与纵管的膜在三联体结构处并不接触,中间隔一约 12 nm 的间隙,故这两种小管的内腔并不相通,但横管膜上的动作电位可以触发终末池膜上的 L 型 Ca^{2+} 通道开放,将 Ca^{2+} 从终末池释入胞质中,最终引起肌细胞的收缩。因此,三联体是把横管膜上的电变化和细胞内收缩过程偶联起来的关键部位。

五、骨骼肌细胞的兴奋—收缩偶联及其分子机制

横纹肌细胞膜(横管膜)的电兴奋可以引起机械的肌丝滑行,这一过程称为兴奋—收缩偶联(excitation-contraction coupling)。引起骨骼肌细胞兴奋—收缩偶联的结构基础是三联体,其偶联因子是 Ca^{2+}。

肌小节中的细肌丝可以在粗肌丝之间滑行,即由 Z 线发出的细肌丝在横桥的作用下,向暗带中央滑动,结果相邻的 Z 线互相靠近,肌小节长度变短,导致整条肌纤维缩短。这一理论称为肌肉收缩的滑行学说(sliding theory)。很明显,是肌质内 Ca^{2+} 浓度的升高促使细肌丝和粗肌丝之间相互滑行,那原理究竟是什么。

1. 粗肌丝　一条粗肌丝由 200～300 个肌球蛋白(myosin)组成(图 1 - 14)。每个肌球蛋白分子呈长杆状,分为头部和尾部。尾部是粗肌丝的主干;头部有规则地裸露在粗肌丝主干的表面,形成横桥(cross-bridge),是肌球蛋白分子与细肌丝结合的部分。

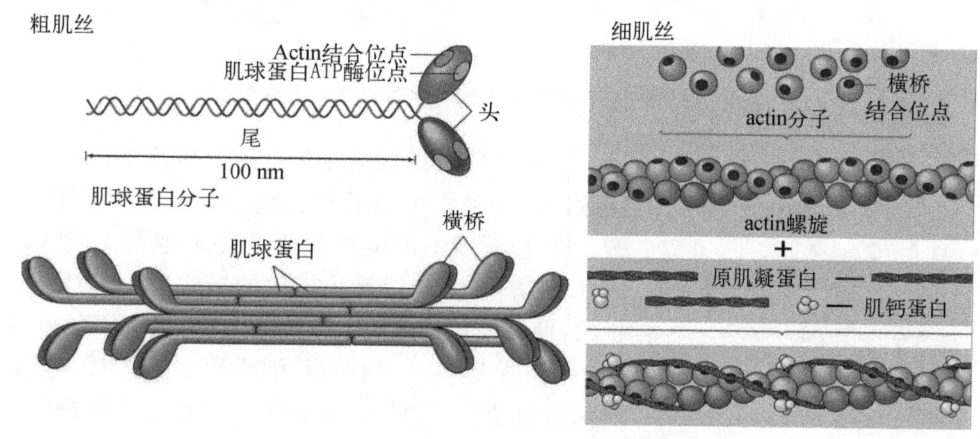

图 1 - 14　粗肌丝和细肌丝的分子结构

2. 细肌丝　细肌丝由肌纤蛋白(actin)、原肌球蛋白(tropomyosin)和肌钙蛋白(troponin)三种不同蛋白质分子组成(图 1 - 14)。actin 是细肌丝中含量最多的蛋白分子,单体呈球状,这些单体聚合成为并行的双股分子,呈螺旋状结构,与肌丝滑行有直接关系。原肌球蛋白也呈双股螺旋结构,缠绕在肌纤蛋白上,并与之平行。在肌肉安静时,其位置正好在 actin 与横桥之间,阻碍横桥与 actin 的结合。肌钙蛋白不直接和 actin 相连,而是结合在原肌球蛋白上。肌钙蛋白分子呈球形,对 Ca^{2+} 有很大的亲和力,与 Ca^{2+} 结合后,引起原肌球蛋白分子构象改变,使 actin 与横桥的结合位点暴露出来,这样 actin 就与粗肌丝的横桥结合引起粗、细肌丝相互之间的滑动。由此可知,肌球蛋白、actin 与肌肉的收缩过程直接相关,故合称为收缩蛋白;原肌球蛋白和肌钙蛋白不直接参与肌丝间的相互滑动,只影响和控制收缩蛋白之间的相互作用,故合称为调节蛋白。

笔记栏

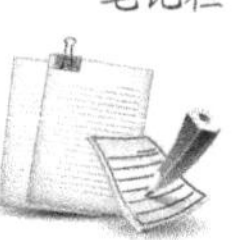

3. 肌肉收缩　当运动神经原的动作电位传到突触末梢时，ACh 从接头前膜释放，引起肌细胞膜的兴奋，通过兴奋—收缩偶联过程，引起肌质网内 Ca^{2+} 的释放，这时肌质中的 Ca^{2+} 浓度瞬时从 10^{-7} mol/L 上升至 10^{-5} mol/L，启动了横桥与 actin 的结合，导致肌丝间的滑动，即收缩。肌肉收缩的基本过程大致分为四个步骤(图 1-15)：① 横桥储存能量：舒张状态时，横桥分解 ATP 成 ADP 并结合在 ADP 上，释放的能量使横桥处于高势能状态，即与 actin 处高亲和力状态，但由于 actin 上的结合位点被原肌球蛋白遮盖，横桥与 actin 之间的结合就无法实现。② 横桥与 actin 结合：当胞质内 Ca^{2+} 浓度升高后，细肌丝中的肌钙蛋白与 Ca^{2+} 结合(一个分子可结合 4 个 Ca^{2+})，肌钙蛋白发生变构，导致原肌球蛋白分子变构，原肌球蛋白随即离开 actin 分子上的活性位点，使横桥有机会与 actin 分子上的活性位点结合，这样粗、细肌丝就连接到了一起。③ 横桥拖动细肌丝向肌小节中央的方向滑行：横桥与 actin 的结合导致横桥构象发生改变，拖动细肌丝向肌小节中间滑行，使肌小节长度变短，引起收缩。与此同时，横桥与 ADP 解离。④ 横桥头部结合一个 ATP 分子，并与 actin 解离：在 ADP 解离的位点，横桥头部结合一个 ATP，这时横桥与 actin 的亲和力降低，并与之解离。随后，横桥又分解 ATP 成 ADP 并结合在 ADP 上，分解 ATP 释放的能量又使横桥重新获得与 actin 的亲和力，即可重复上述步骤。值得一提的是，横桥所具有的生化特性对于肌丝的滑行有重要意义。横桥有两个重要特性：① 具有 ATP 酶的作用，可以分解 ATP 而获得能量。② 在 Ca^{2+} 帮助下，与 actin 发生可逆性结合，引起肌肉收缩。

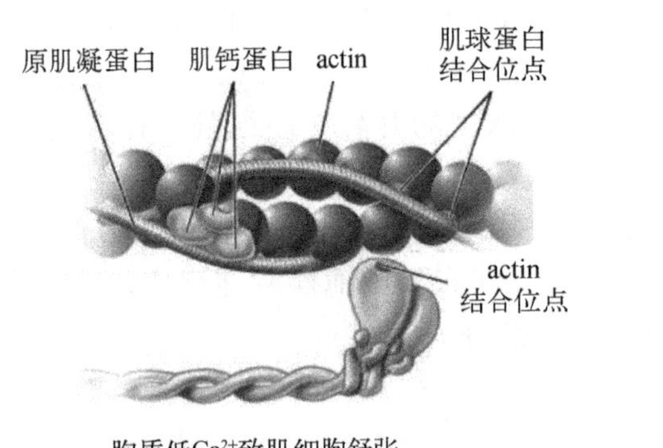

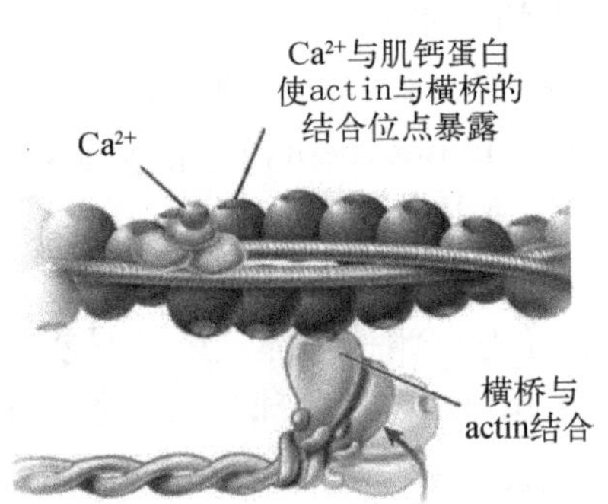

图 1-15　钙离子调节粗肌丝横桥和细肌丝的结合

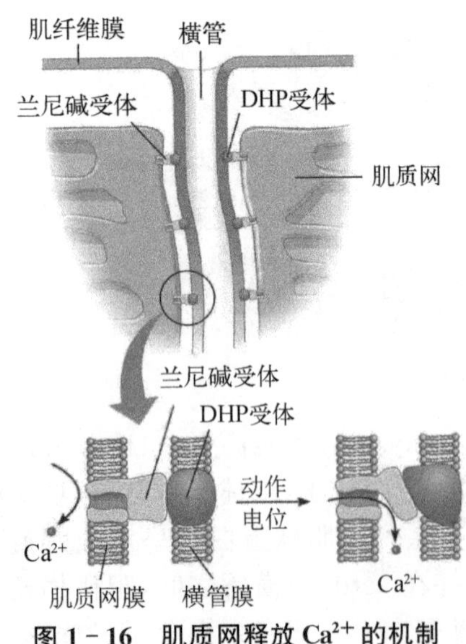

图 1-16　肌质网释放 Ca^{2+} 的机制

兴奋—收缩偶联主要包括 4 个步骤(图 1-16)：① 肌细胞膜产生的动作电位沿横管膜一直传布到肌细胞的三联体旁。② 横管膜上的电变化激活终末池的 L 型 Ca^{2+} 通道开放，Ca^{2+} 顺浓度差以易化扩散的形式，从肌质网内向肌质内扩散，使肌质中的 Ca^{2+} 浓度瞬时升高至 10^{-5} mol/L，增高约 100 倍。③ 当 Ca^{2+} 到达粗、细肌丝交错区时，与细肌丝中的肌钙蛋白结合，暴露 actin 分子上与粗肌丝横桥的结合位点，促使粗肌丝与肌纤蛋白结合，横桥拖动细肌丝向肌小节中央的方向滑行。④ 肌质中的 Ca^{2+} 回摄与肌质网膜上的 Ca^{2+} 泵有关。肌质内 Ca^{2+} 浓度的升高，激活肌质网膜上的 Ca^{2+} 泵，这种 $Ca^{2+}-Mg^{2+}$ 依赖的 ATP 酶可以逆浓度差把 Ca^{2+} 由肌质转运回肌质网内。这样，肌质中 Ca^{2+} 浓度降低，肌肉得以舒张。

4. 肌肉舒张　当 Ca^{2+} 泵把 Ca^{2+} 从肌质重新泵回入肌质网后，此时肌质中 Ca^{2+} 浓度降低(低于 10^{-7} mol/L)，则 Ca^{2+} 与肌钙蛋白分离，肌钙蛋白和原肌球蛋白恢复原先的构型，原肌球蛋白再次掩盖 actin 上的横桥结合位点，阻止横桥与 actin 的相互作用，细肌丝回到移动前的位置，出现肌肉舒张。

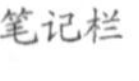
笔记栏

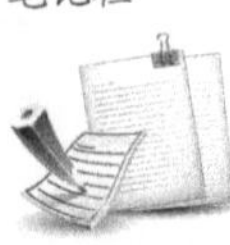

【思考题】

(1) 什么是液态镶嵌模型学说？
(2) 物质的跨膜转运有哪些方式？
(3) 什么是 Na^{+}-K^{+}-ATP 酶？
(4) 什么是外泌体？
(5) 动作电位与局部电位有哪些差别？
(6) 神经—肌接头处的兴奋是如何传递的？
(7) 如果神经—肌接头处的兴奋传递出现障碍，可能会产生哪些病变？
(8) 蛋白激酶的功能是什么？
(9) 什么是腺苷酸环化酶信号转导途径？
(10) 什么是磷脂酶 C 信号转导途径？
(11) 信号转导障碍与疾病有何关系？请举例说明。
(12) 兴奋—收缩是如何偶联的？
(13) 肌质内 Ca^{2+} 浓度的升高如何促使细肌丝和粗肌丝之间相互滑行？

（郁多男）

笔记栏

第二章

血　液

学习要点

- **掌握**：① 血细胞的生成；各类血细胞的数量、生理特性、功能与调节。② 凝血过程与障碍，包括内源性凝血和外源性凝血。③ 血型鉴定与交叉配血。
- **熟悉**：① 血量、血液的组成和理化特性；血细胞的破坏与异常。② 生理性止血的基本过程及血液凝固。③ 纤维蛋白溶解与抗纤溶作用。
- **了解**：① 抗凝血系统。② Rh 血型系统。

血液(blood)是存在于心血管系统内的流体组织，由血浆(plasma)和悬浮于其中的血细胞(blood cell)组成。它一方面作为细胞直接生活的内环境，同时又是机体与外环境进行物质交换的媒介。许多疾病可以导致血液的成分或理化特性发生特殊的变化，所以检查血液的这些变化，对于一些疾病的诊断具有重要价值。

血液在心血管系统中不断地循环流动，是机体内环境中最活跃的部分，在维持机体内环境的稳态中发挥着重要的作用。血液有输送、调节、防御及维持酸碱平衡和渗透压的功能，这些生理功能主要是通过血液的各种成分及这些成分的特殊理化性质来实现的，因此，测定血液的各种成分及理化性质可及时地反映机体内环境的变化。

第一节　血液的组成和特性

一、血液成分

血液是由细胞成分与非细胞成分两部分组成。细胞成分包括红细胞、白细胞和血小板；非细胞成分称为血浆，包括胶体成分和晶体成分。

将抗凝的血液置于比容管中离心后，可见血液分为三层：上层为淡黄色透明液体，即血浆，占总体积的 50%～60%；下层为红色的红细胞层，占总体积的 40%～50%，即通常测定的血细胞比容；两层之间还有一层很薄的白细胞和血小板层。从这种分层可知红细胞的相对密度大，白细胞和血小板次之，血浆相对密度最小(图 2－1)。

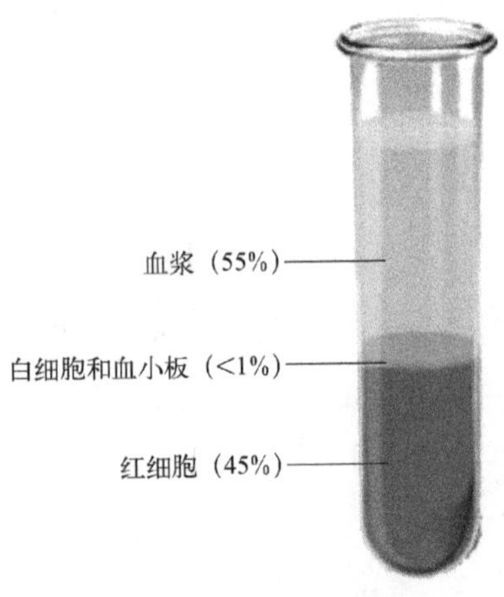

图 2－1　血液的组成

笔记栏

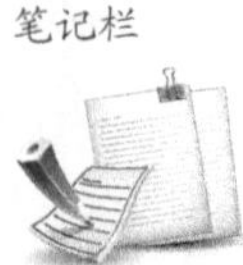

(一) 细胞成分

红细胞(erythrocyte 或 red blood cell, RBC)、白细胞(leukocyte 或 white blood cell, WBC)和血小板(thrombocyte 或 platelet)统称为血细胞。其中红细胞数量最多,约占血细胞总数的 99%,白细胞数量最少,约占血细胞总数的 0.1%。

(二) 非细胞成分

血液的非细胞成分是指血浆。在血液中加抗凝剂,离心分离出的上清液为血浆。血浆主要由水、电解质、蛋白质、小分子有机化合物等组成。水是血浆的主要成分,血浆含水量为 90%~91%,水作为溶剂参与各种化学反应,参与维持渗透压和酸碱平衡。血浆中的电解质主要是 Na^+、Cl^- 及 HCO_3^-,在维持细胞膜兴奋性、细胞外液渗透压和缓冲细胞外液 pH 及保持神经肌肉的兴奋性方面有重要作用。

血浆蛋白是血浆中多种蛋白质的总称,是血浆中除水分外含量最多的一类化合物。用盐析法(saltingout)可将血浆蛋白分为:清蛋白、球蛋白和纤维蛋白原 3 类;用电泳法(electrophoresis)又可进一步将球蛋白区分为 α1 球蛋白、α2 球蛋白、β 球蛋白和 γ 球蛋白等。正常成人血浆中蛋白的含量为 65~85 g/L,其中清蛋白为 40~48 g/L,球蛋白为 15~30 g/L,清蛋白与球蛋白浓度比值为 1.5~2.5。除 γ 球蛋白来自浆细胞外,清蛋白和大多数球蛋白主要由肝脏产生。

二、血量

血量(blood volume)是指全身血液的总量。全身大部分血液在心血管系统中快速循环流动,称为循环血量(circulatory blood volume);小部分血液滞留在肝脏、肺、腹腔静脉及皮下静脉丛内,流动很慢,称为贮存血量(reserved blood volume)。在运动或大出血等情况下,贮存血量可被动员,补充循环血量。正常成人的血液总量占体重的 7%~8%(成年女性较相同身高的男性稍低),即每千克体重有 70~80 mL 血液。因此,体重为 60 kg 的人,血量为 4.2~4.8 L。在正常情况下,由于神经、体液的调节,血量保持相对恒定,这是维持正常血压和各组织、器官正常血液供应的必要条件。

大量失血时,全身血量减少,可引起静脉回流不足,心输出量下降,血压下降,组织灌流量进一步减少。一般 15 min 内失血少于全血量 10%时,机体可通过代偿使血压和组织灌流量保持稳定。若快速失血量超过总血量 20%左右,即可引起休克,超过总血量 50%则往往导致迅速死亡。

三、血液的理化特性

(一) 血液的比重

正常成人全血的比重(specific gravity)为 1.050~1.060。血液中红细胞数量越多,全血的比重就越大。血浆的比重为 1.025~1.030,其高低主要取决于血浆中血浆蛋白的含量。不同血细胞的相对密度不同,红细胞的比重为 1.090~1.092,白细胞的比重为 1.050~1.065,淋巴细胞的比重为 1.050~1.066,中性粒细胞的比重为 1.070~1.092,血小板的比重为 1.030~1.042。利用不同血细胞及血浆比重的差异,可采用离心的方法将血液中的不同成分进行分离制备,分别获取红细胞、白细胞、血小板及血浆等不同成分。

(二) 血液的黏度

血液的黏度比水高,正常血液的相对黏度为 4~5,血浆的相对黏度为 1.6~2.4。全血黏度主要决定于所含的红细胞及其聚集程度,血浆的黏度主要取决于血浆蛋白的含量,是形成血流阻力和影响微循环正常灌注的重要因素之一。当某些疾病使微循环处的血流速度显著减慢时,红细胞可发生叠连和聚集,血液黏度增高,使血流阻力明显增大,微循环的灌流量将显著降低。影响黏度的血浆蛋白主要为纤维蛋白原、球蛋白及白蛋白等。其中以纤维蛋白原的影响最大。

(三) 血浆渗透压

渗透压(osmotic pressure)是指一种液体所具有的吸引水分子透过单位面积半透膜的力量。溶液渗透压的高低取决于溶液中溶质颗粒数目的多少,而与溶质的种类及颗粒的大小无关。

笔记栏

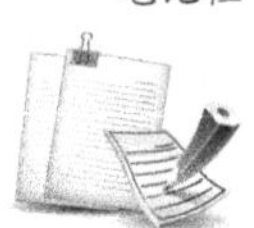

血浆总渗透压约为 770 kPa 或 5790 mmHg。血浆渗透压主要来自溶解于其中的晶体物质，特别是电解质（主要是 Na^+ 和 Cl^-），由晶体物质所形成的渗透压称为晶体渗透压（crystal osmotic pressure）；由蛋白质形成的渗透压称为胶体渗透压（colloid osmotic pressure），血浆中虽含有丰富的蛋白质，但蛋白质分子质量大，所以产生的渗透压很小，约 25 mmHg，仅占血浆总渗透压的 0.4%。由于组织液中蛋白质很少，所以组织液的胶体渗透压远低于血浆胶体渗透压。在血浆蛋白中，白蛋白的分子质量远小于球蛋白，故血浆胶体渗透压主要来自白蛋白。若白蛋白明显减少，即使球蛋白增加以维持血浆蛋白总量不变，血浆胶体渗透压也会明显降低，则水分可进入组织间隙而产生水肿。在肝硬化时，由于有效肝细胞总数的减少和肝细胞代谢的障碍，白蛋白合成可减少一半以上，以致出现低蛋白血症，毛细血管胶体渗透压下降，可使液体漏至腹腔，形成肝性腹水。

水及晶体物质可自由通过毛细血管壁，故血浆与组织液中晶体物质的浓度及其所形成的晶体渗透压基本相等；细胞外液中的晶体物质大部分不易通过细胞膜，因此，细胞外液的晶体渗透压保持相对稳定，对于维持细胞内、外水的平衡和细胞的正常体积极为重要。当细胞外液晶体渗透压降低时，水将进入细胞，可引起细胞肿胀，甚至破裂；当细胞外液晶体渗透压增高时，可因细胞内的水移出细胞而导致细胞皱缩。血浆蛋白不易通过毛细血管壁，所形成的血浆胶体渗透压，有利于维持血管内、外水的平衡和正常的血浆容量。

（四）血浆 pH

正常人血浆的 pH 为 7.35～7.45，血浆 pH 的相对恒定有赖于血液内的缓冲系统，以及神经、体液对肺、肾脏功能的调节。血浆内的缓冲系统（buffer system）包括 $NaHCO_3/H_2CO_3$、蛋白质钠盐/蛋白质和 Na_2HPO_4/NaH_2PO_4 三个主要缓冲对，其中以 $NaHCO_3/H_2CO_3$ 缓冲对最为重要。此外，红细胞内还有血红蛋白钾盐/血红蛋白、氧合血红蛋白钾盐/氧合血红蛋白、K_2HPO_4/KH_2PO_4、$KHCO_3/H_2CO_3$ 等缓冲对参与维持血浆 pH 的相对恒定。因此，全血的缓冲能力大于血浆。血液中的缓冲物质可有效地减轻进入血液的酸性或碱性物质对血浆 pH 的影响，特别是在神经、体液调节下，通过肺和肾脏的活动能排出体内过多的酸或碱，因此，血浆 pH 的正常波动范围极小。在一些情况下，如果血浆 pH 低于 7.35，可引起酸中毒；如高于 7.45，则可引起碱中毒。

第二节 血细胞

血细胞的生成过程称为造血（hemopoiesis）。外周血液中的细胞成分包括红细胞、白细胞和血小板，这些具有特定功能的终末分化细胞均来自以骨髓为主的造血系统。

一、血细胞的生成

胚胎发育的早期由卵黄囊造血，胚胎第二个月开始由肝脏、脾脏造血，第四个月以后骨髓开始造血并且逐渐增强，出生时几乎完全由骨髓造血。在胚胎发育过程中的胚源干细胞为机体发育过程中造血器官的形成提供了原始的多能造血干细胞，它们是各种血细胞的共同鼻祖。血细胞的发育、成熟过程大致分为三个阶段：① 造血干细胞（hemopoietic stem cell，HSC）阶段：造血干细胞既能通过自我更新以保持本身数量的稳定，又能分化形成各系定向祖细胞。② 定向祖细胞（committed progenitor）阶段：处于这个阶段的造血细胞已经限定了进一步分化的方向，它们可以区分为多系定向祖细胞、红系祖细胞、粒-单核系祖细胞、巨核系祖细胞、T 淋巴系祖细胞和 B 淋巴系祖细胞。③ 前体细胞（precursor）阶段：此时的造血细胞已经发育成为形态上可以辨认的各系幼稚细胞，这些幼稚细胞进一步分化成熟为具有特殊功能的各类成熟血细胞，然后有规律地释放进入血液循环。

笔记栏

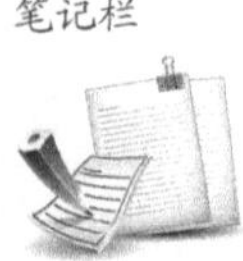

成熟血细胞(除淋巴细胞外)在血液中的寿命或者停留时间不长,以人的红细胞为例,它在血液中的寿命大约为120 d,一个正常成年人每天有10亿～11亿个红细胞衰老死亡,而造血组织中一类原始造血干细胞利用自我更新或自我复制能力,向红系分化,由原红细胞、中幼红细胞、晚幼红细胞,最终到成熟红细胞,不断地向机体补充生命活动中失去的红细胞,从而维持机体正常的造血功能。

二、造血微环境

造血微环境(microenvironment)是指机体内造血过程中造血干细胞定居、存活、增殖、分化和成熟所必须具备的特殊环境,包括造血基质细胞(stromal cell)、基质细胞分泌的细胞外基质(extracellular matrix, ECM)和多种造血调节因子,以及进入造血组织的末梢神经和微血管系统等。在血细胞生成的全过程中,造血微环境始终起调控、诱导和支持的作用。

三、红细胞

(一) 红细胞的形态和数量

正常的红细胞呈双凹圆碟形,平均直径约8 μm,周边最厚处约2.5 μm,中央最薄处约1 μm,体积约90 μm^3(图2-2)。病理情况下,红细胞的形态结构变异很大,可见到多染性红细胞、点彩红细胞、含Howell-Jolly小体红细胞、泪滴形红细胞、靶形红细胞等,红细胞大小也不均等。

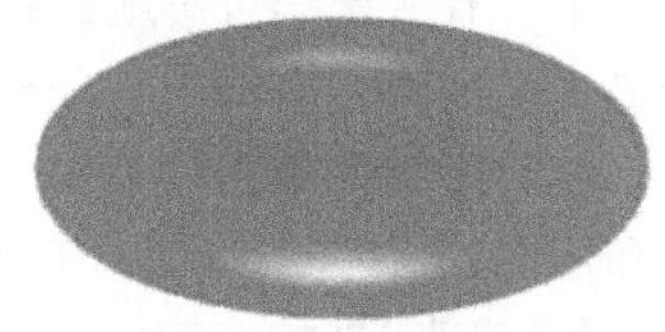

图2-2 红细胞

红细胞是血液中数量最多的血细胞,我国正常成年男性红细胞计数为$(4.5\sim5.5)\times10^{12}/L$,平均为$5.0\times10^{12}/L$;女性为$(3.8\sim4.6)\times10^{12}/L$,平均为$4.2\times10^{12}/L$;新生儿在$6.0\times10^{12}/L$以上。红细胞内的蛋白质主要是血红蛋白(hemoglobin, Hb)。我国正常成年男性血红蛋白浓度为120～160 g/L,女性为110～150 g/L;新生儿(5 d内)较高,可达200 g/L以上,6月龄时降至最低值,1岁以后又逐渐升高,青春期达到成人范围。妇女在妊娠后期由于血浆量的相对增多,单位容积血液中红细胞数减少。长期居住高原的居民红细胞数和血红蛋白量均高于居住在低海拔地区的居民。

(二) 红细胞的生理特性和功能

1. 红细胞的生理特性 红细胞具有可塑变形性、悬浮稳定性和渗透脆性,它们都与红细胞的双凹圆碟形有关。

(1) 可塑变形性:红细胞在全身血管中循环运行,经常要挤过口径比其自身直径小的毛细血管和血窦孔隙(脾窦内皮细胞的裂隙仅0.5 μm),红细胞要变形才能通过,在通过后恢复原形,这种变形称为可塑变形性(deform ability)。影响红细胞变形能力的因素有:① 红细胞表面积与体积之比:其比值越大变形能力越强,双凹圆碟形的红细胞表面积与体积的比值大于球形红细胞,变形能力大。② 红细胞内的黏度:黏度愈大其变形能力愈小。红细胞内血红蛋白浓度增高或变性,黏度将增大。③ 红细胞膜的弹性:其弹性大,变形能力强,膜弹性降低则红细胞变形能力降低。

(2) 悬浮稳定性:将加入抗凝剂的血液置于血沉管中垂直静置,红细胞会因比重大而下沉,但正常情况下的红细胞下沉的速度非常缓慢,红细胞能相对稳定地悬浮于血浆之中,这种特性称为悬浮稳定性(suspension stability)。其大小可以用血沉来衡量,通常以红细胞在第一小时末在血浆中下沉的距离表示红细胞沉降速度,称为红细胞沉降率(erythrocyte sedimentation rate, ESR),简称血沉。用魏氏法检测红细胞沉降率的正常值,男性为0～15 mm/h,女性为0～20 mm/h。红细胞沉降率越大表示红细胞悬浮稳定性越小。

ESR是由相反方向的两种力决定的。红细胞较血浆密度大,故有向下的下沉力;而红细胞下沉时,造成血浆向上流动,形成往上的上浮力,这种力可延缓红细胞的沉降。例如,贫血时红细胞数量少,因而红细胞的上浮力也减少,血沉加快。温度、颗粒大小对沉降速率也有影响。温度升高,沉降加快;颗粒大,则重量大,下沉力也大。如红细胞发生聚集,凹面相连形成缗钱状,称为叠积(roulcaux formation)现象。红细胞叠积是红细胞沉降加速的主要原因。血浆通过影响红细胞叠积

笔记栏

致血沉加速。若将血沉加快的患者的红细胞放入正常人的血浆之中，形成叠连的程度和红细胞沉降的速度并不加快；反之，如果将正常人的红细胞置于血沉较快的患者血浆中，红细胞会很快发生叠连而沉降加快。某些疾病（如活动性肺结核、风湿热和多发性骨髓瘤等）血沉加快，主要原因是红细胞发生了叠连。

(3) 渗透脆性：红细胞的渗透脆性（osmotic fragility）是指红细胞在低渗盐溶液中膨胀破裂的特性，简称为脆性。红细胞在等渗的 0.9% NaCl 溶液中可保持正常形态和大小。若将红细胞悬浮于一系列浓度递减的低渗 NaCl 溶液中，水将在渗透压差的作用下渗透入红细胞，于是红细胞由正常的双凹圆碟形逐渐胀大，当体积增加 30%时，红细胞变成球形；体积增加 45%～60%时，红细胞会破裂而发生溶血，这时红细胞中的血红蛋白逸出细胞，仅留下一个双凹圆碟形的细胞膜空壳，称为影细胞（ghost cell）。当 NaCl 浓度降至 0.42%时，部分红细胞开始破裂而发生溶血；当 NaCl 浓度降至 0.35%时，则全部红细胞破裂而溶血。这一现象说明红细胞对低渗盐溶液有一定的抵抗力。

因此，红细胞脆性的大小可用红细胞对低渗盐溶液的抵抗力来表示。若红细胞膜对低渗盐溶液抵抗力越小，表示脆性越高，如衰老红细胞、球形红细胞等在低渗盐溶液中容易破裂，脆性高。若红细胞膜对低渗盐溶液抵抗力越大，表示脆性越小，如初成熟的红细胞对低渗盐溶液的抵抗力高，脆性小。有些疾病可影响红细胞的脆性，如遗传性球形红细胞增多症患者的红细胞脆性变大。故测定红细胞脆性有助于一些疾病的临床诊断。

在临床或生理实验使用的各种溶液中，不同物质的等渗溶液不一定都能使红细胞保持正常体积和形态；能使悬浮于其中的红细胞保持正常体积和形状的溶液称为等张溶液（isotonic solution）。这里的“等张”是指溶液中不能透过细胞膜的溶质颗粒所形成的渗透压。例如，NaCl 不能自由通过细胞膜，所以 0.9% 的 NaCl 溶液既是等渗溶液，也是等张溶液；但尿素可以自由通过细胞膜，故 1.9% 的尿素溶液虽与血浆等渗，但红细胞置于其中后会发生溶血，所以不是等张溶液。

2. 红细胞的功能　红细胞的主要功能是运输 O_2 和 CO_2。红细胞的双凹碟形使气体交换面积较大，由细胞中心到细胞表面的距离较短，因此气体进出红细胞的扩散距离也较短，有利于 O_2 和 CO_2 的跨膜转运。

红细胞运输 O_2 的功能是靠细胞内的 Hb 来实现的，一旦红细胞破裂，Hb 逸出，将丧失运输气体的功能；在血液中，由红细胞运输 O_2 的能力约为溶解于血浆中 O_2 的 70 倍。每克 Hb 能结合 1.39 mL 的 O_2，因此，正常男性每 100 mL 血液的 Hb 能携带 O_2 约 21 mL，女性约 19 mL。

从组织扩散进入血液的大部分 CO_2 通过自由扩散进入红细胞，再在碳酸酐酶催化下与 H_2O 发生反应，生成 H_2CO_3，H_2CO_3 再解离出 H^+ 和 HCO_3^-。血液中 88%的 CO_2 以 HCO_3^- 的形式运输，7%的 CO_2 以氨基甲酸血红蛋白的形式运输，仅有很少量的 CO_2 以溶解于血浆的形式运输。

（三）红细胞的生成及调节

1. 红细胞生成所需的原料　在红细胞生成的过程中，需要足够的蛋白质、铁、叶酸及维生素 B_{12}。蛋白质和铁是合成血红蛋白的基本原料，而叶酸及维生素 B_{12} 是促使红细胞成熟的物质。

(1) 铁：铁（iron）是合成血红蛋白的必需原料。正常成人体内含铁 3～5 g（男性约为 50 mg/kg，女性约为 40 mg/kg），其中约 70%存在于血红蛋白中。血红蛋白的合成从原红细胞开始，持续到网织红细胞，成人每天需要 20～30 mg 铁用于红细胞的生成，但每天只需从食物中吸收 1 mg（约 5%）以补充排泄的铁，其余均来自体内衰老红细胞释放出来的铁的再利用。进入血液的铁与转铁蛋白（transferrin）结合而被运送到幼红细胞。当铁摄入量不足或胃肠道吸收障碍，或长期慢性失血以致机体缺铁时，可使血红蛋白合成不足而引起低色素小细胞性贫血，即缺铁性贫血（iron deficient anemia）。当铁过多，沉积于人体一些器官和组织的实质细胞，导致组织损伤，引起毒性表现，即血色病（hemochromatosis）。

笔记栏

(2) 叶酸和维生素 B_{12}：叶酸（folic acid）和维生素 B_{12}（VB_{12}）是合成 DNA 所需的重要辅酶。叶酸在体内须转化为四氢叶酸后，才具有参与 DNA 合成的活性，同时需要维生素 B_{12} 的参与。维生素 B_{12} 缺乏时，叶酸的利用率下降，可导致叶酸的相对不足。因此，缺乏叶酸或维生素 B_{12} 时，DNA 的合

成减少，幼红细胞分裂增殖减慢，红细胞体积增大，出现巨幼细胞贫血(megaloblastic anemia，MA)。

正常情况下，食物中叶酸和维生素 B_{12} 的含量可以满足红细胞生成的需要，但维生素 B_{12} 的吸收依赖于胃黏膜壁细胞分泌的内因子(intrinsic factor，IF)的参与。其与维生素 B_{12} 结合，形成 IF - VB_{12} 复合物，该复合物能保护维生素 B_{12} 不受胃肠道分泌液破坏，并通过回肠上皮细胞膜上的特异性受体的介导，促进维生素 B_{12} 在回肠末端吸收。被吸收的维生素 B_{12} 一部分储存在肝脏，另一部分又与运输维生素 B_{12} 的转钴蛋白Ⅱ(transcobalamin Ⅱ)结合，随血流到达造血组织，参与红细胞的生成过程。当胃大部切除或胃的壁细胞受损伤时，内因子分泌减少或体内产生抗内因子的抗体时，可发生维生素 B_{12} 吸收障碍，影响红细胞的有丝分裂，出现巨幼细胞贫血。

知识拓展

巨幼细胞贫血

巨幼细胞贫血(megaloblastic anemia，MA)是由于叶酸或维生素 B_{12} 缺乏或某些影响核苷酸代谢的药物导致细胞核脱氧核糖核酸(DNA)合成障碍所致的贫血。

巨幼细胞贫血的临床表现：患者面色苍白、乏力、头昏、头晕、心悸；口腔黏膜、舌乳头萎缩，食欲缺乏、恶心、呕吐、腹胀、腹泻或便秘；肢体麻木、感觉障碍；共济失调或步态不稳；时有抑郁、失眠、记忆减退；重者全血细胞减少，反复感染和出血等。血象呈大细胞性贫血，骨髓中造血细胞出现巨幼变，红系细胞呈“核幼浆老”；成熟粒细胞分叶过多。

治疗上：积极治疗原发病；补充叶酸和维生素 B_{12} 及对症处理等。

2. 红细胞的生成　正常人红细胞的生成包括：造血干细胞阶段、红系祖细胞阶段、红系前体细胞(即原始红细胞→早幼红细胞→中幼红细胞→晚幼红细胞)的增殖与分化阶段、网织红细胞的增殖与成熟过程，以及网织红细胞向外周血释放成为成熟红细胞的过程。

(1) 造血干细胞阶段：造血干细胞主要存在于骨髓、脾脏、肝脏等造血组织内，有少量循环于外周血液中。它具有自我更新、自我增殖和定向分化的能力。一个造血干细胞进行分裂后产生的两个子细胞，只有一个立即分化为早期祖细胞，另一个仍保持干细胞的全部特征不变。这种不对称性分裂，不论进行多少次，始终可以维持干细胞的数量不变，故能维持正常机体的长期、恒定的造血。

(2) 红系祖细胞阶段：此阶段是由红系祖细胞向红系前体细胞分化的阶段，是调节红细胞生成自体稳定机制中的一个关键过程。红系祖细胞向红系前体细胞分化是随机的系限过程，限制祖细胞只向单一(红系)细胞发育。这种限制可能是由于细胞表面有特异性生长因子受体的表达，如促红细胞生成素受体等，也可能是由于某些因素与骨髓微环境相互作用的结果。

(3) 红系前体细胞阶段：由原始红细胞到晚幼红细胞阶段，细胞逐渐成熟的过程是血红蛋白增加和细胞核活性衰减的过程。随着细胞的成熟，有核红细胞中的血红蛋白含量不断增加，红细胞内血红蛋白的增高促使核失去活性，不再合成 DNA 或 RNA。到晚幼红细胞就已失去继续分裂的能力，以后细胞核浓缩并逸出，成为无细胞核的网织红细胞。在成熟红细胞阶段不再合成血红蛋白。故此阶段的细胞可以用形态学标准区分。

(4) 红细胞的脱核与释放：晚幼红细胞通过增加本身的波状运动，再经过几次收缩，把核挤到胞质的一端而后释放出去。

3. 红细胞生成的调节　生理情况下，循环中的红细胞总量受红细胞生成速率的反馈调节而维持恒定。当机体红细胞数量改变时，造血组织通过各种途径不断对这种动态平衡起着自身调节的作用。

(1) 促红细胞生成素：促红细胞生成素(erythropoietin，EPO)是机体促进红细胞生成的最重要的调节物。它对红细胞生成的调节作用是：促进早期和晚期红系祖细胞增殖，并向形态可识别的前

笔记栏

体细胞分化；加速前体细胞的增殖，分化并促进骨髓网织红细胞的释放；保持血中红细胞数量相对稳定。

肾皮质肾小管周围的间质细胞(如成纤维细胞、内皮细胞等)是产生 EPO 最主要的部位，肝细胞和巨噬细胞也能少量生成 EPO。生理情况下，血浆中有一定量的 EPO，可维持正常的红细胞生成。当其完全缺乏时，骨髓中几乎没有红细胞生成。任何引起肾脏氧供应不足的因素，如贫血、缺氧或肾血流量减少，均可促进 EPO 的合成与分泌，使其在血浆中的含量增加。因此，严重肾功能不全的患者常因 EPO 的缺乏而发生肾性贫血(renal anemia)。

当局部组织缺氧时，肾内肾小球旁器区的感氧细胞以增产 EPO 作出反应，使 EPO 产生增加，EPO 刺激骨髓产生更多的红细胞。反之，当循环中红细胞数量正常和机体氧合作用正常时，EPO 产生减少，从而使红细胞的产生率回到维持在血液中稳定的正常数目的基本水平。

(2) 爆式促进激活物：爆式促进激活物(burst promoting activator, BPA)是一类糖蛋白，是促进早期红系造血祖细胞增殖的主要调节因子。它以早期红系祖细胞 BFU－E 为靶细胞，可促进 BFU－E 从细胞周期中的静息状态(G_0期)进入 DNA 合成期，加速早期祖细胞的增殖活动。

(3) 其他调节物质：雄激素可提高血浆中 EPO 的浓度、增加 EPO 敏感细胞数目，还可直接刺激骨髓促进红细胞的生成；雌激素可降低红系造血祖细胞对 EPO 的反应性，抑制红细胞的生成；甲状腺激素、肾上腺皮质激素和生长激素，也可增加红细胞生成。

(四) 红细胞的寿命与破坏

红细胞的平均寿命约为 120 d，在血管内循环流动的平均距离约 27 km，大约每 4 个月，血液中的红细胞全部更新一次。红细胞主要是因衰老而消失，另有极少数红细胞可因其他因素导致的红细胞的可塑变形性下降或细胞表面性质改变而过早破坏。

当红细胞衰老时，其变形能力减弱而脆性增大，在血流湍急处可因机械冲击而破裂(称为血管内破坏)；在通过微小孔隙时容易滞留在是脾脏、肝脏和骨髓中被巨噬细胞所吞噬(称为血管外破坏)。红细胞在体内破坏的首要器官是脾脏和肝脏，其次是骨髓及其他部位。由于各种原因造成的红细胞破坏过多可引起溶血性贫血，根据红细胞破坏的部位，分为血管内溶血和血管外溶血。当血管内溶血达到或超过 100 mg/100 mL 时，血浆中的触珠蛋白不足以结合全部的血红蛋白，未能与触珠蛋白结合的血红蛋白则由肾排出，出现血红蛋白尿。血管外溶血会出现肝脾肿大。

四、白细胞

(一) 白细胞的分类和数量

白细胞是一类不均一的有核的血细胞。正常成年人白细胞数是$(4.0\sim10)\times10^9$/L。

根据白细胞形态、功能和来源可分为粒细胞(granulocyte)、单核细胞(monocyte, M)和淋巴细胞(lymphocyte, L)三大类。根据粒细胞胞质颗粒的嗜色性不同，粒细胞可分为中性粒细胞(neutrophil, N)、嗜酸性粒细胞(eosinophil, E)和嗜碱性粒细胞(basophil, B)。正常情况下，中性粒细胞占白细胞总数的 50%～70%，嗜酸性粒细胞占 0.5%～5%，嗜碱性粒细胞占 0%～1%，单核细胞占 3%～8%，淋巴细胞占 20%～40%(表 2－1)。

表 2－1　人类白细胞总数及其分类计数

	比例(%)	绝对值($\times10^9$/L)
粒细胞		
中性粒细胞(N)	50～70	2.0～7.0
嗜酸性粒细胞(E)	0.5～5	0.05～0.5
嗜碱性粒细胞(B)	0～1	0～0.1
淋巴细胞(L)	20～40	0.8～4
单核细胞(M)	3～8	0.12～0.8

笔记栏

白细胞数目变异范围较大。新生儿白细胞数较高，一般在 15×10^9/L 左右，出生后 3 d 到 3 个月约为 10×10^9/L；新生儿血液中的白细胞主要为中性粒细胞，随后淋巴细胞逐渐增多，可达白细胞总数的 70%，3～4 岁后淋巴细胞逐渐减少。至青春期时与成人基本相同。一天中，下午白细胞数较清晨时高；进食、疼痛及情绪激动时也可使白细胞数显著增多；剧烈运动时白细胞数可高达 35×10^9/L，运动停止后数小时内恢复至原来水平，这主要是循环池的粒细胞重新分配所致；女性在妊娠末期白细胞数波动于(12～17)$\times10^9$/L 之间，分娩时可高达 34×10^9/L，分娩后 2～5 d 恢复到正常水平；某些药物如泼尼松、氢化可的松也可致白细胞增高，这种变化可能是中性粒细胞自血中流出的减少及自骨髓中释放的增加之故。

（二）白细胞的生理特性和功能

1. 白细胞的生理特性　　白细胞具有变形性、游走性、趋化性与较强的吞噬能力。

除淋巴细胞外，白细胞都能伸出伪足做变形运动，借变形运动白细胞可以穿过血管壁，这一过程称为白细胞渗出(diapedisis)；白细胞具有向某些化学物质游走的特性，称为趋化性(chemotaxis)，能吸引白细胞发生定向运动的化学物质称为趋化因子(chemokine)，包括人体细胞的降解产物、抗原-抗体复合物、毒素和细菌等。白细胞借助血液的运输，游走到细菌等异物周围后，能把异物包围起来并吞入胞质内形成吞噬体，这一过程称为吞噬。吞噬体与胞质内溶酶体结合，由溶酶体所释放的蛋白水解酶、过氧化物酶及酸性水解酶等，将细菌或异物水解、消化。

2. 白细胞的功能　　白细胞在防御病原微生物入侵的过程中发挥重要作用，按其功能大致可分为吞噬细胞和免疫细胞两大类。吞噬细胞指中性粒细胞和单核细胞，免疫细胞主要指淋巴细胞。

(1) 中性粒细胞：中性粒细胞是机体最重要的防御细胞，它具有很强的吞噬活性，是血液中最主要的吞噬细胞之一。其主要功能是：① 在细菌感染或急性炎症反应时，可吞噬、杀死细菌和病原微生物，调节炎症反应。它处于机体抵御病原微生物特别是化脓性细菌入侵的第一线，当组织发生炎症时，可被趋化、变形游走到炎症部位，吞噬细菌；中性粒细胞内含有大量溶酶体酶，能将吞噬入细胞内的细菌和组织碎片分解；可将入侵的细菌包围在一个局部，使之在人体内不能扩散；当中性粒细胞数减少到 1×10^9/L 时，可使机体抵抗力明显降低而容易发生感染；当中性粒细胞在吞噬了数十个细菌后，其本身即解体，释出各种溶酶体酶，可溶解周围组织而形成脓肿。② 中性粒细胞可吞噬、清除衰老的红细胞和抗原-抗体复合物及机体坏死的细胞等。

(2) 嗜碱性粒细胞：嗜碱性粒细胞的胞质中存在碱性染色颗粒，颗粒内含有肝素、组胺、嗜酸性粒细胞趋化因子 A(eosinophile chemotactic factor A, ECF-A)和过敏性慢反应物质等多种生物活性物质。其释放的组胺和过敏性慢反应物质可使毛细血管壁通透性增加，局部充血水肿，并可使支气管平滑肌收缩，从而引起哮喘、荨麻疹等过敏反应症状。它所释放的肝素具有抗凝血作用，有利于保持血管的通畅，使吞噬细胞能够到达抗原入侵的部位而将其破坏。故嗜碱性粒细胞的主要作用是参与人体的变态反应，与速发型过敏反应密切相关。

(3) 嗜酸性粒细胞：嗜酸性粒细胞胞质内含有较大的、椭圆形的嗜酸性颗粒，因其中含有过氧化物酶和主要碱性蛋白(major basic protein, MBP)等带大量正电荷的蛋白质而呈嗜酸性。

嗜酸性粒细胞的主要功能是：① 杀伤细菌、寄生虫。它能将细菌、真菌或无活性的颗粒摄入吞噬泡进行消化。嗜酸性粒细胞对一般寄生虫细胞的杀死是通过抗体和补体介导进行的，它可粘住寄生虫，并把其毒性的颗粒内含物直接注入寄生虫。② 抗过敏反应。嗜酸粒细胞能中和组胺并产生一种称作"嗜酸粒细胞衍生抑制物"的物质，可以抑制肥大细胞的脱颗粒作用。故在有寄生虫感染、过敏反应等情况下，常伴有嗜酸性粒细胞增多。③ 在炎症中的作用。嗜酸性粒细胞可被一些趋化因子、细胞因子激活，释放颗粒内含物如 MBP 和活性氧物质，引起组织损伤，促进炎症进程。

嗜酸性粒细胞的数量有明显的昼夜周期性变化，清晨较少、午夜增多，这可能与糖皮质激素释放的昼夜波动有关。当血液中糖皮质激素浓度增高时，嗜酸性粒细胞数减少。

笔记栏

(4) 单核—巨噬细胞：血液中的单核细胞吞噬能力较弱，但当它们渗出血管外进入组织(如肝脏、脾脏、肺及淋巴结等部位)分化成巨噬细胞后，则具有比中性粒细胞更强的吞噬能力。此时，细胞内的溶酶体颗粒和线粒体的数目增多，可以吞噬更多、颗粒更大的细菌(约5倍于中性粒细胞)；此外，巨噬细胞的溶酶体还含有大量的酯酶，能够消化某些细菌(如结核杆菌)的脂膜等。

所以，单核—巨噬细胞的主要作用是：吞噬、清除衰老的红细胞和血小板；通过其吞噬或胞饮作用，将进入细胞内的致病物，如病原微生物(细菌、病毒)、原虫，异物等，在溶酶体酶的作用下将其杀灭；参与被激活的淋巴细胞的特异性免疫功能，可识别和杀伤肿瘤细胞。

(5) 淋巴细胞：淋巴细胞是特异性的免疫细胞，在免疫应答反应过程中起核心作用。根据细胞生长发育的过程、细胞表面标志和功能不同，可将淋巴细胞分成T淋巴细胞和B淋巴细胞两大类。T淋巴细胞是由骨髓生成的淋巴干细胞，在胸腺激素的作用下发育、成熟，占淋巴总数的70%～80%，其功能是参与细胞免疫，如破坏肿瘤细胞及异体细胞等；B淋巴细胞是在骨髓和肠道淋巴组织中发育、成熟的，可产生免疫抗体，主要参与体液免疫。

淋巴细胞为一群具有异质性的细胞，在细胞起源、生命周期、淋巴器官内的定居区域、表面结构和功能等诸多方面差异很大，因此，临床实验室中是根据淋巴细胞膜上的表面标记来确定淋巴细胞亚群的。如表面标记CD19、CD20阳性的是B淋巴细胞，表面标记CD3、CD4、CD8阳性是T淋巴细胞。

(三) 白细胞的生成和调节

白细胞与其他血细胞一样，起源于骨髓中的造血干细胞；在细胞发育过程中都经历定向祖细胞、可识别的前体细胞等阶段而生成具有各种功能的成熟白细胞。

白细胞的分化和增殖受到造血生长因子(hematopoietic growth factor, HGF)的调节。这些因子均属糖蛋白，由淋巴细胞、单核—巨噬细胞、成纤维细胞和内皮细胞等合成和分泌。它们有的可以影响多系造血祖细胞的增殖和分化如白介素-3(interleukin-3, IL-3)；有的可刺激中性粒细胞、单核细胞和嗜酸性粒细胞的生成如粒单核集落刺激因子(granulocyte/monocyte-colony stimulating, GM-CSF)。此外，还有一类抑制因子，如乳铁蛋白和转化生长因子-β(transforming growth factor-β, TGF-β)等，可直接抑制白细胞的增殖、生长，限制造血生长因子的释放或作用。

(四) 白细胞的破坏

各种白细胞的寿命长短不一，很难准确判断。一般来说，中性粒细胞在循环血液中停留8 h左右即进入组织，3～4 d后即衰老死亡，或经消化道黏膜从胃肠道排出；若有细菌入侵，粒细胞在吞噬活动中可因释放出的溶酶体酶过多而发生“自我溶解”，与被杀灭的细菌和组织碎片一起构成脓液。

(五) 白细胞异常

各种病因引起白细胞增多时，可使毛细血管血流受阻，导致微循环障碍，诱发微血栓。白细胞激活后可释放溶酶体酶，可损伤血管基底膜和基质等。激活的白细胞可通过自分泌和(或)旁分泌产生很多炎性细胞因子，如肿瘤坏死因子(tumor necrosis factor, TNF)和白细胞介素-1(interleukin-1, IL-1)等，使内皮细胞、单核细胞等释放大量组织因子，启动凝血系统。此外，一些炎症介质还可以使血管通透性增高、液体外渗、血液浓缩，也可促进血栓形成。白细胞的异常有时也引起出血倾向，如急性白血病早期40%患者可有出血倾向。

五、血小板

(一) 血小板的形态、数量

血小板是从骨髓中成熟的巨核细胞脱落下来的具有生物活性的小块胞质，呈双凸圆盘状，直径为2～4 μm，除了不具有细胞核外，其他主要的细胞结构都基本存在。正常成人血小板的计数值为$(100\sim300)\times10^{9}/L$，可有6%～10%的变动，无明显性别差异，但可因所处的情况不同而有所波动，通常午后较清晨时多，冬季较春季多，静脉较毛细血管多，剧烈运动后及妊娠中、晚期增多。如血小板过少(少于$50\times10^{9}/L$时)，则有出血倾向，使皮肤和黏膜下出现淤点，甚至出现大块紫癜或淤斑。

笔记栏

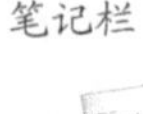

(二) 血小板的生理特性

1. 黏附作用　血小板黏着于其他物质表面的过程称为血小板黏附(platelet adhesion)。当血管内皮细胞受损暴露内膜下的胶原组织时，血小板立即黏附于胶原组织上。参与血小板黏附的主要成分包括血小板膜糖蛋白、血管内皮下组织和血浆成分(主要是 von Willebrand 因子,简称 vWF)。黏附的可能机制是:受损的血管壁暴露内皮下的胶原,vWF 与胶原纤维结合,引起 vWF 变构,然后与血小板膜糖蛋白结合,因此 vWF 是血小板黏附于胶原纤维上的中介物。此外,在 Ca^{2+} 的参与下,血小板也能黏附于损伤部位间质中的纤维蛋白原上,起到促进止血作用。血小板膜糖蛋白和血浆 vWF 缺乏或胶原纤维变性都可引起血小板黏附功能减弱,表现出血倾向。

2. 聚集作用　血小板之间相互黏着的过程称为聚集(aggregation)。血小板聚集功能在生理性止血及病理性血栓形成中起着重要作用。促进血小板聚集的物质称为诱导剂。生理性诱导剂有:ADP、肾上腺素、5-HT、组胺、胶原、凝血酶、前列腺素类物质等;病理性诱导剂有细菌、病毒、免疫复合物、药物(如奎尼丁)等。

在临床上用于血管性血友病(von Willebrand disease, vWD)诊断的瑞斯托霉素(ristocetin)可以诱导血小板聚集,由于释放反应而随之发生继发的聚集反应。瑞斯托霉素诱导血浆 vWF 与血小板膜糖蛋白Ⅰb(glycoprotein Ⅰb, GPⅠb)结合而引起聚集反应,用于 GPⅠb 或 vWF 缺陷相关疾病的诊断。

在血小板聚集反应中,需要有 Ca^{2+}、纤维蛋白原和完整的血小板膜糖蛋白Ⅱb/Ⅲa(GPⅡb/Ⅲa)复合物存在。在静息的血小板中,GPⅡb/Ⅲa 并不与纤维蛋白原结合。在诱导剂致使血小板活化时,GPⅡb/Ⅲa 分子上的纤维蛋白原受体暴露,从而使血小板能与血浆中的纤维蛋白原发生结合——聚集。

3. 释放作用　血小板激活后,释放其贮存在致密体、α 颗粒或溶酶体的内容物的过程称为血小板释放(platelet release)或血小板分泌(platelet secretion)。致密体释放的物质主要有 ADP、ATP、5-HT、Ca^{2+};α 颗粒中释放的物质有 β-血小板巨球蛋白、血小板因子 4(PF4)、vWF、纤维蛋白原、血小板因子 5(PF5)、血小板源性生长因子(platelet derived growth factor, PDGF)等;溶酶体释放的物质主要是酸性蛋白水解酶和组织蛋白水解酶。血小板释放的这些物质与血小板的生理功能密切相关。能引起血小板聚集的因素,大多数也能引起血小板的释放反应,而且血小板的黏附、聚集与释放几乎是同步发生的。

在血小板释放反应中,某些颗粒膜蛋白或特异的蛋白质被释放在血浆中或出现在血小板膜表面。这些改变现已被作为血小板活化的分子标志物,如存在于 α 颗粒上的 P-选择素,在血小板活化时与血小板表面的质膜融合,并在血小板膜上表达或出现在血浆中。因此,P-选择素在血栓性疾病的检测中有一定的参考价值。

4. 收缩作用　血小板具有收缩能力。血小板的收缩与其含有的收缩蛋白有关。血小板活化后,胞质内 Ca^{2+} 浓度升高,可引起血小板的收缩反应。临床上可根据体外血块的回缩的情况大致估计血小板的数量或功能是否正常。

5. 吸附作用　血小板表面可吸附血浆中多种凝血因子,有利于血液凝固和生理止血。

(三)血小板的生理功能

1. 参与生理性止血的全过程　包括血管收缩、血小板血栓的形成和纤维蛋白凝块的形成和维持(见本章第三节)。

2. 参与凝血功能　血小板在血液凝固过程中起重要作用:① 参与内、外源性凝血途径中的 FⅡ、FⅩ的激活,因为血小板激活后释放的血小板因子 3(PF3)为凝血因子提供了磷脂表面。② 血小板能够吸附多种凝血因子,增加局部凝血因子的浓度,加速凝血过程。③ 血小板内收缩蛋白的收缩,可使血块收缩。

3. 抑制和促进纤维蛋白溶解　纤维蛋白形成的早期,血小板释放血小板因子 6(PF6),可抑制纤维蛋白的溶解;当血小板黏附、聚集后释放 5-HT,可刺激血管内皮细胞释放血管激活物,激活纤溶酶原,促进纤维蛋白降解。

4. 维护血管壁的完整性　血小板可以随时沉着于血管壁以填补内皮细胞脱落留下的空隙,并能融入内皮细胞对其进行修复。当血小板数量减少时,皮肤和黏膜可出现淤点甚至紫癜,称为血小板减少性紫癜。

笔记栏

（四）血小板生成的调节和破坏

1. 血小板生成的调节　生成血小板的巨核细胞是从骨髓造血干细胞分化而来的，而血小板是由巨核细胞的胞质裂解脱落而形成的。其过程是：早期的巨核系祖细胞→较晚期的巨核系祖细胞→巨核细胞→成熟巨核细胞胞质伸向骨髓窦腔并裂解脱落成为血小板，随之进入血流。

血小板的生成受到刺激机制和抑制机制的调节。两种刺激因子是巨核系集落刺激因子（megakaryocyte colony stimulating factor，Meg-CSF）和促血小板生成素（thrombopoietin，TPO）。Meg-CSF是主要作用于祖细胞阶段的调节因子，它的作用是调节巨核系祖细胞的增殖。骨髓中巨核细胞总数减少时促使该调节因子的生成增加。TPO能增强祖细胞的DNA合成和增加细胞多倍体的倍数，刺激巨核细胞合成蛋白质，增加巨核细胞的总数而促进血小板生成。抑制血小板生成的因子主要来源于血小板本身，如血小板因子4（PF4）、α-血小板球蛋白及其前体、β-转化生长因子等，它们通过抑制巨核细胞生长或抑制巨核细胞系的祖细胞而抑制血小板生成。

2. 血小板的破坏　血小板进入血液后，只在开始两天具有生理功能，平均寿命可有7～14 d。衰老的血小板主要在脾脏、肝脏和肺组织中被吞噬。

（五）血小板异常

正常状态下，血小板生成与破坏处于动态平衡状态，若此状态失衡，则会出现血小板减少（thrombocytopenia）或血小板增多（thrombocytosis）。

1. 血小板减少　血小板减少可引起出血倾向，常见原因有：① 生成障碍，如再生障碍性贫血、急性白血病、放疗与化疗后的骨髓抑制、巨幼细胞贫血及晚期骨髓纤维化等。② 破坏或消耗增多，如原发性免疫性血小板减少症、系统性红斑狼疮、血栓性血小板减少性紫癜等。③ 分布异常，常见于脾功能亢进如肝硬化等，还可见于输入大量库存血或血浆等情况。

2. 血小板增多　包括原发性增多和继发性增多。原发性增多常见于骨髓增殖性肿瘤如慢性粒细胞白血病、真性红细胞增多症、原发性血小板增多症、骨髓纤维化等。继发性增多常见于急性感染、溶血等。

此外，血小板异常也包括功能异常。血小板功能增强常见于血栓前状态、血栓性疾病、糖尿病、妊娠高血压综合征、口服避孕药、妊娠晚期、高脂血症和人工心瓣膜移植术等；血小板功能降低常见于尿毒症、肝硬化、骨髓增生异常综合征、急性白血病及服用抗血小板药物等。

知识拓展

原发免疫性血小板减少症

原发免疫性血小板减少症（primary immune thrombocytopenia，ITP）既往亦称特发性血小板减少性紫癜，是一种获得性自身免疫性出血性疾病，约占出血性疾病总数的1/3。临床以皮肤黏膜和内脏出血、血小板减少、骨髓巨核细胞发育成熟障碍、血小板生存时间缩短及抗血小板自身抗体出现等为特征。

ITP主要发病机制是由于患者对自身抗原的免疫耐受，导致免疫介导的血小板破坏增多和免疫介导的巨核细胞产生血小板不足。

临床上，ITP可分为急性型和慢性型，前者多见于10岁以下的儿童，后者好发于40岁以下的女性；男女之比约为1∶4。急性型ITP多发生于急性病毒性上呼吸道感染之后，起病急，伴有畏寒、发热，表现皮肤、黏膜、内脏出血：可有全身皮肤淤点、紫癜、淤斑，鼻和牙龈出血，严重时可出现呕血、黑便，颅内出血时可致头痛、意识障碍，甚至死亡。慢性型ITP起病隐袭，甚至无症状，可表现皮肤、黏膜出血，外伤后不易止血，女性者可月经过多导致出血性贫血。

ITP主要诊断要点：① 至少2次血常规检查示血小板计数减少，血细胞形态无异常。② 脾脏一般不增大。③ 骨髓检查：巨核细胞数增多或正常、有成熟障碍。④ 排除其他继发性血小板减少症：如自身免疫性疾病、甲状腺疾病、淋巴系统增殖性疾病、骨髓增生异常等。

笔记栏

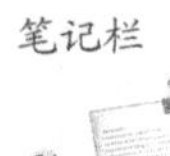

在治疗上，可采用糖皮质激素、丙种球蛋白、抗 CD20 单克隆抗体、促血小板生成药物、脾切除、免疫抑制剂、血小板输注或血浆置换等。

第三节　生理性止血

正常情况下，小血管破损后引起的出血可在几分钟内自行停止，此现象称为生理性止血(physiological hemostasis)。经临床上测定，从出血到停止出血的间隔时间称为出血时间(bleeding time)，正常值为 1～3 min，其长短反映生理性止血功能的状态。

一、生理性止血的基本过程

生理性止血过程主要包括：血管收缩、血小板血栓形成和血液凝固三个时期(图 2-3)。这三个时期既相继发生，又相互重叠。

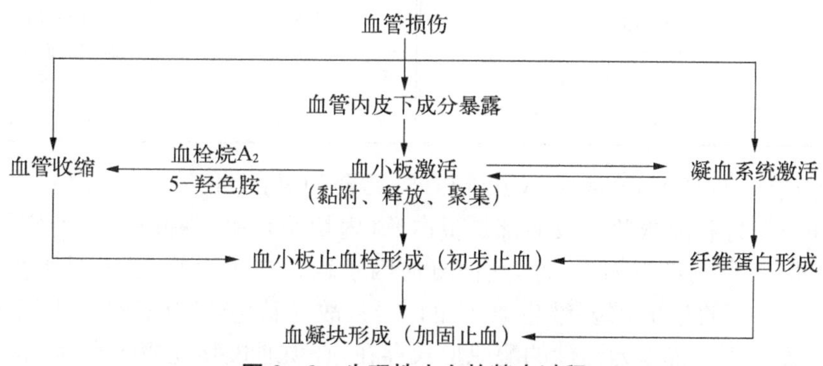

图 2-3　生理性止血的基本过程

(一) 血管收缩

小血管受损后，局部血管发生收缩，导致管腔变窄、破损口缩小或闭合。引起血管收缩的原因有：① 损伤刺激反射性引起血管收缩；② 损伤处的血管内皮细胞以及黏附于该处的血小板释放缩血管物质，如 5-HT、血栓素 A2(thromboxane A2, TXA2)、儿茶酚胺、内皮素等，它们促使血管收缩；③ 血管壁的损伤引起局部的血管肌源性收缩。收缩的血管血流速度减慢甚至被阻断，从而限制出血。

(二) 血小板血栓形成

血管受损时，被激活的血小板通过黏附、聚集及释放反应参与止血过程：① 血小板膜糖蛋白Ⅰb(GPⅠb)作为受体，通过 vWF 的桥梁作用，使血小板黏附于受损内皮下的胶原纤维，形成血小板血栓，机械性修复受损血管。② 血小板膜糖蛋白Ⅱb、Ⅲa(GPⅠb、Ⅲa)通过纤维蛋白原互相连接而致血小板聚集。③ 聚集后的血小板活化，分泌或释放一系列活性物质，如 TXA2、PF3 等。

(三) 凝血因素

血管受损后，启动外源及内源性凝血途径，在 PF3 等的参与下，在局部很快出现血液凝固，使血浆中可溶性的纤维蛋白原转变成不溶性的纤维蛋白，并交织成网形成纤维蛋白血栓。血栓堵塞于血管损伤部位，使出血得以停止。最后，局部纤维组织增生，并长入血凝块，达到永久性止血。

通常在凝血系统被激活的同时，血浆中的抗凝与纤维蛋白溶解系统也被激活，以限制凝血过程，防止血凝块不断增大，确保正常的血液循环。

笔记栏

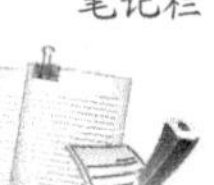

二、血液凝固

血液凝固(blood coagulation)简称血凝，是指血液由可流动的液态转变成不能流动的凝胶状固态的过程。血凝的实质是血浆中的可溶性的纤维蛋白原变成不溶性的纤维蛋白的过程。从出血到出现凝血的间隔时间，称为凝血时间(coagulation time)，正常为 2～8 min，试管测定法为 5～15 min。血液凝固 1～2 h 后，血块发生收缩，并释出淡黄色的血清。血清与血浆的成分基本相同，血清只是缺少部分凝血因子如 FⅠ(纤维蛋白原)、FⅡ(凝血酶原)、FⅤ、FⅧ等，但增添了少量在血液凝固过程中由血管内皮细胞和血小板释放的化学物质。

(一) 凝血因子

1. 凝血因子的概念与特点　血浆与组织中直接参与血液凝固的物质，统称为凝血因子(coagulation factor，或 clotting factor)，参与凝血的因子有十多种，其中由国际凝血因子命名委员会根据发现的先后顺序，以罗马数字编号的有 12 种，即 FⅠ～FⅩⅢ(其中 FⅥ是血清中 FⅤ的活化形式，即 FⅤa，故 FⅥ不是一个独立的凝血因子)。此外，还有前激肽释放酶、高分子量激肽原及血小板磷脂等可直接参与凝血过程(表 2-2)。

表 2-2　按国际命名法编号的凝血因子

编　号	同　义　名	编　号	同　义　名
FⅠ	纤维蛋白原	FⅧ	抗血友病因子(AHF)
FⅡ	凝血酶原	FⅨ	血浆凝血激酶(PTC)
FⅢ	组织凝血激酶	FⅩ	Stuart-Prower 因子
FⅣ	Ca^{2+}	FⅪ	血浆凝血激酶前质(PTA)
FⅤ	前加速素	FⅫ	接触因子
FⅦ	前转变素	FⅩⅢ	纤维蛋白稳定因子

凝血因子特点有：① 除 Ca^{2+} 和血小板磷脂外，其余的凝血因子均为蛋白质，其中 FⅡ、FⅦ、FⅨ、FⅩ、FⅪ、FⅫ、FⅩⅢ和前激肽释放酶都是蛋白酶(内切酶)，每一种酶只对特定的肽链进行有限的水解。② 除 FⅢ(又称为组织因子)外，其他凝血因子均存在于血浆之中，且大多数由肝脏合成，其中 FⅡ、FⅦ、FⅨ、FⅩ的生成需要维生素 K 的参与，故又称它们为依赖维生素 K 的凝血因子。③ 正常时，大多数凝血因子都以无活性的酶原形式存在，必须通过其他酶的水解，暴露或形成活性中心后才具有酶的活性，这一过程称为凝血因子的激活。被激活的凝血因子习惯上在其缩写符号的右下角标上"a"(意为 activated)，如凝血酶原(FⅡ)被激活变成凝血酶(FⅡa)，FⅩ被激活为 FⅩa。

2. 凝血因子异常

(1) 与出血倾向有关的凝血因子异常：

1) 遗传性血浆凝血因子缺乏：主要见于血友病和血管性血友病。血友病由于 FⅧ、FⅨ、FⅪ缺乏，凝血酶原激活物形成障碍，导致凝血功能异常，产生出血倾向。血管性血友病患者由于血管性假血友病因子(von Willebrand factor，vWF)缺乏，导致血小板黏附、聚集障碍和 FⅧ促凝活性降低，引起出血倾向。

2) 获得性血浆凝血因子减少：维生素 K 缺乏可致 FⅡ、FⅦ、FⅨ、FⅩ生成减少；肝功能障碍使凝血因子合成减少；DIC 时广泛血栓形成消耗大量凝血因子。上述情况均可引起出血倾向。

(2) 与血栓形成倾向有关的凝血因子异常：肥胖、糖尿病、高血压、高脂血症和吸烟等可使纤维蛋白原浓度增高；恶性肿瘤、酗酒及口服避孕药可使 FⅦ浓度增高；肾病综合征可使 FⅡ、FⅤ、FⅦ和 FⅧ等浓度增高。这些因素所引起的凝血因子增多，特别是纤维蛋白原增多与心肌梗死、缺血性心脏病等关系密切。

笔记栏

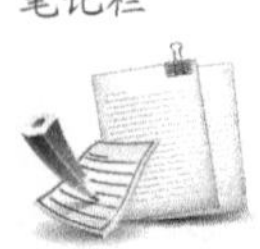

知识拓展

血　友　病

血友病(hemophilia)是一种 X 染色体连锁的隐性遗传性出血性疾病，可分为血友病 A 和血友病 B 两种。前者为凝血因子Ⅷ(FⅧ)缺乏，后者为凝血因子Ⅸ(FⅨ)缺乏，均由相应的凝血因子基因突变引起。主要表现为关节、肌肉和深部组织出血,也可有胃肠道、泌尿道、中枢神经系统出血以及拔牙后出血不止等。若反复出血,不及时治疗可导致关节畸形和/或假肿瘤形成,严重者危及生命。确诊血友病有赖于FⅧ活性(FⅧ:C)、FⅨ活性(FⅨ:C)及血管性血友病因子抗原(vWF:Ag)的测定。同时建议对患者进行基因检测,以便确定致病基因,为同一家族中的携带者检测和产前诊断提供依据。治疗上首选替代治疗,如血友病A可给予基因重组FⅧ制剂或病毒灭活的血源性FⅧ制剂,血友病B可给予基因重组FⅨ制剂或病毒灭活的血源性凝血酶原复合物。提倡预防治疗。

(二)凝血的基本过程

凝血过程是一系列凝血因子被有限水解、逐个激活的过程,形成“瀑布”样连锁反应,最终形成纤维蛋白。这一过程可分为三个基本步骤:凝血酶原激活物的形成、凝血酶原的激活和纤维蛋白的生成(图2-4)。

根据启动方式和参与的凝血因子不同,凝血酶原激活物(即激活型的FⅩ、FⅩa)的形成的途径包括内源性凝血和外源性凝血两种,但在这两条途径中的某些凝血因子可以相互激活,故两者间相互联系,并不各自完全独立,而是在机体的整个凝血过程中发挥不同的作用。两个途径的会集点在于凝血酶原激活物(即激活型的因子FⅩ、FⅩa)的形成(图2-5)。

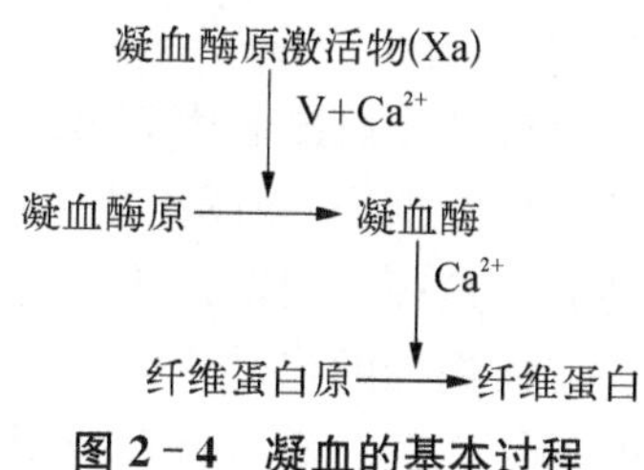

图2-4 凝血的基本过程

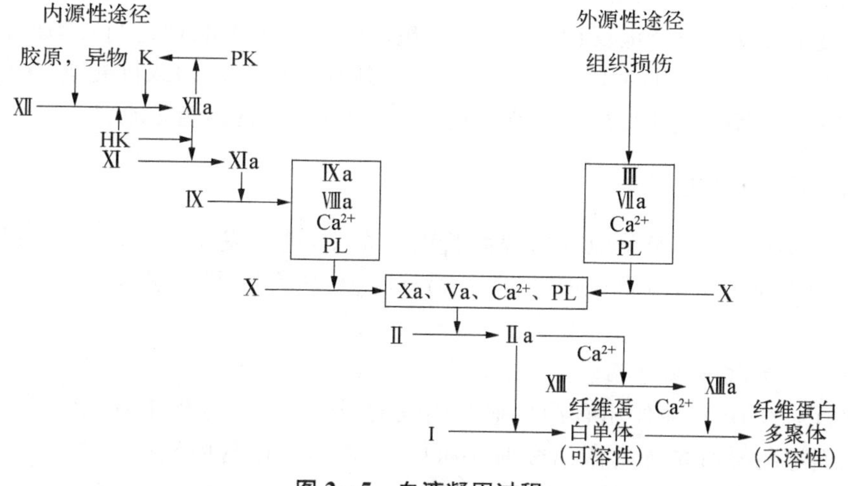

图2-5 血液凝固过程

PL:磷脂;PK:前激肽释放酶;K:激肽释放酶;HK:高分子激肽原

1. 内源性凝血途径 内源性凝血途径(intrinsic pathway of blood coagulation)是指完全依靠血浆内的凝血因子激活FⅩ的途径。其启动因子是FⅫ。例如,血管内膜损伤或将血液抽出放置在玻璃管内的情况。该途径可分为三个阶段:

(1) 表面激活阶段:由因子Ⅻ接触异物表面而激活到FⅪa形成。当血管内膜损伤处暴露出胶原纤维,或带有负电荷的异物表面(如玻璃、白陶土、硫酸等)与FⅫ接触时,可使它转变成具有活性的Ⅻa。少量的FⅫa可激活前激肽释放酶,使之形成激肽释放酶(kallikrein),该酶转而又能激活FⅫ,使之生成更多的FⅫa,从而形成接触激活的正反馈效应。在FⅫa的作用下,FⅪ转变为FⅪa。

(2) 磷脂表面阶段:由FⅨ激活到凝血酶形成。此阶段因在血小板磷脂表面上进行而得名。FⅪa在Ca^{2+}的参与下,可将FⅨ转变成FⅨa再与FⅧ、Ca^{2+}和PF3在血小板磷脂表面上形成FⅧ复合物。复合物中的FⅨa是一种蛋白水解酶,能使FⅩ水解而被激活成FⅩa;FⅧ是一个辅助因子,对FⅩ的激活起加速作用,可使反应速度提高20万倍。

笔记栏

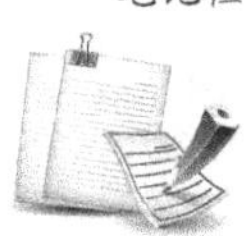

FⅩa生成后，与FⅤ、PF3和Ca^{2+}，在血小板磷脂表面上形成"凝血酶原激活物"，在它的作用下，凝血酶原(prothrombin)被激活成凝血酶。

(3) 纤维蛋白形成阶段：由FⅠ被激活到纤维蛋白多聚体形成。凝血酶(thrombin)能迅速催化纤维蛋白原，使之成为纤维蛋白单体。在Ca^{2+}的作用下，凝血酶还能激活FXⅢ成为FXⅢa，其能使纤维蛋白单体变为牢固的、不溶性的纤维蛋白多聚体，交织成网，把血细胞网罗于其中而形成凝血块。

2. 外源性凝血途径　外源性凝血途径(extrinsic pathway of blood coagulation)是指启动凝血的因子是来自组织细胞的组织因子(tissue factor, TF)，即因子Ⅲ，而不是来自血液，故也称为凝血的组织因子途径。因子Ⅲ广泛存在于血管外组织中，是一种磷脂蛋白质。在生理情况下，直接与循环血液接触的血细胞和内皮细胞不表达组织因子；只有当血管损伤时释放FⅢ，并与FⅦ相结合，使FⅦ激活转变为FⅦa，成为FⅦa-组织因子复合物，它们在磷脂和Ca^{2+}存在的情况下，迅速激活FⅩ，生成FⅩa。此后形成的凝血酶原激活的过程与内源性凝血途径过程相同。

生理性止血既有内源性凝血途径的激活，也有外源性凝血途径的激活。这是因为组织损伤时，血管内皮的损伤，暴露出皮下胶原纤维启动内源性凝血途径，同时细胞受损，释放因子Ⅲ，又启动外源性凝血途径。目前认为，体内凝血过程主要是外源性途径(又称为组织因子途径)启动的。在外源性凝血途径的启动中，组织因子的"启动物"起锚定作用，有利于使生理性凝血过程局限于受损血管的部位。但在某些病理情况(如体外循环血液接触血泵表面、人工瓣膜等)下，内源性凝血过程的启动也具有重要的病理生理学意义。

综上所述，凝血过程是一个正反馈过程，一旦触发就会连续不断地进行，迅速完成。在凝血过程中Ca^{2+}具有重要的促凝作用，在临床上可用于促进凝血(加入Ca^{2+})或抗凝血(去除Ca^{2+})。凝血过程的每个步骤都是密切联系的，某一环节受阻，整个凝血过程就不能完成。

三、体内的抗凝血系统

在生理情况下，机体不可避免地会出现血管内皮损伤，由此发生凝血，但这一过程仅限于受损的局部而不至于扩展到全身，阻碍血液循环。这意味着体内存在着与凝血系统相对抗的抗凝血系统(anticoagulative system)。

(一) 血管内皮的抗凝血作用

正常的血管内皮的抗凝血作用有：① 血管内皮的屏障作用：能防止凝血因子和血小板与内皮下成分接触，从而避免凝血系统的激活和血小板的活化。② 血管内皮的抗血小板和抗凝血功能：血管内皮细胞可合成、释放多种生物活性物质，如前列环素(prostacyclin, PGI2)和一氧化氮(nitric oxide, NO)，它们能抑制血小板的聚集；乙酰肝素蛋白多糖与抗凝血酶Ⅲ结合后，可灭活活化了的凝血因子；组织因子途径抑制物和抗凝血酶Ⅲ具有抗凝作用；组织型纤溶酶原激活物可激活纤溶酶，可以分解已形成的纤维蛋白，以保证血管的通畅。

(二) 纤维蛋白的吸附、血流的稀释以及单核巨噬细胞的吞噬作用

纤维蛋白与凝血酶有高度亲和，结合后可加速凝血过程，避免凝血酶的扩散；进入循环中的活化了的凝血因子可被血流稀释和被单核巨噬细胞吞噬。

(三) 体内的生理性抗凝物质

1. 丝氨酸蛋白酶抑制物　血浆中丝氨酸蛋白酶抑制物主要有：抗凝血酶Ⅲ、补体C1抑制物、α1-抗胰蛋白酶、α2-抗纤溶酶、α2-巨球蛋白、肝素辅助因子Ⅱ等。其中最重要的是肝细胞和血管内皮细胞分泌的抗凝血酶Ⅲ，它通过本身分子中的精氨酸残基与FⅪa、FⅩa、FⅪa、FⅫa和凝血酶分子中活性部位的丝氨酸残基结合，从而使这些凝血因子失活，达到抗凝作用。正常情况下，抗凝血酶Ⅲ的直接抗凝作用非常慢且很弱，不能有效地抑制血液凝固，但它与肝素结合后抗凝作用可增加约2 000倍；通常在循环血液的血浆中几乎无肝素的存在，抗凝血酶Ⅲ通过与内皮细胞表面的硫

笔记栏

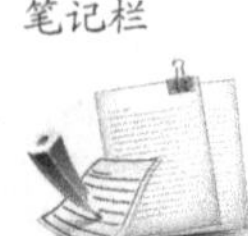

酸乙酰肝素结合而增强血管内皮的抗凝功能。

2. *蛋白质C系统抗凝物* 蛋白质C系统主要包括：蛋白质C、凝血酶调节蛋白、蛋白质S和蛋白质C的抑制物。蛋白质C由肝脏合成，并需要维生素K的参与，主要以酶原形式存在于血浆中。当凝血酶与血管内皮细胞上的凝血酶调节蛋白结合后，可激活蛋白质C，其主要作用有：① 可灭活因子Ⅴa和因子Ⅷa。② 抑制因子Ⅹ及凝血酶原的激活；③ 促进纤维蛋白溶解。

在伤口的止血模型中，伤口部位过度生成的凝血酶，顺血流抵达内皮细胞表面结合着的凝血酶调节蛋白(throbomodulin, TM)，在 Ca^{2+} 参与下将蛋白C(protein C, PC)迅速活化成活化蛋白C(activated protein C, APC)，复合物中的凝血酶本身失活，APC从复合物分离。然后APC在血小板或内皮表面下调凝血反应。

3. *组织因子途径抑制物* 组织因子途径抑制物是由血管内皮细胞分泌的一种糖蛋白，是外源性凝血途径的特异性抑制剂，是体内主要的生理性抗凝物质。它能与因子Ⅹa结合而抑制因子Ⅹa的催化活性，并与FⅦa-组织因子复合物结合，从而使其灭活，发挥负反馈性抑制外源性凝血途径的作用。

4. *肝素* 肝素(heparin)是由肥大细胞和嗜碱性粒细胞产生的一种酸性黏多糖，肺、心脏、肝脏、肌肉组织中含量丰富，它能与血浆中的一些抗凝蛋白质结合，增强抗凝蛋白质的抗凝活性，如肝素与抗凝血酶Ⅲ结合可使抗凝血酶Ⅲ与凝血酶的亲和力增强100倍。所以肝素也是一种有效的抗凝血物质，临床上把它作为一种抗凝剂，广泛应用于防治血栓性疾病。

肝素除有抗凝作用外，还能增强蛋白质C的活性、激活血管内皮细胞释放纤溶酶原激活物，增强纤维蛋白溶解。

（四）抗凝系统功能异常

抗凝血酶-Ⅲ(AT-Ⅲ)减少或缺乏可使FⅦa、FⅨa、FⅩa、FⅪa等灭活，从而影响抗凝作用导致血栓形成倾向；蛋白C缺乏可阻碍由FⅧa和FⅨa组成的FⅩ激活物及FⅤa和FⅩa组成的凝血酶原激活物的形成；蛋白S缺乏阻碍活化的蛋白C清除凝血酶原激活物中的FⅩa。因此，抗凝系统功能异常，在临床上多表现为血栓形成倾向。

四、纤维蛋白溶解与抗纤维蛋白溶解

正常情况下，组织损伤后所形成的凝血块在完成生理性止血后将逐步地被溶解，从而保证血管的畅通。纤维蛋白凝块被溶解主要依赖于纤维蛋白溶解系统(简称纤溶系统)。纤溶系统的正常功能活动具有重要意义，一方面在生理性止血过程中，凝血块形成的止血栓可堵塞血管，停止出血，血管创伤愈合后，构成止血栓的纤维蛋白凝块又会被逐渐降解、液化，使被堵塞的血管重新通畅；另一方面，纤溶系统对于防止凝血过程的蔓延和血栓的形成，使血液经常保持液体状态起重要作用。

（一）纤维蛋白溶解系统

纤维蛋白溶解(fibrinolysis)是指血液凝固所形成的纤维蛋白凝块被分解、液化的过程，简称纤溶。纤溶系统(fibrinolytic system)包括四类成分：① 纤维蛋白溶酶原(plasminogen，简称纤溶酶原)；② 纤维蛋白溶酶(plasmin，简称纤溶酶)；③ 纤溶酶原激活物(plasminogen activator)；④ 纤溶酶原抑制物。纤溶的基本过程分为两个阶段，即纤溶酶原的激活与纤维蛋白的降解(图2-6)。

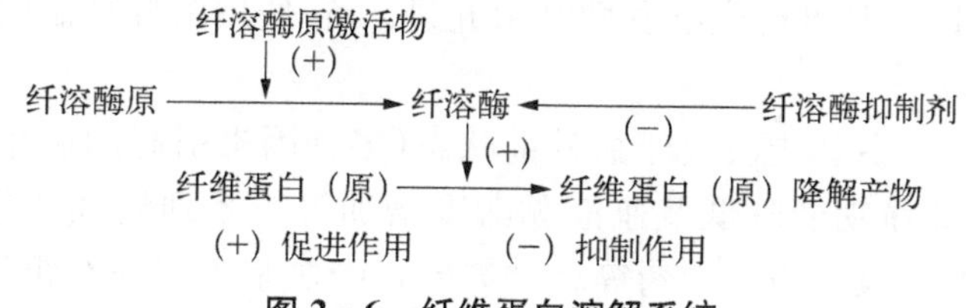

图2-6 纤维蛋白溶解系统

笔记栏

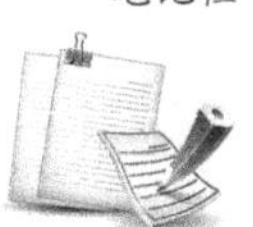

1. 纤溶酶原的激活　正常血浆中的纤溶酶是以无活性的纤溶酶原形式存在的，必须激活后才有催化活性。其主要是由肝脏产生，嗜酸性粒细胞也可少量合成。纤溶酶原在激活物的作用下进行有限的水解，脱下一段肽链而激活成纤溶酶。纤溶酶原的激活物包括以下几类。

(1) 血浆激活物：这类激活物又称为依赖于凝血因子Ⅻ的激活物。由于Ⅻα既是内源性凝血途径的启动因子，又可以导致纤溶酶原的激活，这一类激活物可能使凝血和纤溶两个系统互相配合并保持平衡。

(2) 血管激活物：血管激活物是由血管内皮细胞合成和释放的。当血管内出现凝血块时，可引起血管内皮释放大量激活物，吸附在凝血块上，很少游离于血流之中。

(3) 组织激活物：组织激活物广泛分布于组织器官之中，以子宫、甲状腺、前列腺、淋巴结、肾上腺含量最多，肺、卵巢、骨骼肌和脑中的含量次之。当这些组织器官受损时可大量释放组织激活物，其作用是：在血管外促进纤维蛋白溶解，以利于组织的修复和创伤的愈合。当上述组织器官受损时，组织激活物可大量释放。临床上，施行子宫、甲状腺、肺等手术后易渗血，妇女月经血在正常情况下不凝固等现象，均与这些组织中的组织激活物含量丰富有关。

此外，肾脏合成并释放的尿激酶(urokinase)也是一种很强的组织激活物，它能催化纤溶酶原转变成纤溶酶，具有较强的溶栓作用，临床上用于治疗血栓病；胆汁、唾液、乳汁、脑脊液、羊水、腹水以及关节腔中均含有激活物原或激活物，具有防止纤维蛋白栓塞、保持管腔通畅的作用。

2. 纤维蛋白与纤维蛋白原的降解　纤溶酶是一种丝氨酸蛋白酶，是血浆中活性最强的蛋白酶，特异性很小。在纤溶酶的作用下，纤维蛋白和纤维蛋白原可被水解为许多可溶性小肽，称为纤维蛋白降解产物，并且这些降解产物一般不再发生凝固，其中部分小肽还具有抗凝血作用。此外，纤溶酶还能水解凝血酶、FⅡ、FⅤa、FⅧa、FⅨa、FⅫa 等凝血因子。当纤溶酶功能亢进时，可因凝血因子的大量分解以及纤维蛋白降解产物的抗凝作用而有出血的倾向。在正常情况下，血管内皮表面经常有低水平的纤溶活动，很可能血管内也经常有低水平的凝血过程，两者处于平衡状态。

(二) 纤溶酶原抑制物——抗纤溶作用

人体内存在许多可抑制纤溶系统活性的物质。主要的纤溶抑制物有：① 纤溶酶原激活物抑制物-1(plasminogen activator inhibitor type-1, PAI-1)，是血浆中最重要的纤溶酶原活化物抑制物，它能抑制组织型纤溶酶原激活物和尿激酶。② α2-抗纤溶酶(α2-antiplasmin)和 α2-巨球蛋白，能抑制纤溶酶的活性。③ 补体 C_1 抑制物，能够灭活激肽释放酶和因子Ⅻa，从而阻断尿激酶原的活化等。机体对所形成的止血血栓的生理性反应一方面是在血栓形成的局部有效地激活纤溶系统，促使纤维蛋白降解与血管修复的同步进行，另一方面，又要防止血栓过早溶解和避免出现全身性纤溶。这依赖于纤溶的活化与抑制两者之间的平衡。

(三) 纤溶系统功能异常

纤溶系统功能异常包括纤溶功能亢进引起的出血倾向和纤溶功能降低引起的血栓形成倾向。获得性纤溶功能异常较多见。

1. 获得性纤溶功能亢进　可见于下列几种情况：① 富含纤溶酶原激活物的器官，如子宫、卵巢、前列腺、心、肺、脑等脏器大手术或严重损伤时，可释放大量纤溶酶原激活物，引起纤溶亢进。② 某些恶性肿瘤(如白血病等)也可释放大量组织型纤溶酶原激活物入血，引起纤溶亢进。③ 肝脏功能严重障碍，如肝硬化、肝癌、肝叶切除等，可因 PAI-1 合成减少或组织型纤溶酶原激活物灭活减少引起纤溶亢进。④ DIC 时可产生继发性纤溶亢进。⑤ 使用溶栓疗法时，溶栓药物等可引起纤溶亢进，甚至引起出血。

笔记栏

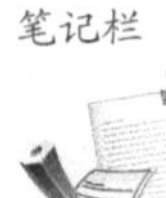

2. 获得性纤溶降低　临床上常见于血栓前状态(多种因素引起的血小板和白细胞激活、凝血因子被活化、抗凝和纤溶系统功能降低及血液黏滞度增加等一系列病理变化)、动脉与静脉血栓形成、高脂血症、缺血性脑卒中及口服避孕药等。这类患者的血浆中往往有组织型纤溶酶原激活物降低及 PAI-1 增高等纤溶功能降低的变化，可能与血栓形成密切相关。

知识拓展

弥散性血管内凝血

弥散性血管内凝血(disseminated intravascular coagulation, DIC)是在许多疾病基础上,致病因素损伤微血管体系,导致凝血活化,全身微血管血栓形成、凝血因子大量消耗并继发纤溶亢进,引起以出血及微循环衰竭为特征的临床综合征。

病理生理过程包括:① 血管内凝血;② 血管内继发纤溶;③ 凝血因子消耗。DIC不是一个独立的疾病,除原发疾病临床表现外,尚有DIC各期的临床特点。其典型的临床表现为出血、休克或微循环衰竭、微血管栓塞及微血管病性溶血。实验室检查包括两方面:一是反映凝血因子消耗的证据,包括凝血酶原时间(PT)、部分激活的凝血活酶时间(APTT)、纤维蛋白原浓度及血小板计数;二是反映纤溶系统活化的证据,包括纤维蛋白原/纤维蛋白降解产物(FDP)、D-二聚体、血浆鱼精蛋白副凝固试验(3P试验)。

治疗上可采用肝素抗凝、纤溶抑制剂及治疗原发病等。

第四节 血型与输血

一、血型与红细胞凝集

(一) 血型的概念

1901年奥地利人Landsteiner发现了第一个人类血型系统是ABO血型系统,从此为人类揭开了血型的奥秘,使输血成为安全度较大的临床治疗手段。

血型(blood group)是指红细胞膜上存在的特异性抗原的类型。若将血型不相容的两个人的血在玻片上混合,红细胞马上会凝集成簇,这种现象称为红细胞凝集(agglutination)。现已知道,不同人的血液其抗原类型存在差异,血细胞表面上含有的抗原物质称为凝集原(agglutinogen),即血型抗原,其本质是镶嵌于红细胞膜上的一些特异蛋白质、糖蛋白或糖脂,它们在凝集反应中起抗原作用;在血清中则含有与之相对应的特异性抗体,称为凝集素(agglutinin),即血型抗体,其本质是溶解在血浆中的γ-球蛋白。

当含有某种凝集原的血细胞和另一种与之相对应的血清凝集素相遇时,就会发生一系列的反应,使红细胞凝集成团,并出现溶血现象,即凝集反应(agglutination reaction)。当人体输入血型不同的血液时,在血管内也可发生同样的情况,这些凝集成簇的红细胞可能堵塞毛细血管,溶血将损伤肾小管,同时常伴发过敏性反应,严重时可危及生命。因此,血型的鉴定,在输血和器官移植时具有重要的意义。

现代免疫学已经证实,红细胞的凝集反应就是抗原-抗体免疫反应,凝集原就是抗原,凝集素就是抗体。1995年国际输血协会(ISBT)认可的红细胞血型系统有23个,193种抗原。医学上较重要的血型系统是ABO、Rh、MNS、Lutheran、Kell、Lewis、Duff及Kidd等,将这些血型系统的血液输入血型不相容的受血者,都可产生溶血性输血反应。与临床关系最密切的是ABO血型系统和Rh血型系统。

(二) 红细胞ABO血型系统

1. ABO血型的分类依据　按红细胞膜上所含凝集原类型分类。ABO血型系统是依据红细胞膜上所含的凝集原类型将人类血液分成四种血型(表2-3)。

笔记栏

表 2-3 AB 血型系统分型

血 型	红细胞表面的抗原 (凝集原)	血清中的抗体 (凝集素)	凝 集 试 验	
			A 型血清(含抗 B)	B 型血清(含抗 A)
A	A	抗 B	−	+
B	B	抗 A	+	−
AB	AB	无	+	+
O	无	抗 A 及抗 B	−	−

注：+表示有凝集反应，−表示无凝集反应。

红细胞膜上只含有凝集原 A 的为 A 型血，只含有凝集原 B 的为 B 型血，两种凝集原都存在的为 AB 型血，两种凝集原皆不存在的为 O 型血。

不同血型的人血清中含有不同的凝集素，但不含对抗本身红细胞凝集原的凝集素。在 A 型血的血清中只含抗 B 凝集素；B 型血的血清中只含抗 A 凝集素；AB 型血的血清中不含抗 A 和抗 B 凝集素，而 O 型血的血清中含抗 A 和抗 B 凝集素。

ABO 血型系统含有几种亚型，与临床关系密切的是 A 型中的 A1 与 A2 亚型，在 A1 型红细胞上含有 A 与 A1 凝集原，而 A2 型红细胞上仅含有 A 凝集原；在 A1 型血清中只含有抗 B 凝集素，而 A2 型血清中则含有抗 B 凝集素和抗 A1 凝集素。虽然在我国汉族人中 A2 型和 A2B 型只占 A 型和 AB 型人群的 1%以下，但由于 A1 型红细胞可与 A2 型血清中的抗 A1 凝集素发生凝集反应，而且 A2 型和 A2B 型红细胞比 A1 型和 A1B 型红细胞的抗原性弱得多，在与抗 A 抗体反应时，有时不易检测到，容易使 A2 型和 A2B 型血被误定为 O 型和 B 型，因此在输血时应注意 A 亚型的存在。

2. ABO 血型系统抗原的形成　在 ABO 血型系统中，A 抗原、B 抗原都是在 H 物质(H 抗原)的基础上形成的。在 A 基因的控制下，细胞合成的转糖基酶(A 酶)，能使一个乙酰半乳糖氨基连接到 H 物质上，形成 A 抗原；而在 B 基因的控制下，合成的转糖基酶(B 酶)，则能把一个半乳糖基连接到 H 物质上，形成 B 抗原；O 型红细胞虽然不含 A、B 抗原，但有 H 物质。所以四种血型的红细胞上都含有 H 抗原，但其抗原性较弱，因此血清中一般不含有抗 H 抗体。

ABO 血型系统各种血型抗原的特异性取决于暴露在红细胞膜上的糖蛋白或糖脂所含的少数糖基组成的寡糖链。

3. ABO 血型系统抗体的形成　ABO 血型抗体属于天然抗体(指未暴露于相关红细胞所产生的血型抗体)，于人体出生后 2～8 个月开始产生，8～10 岁达高峰。这些抗体是完全抗体，多为 IgM，其分子质量大，不能通过胎盘，一般不会引起新生儿溶血病。

4. ABO 血型的鉴定和结果的判断　正确的鉴定血型是保证安全输血的基础。在一般输血中必须保证 ABO 血型系统相合才能输血。鉴定 ABO 血型的方法是：在玻片上分别滴上一滴抗 B、一滴抗 A，在每一滴血清上再加一滴待测红细胞悬液，轻轻摇动，使红细胞和血清混匀，观察有无凝集现象。若待测红细胞与抗 B 血清发生凝集反应，而与抗 A 血清未发生凝集反应，为 B 型；待测红细胞与抗 A 血清发生凝集反应，与抗 B 血清未发生凝集反应，为 A 型；待测红细胞与抗 A、抗 B 血清均发生凝集反应，为 AB 型；待测红细胞与抗 A、抗 B 血清均不发生凝集反应，为 O 型。

5. ABO 血型的遗传　人类的血型是可以通过遗传基因而遗传给后代的。ABO 血型系统的遗传是由第 9 号染色体(9q34.1～q34.2)上的 A、B、O 三个等位基因来控制的。在一对染色体上只可能出现上述三个基因中的两个，分别由父、母双方各遗传一个给子代。三个基因可组成六组基因型(表 2-4)。

表 2-4 ABO 血型的遗传类型

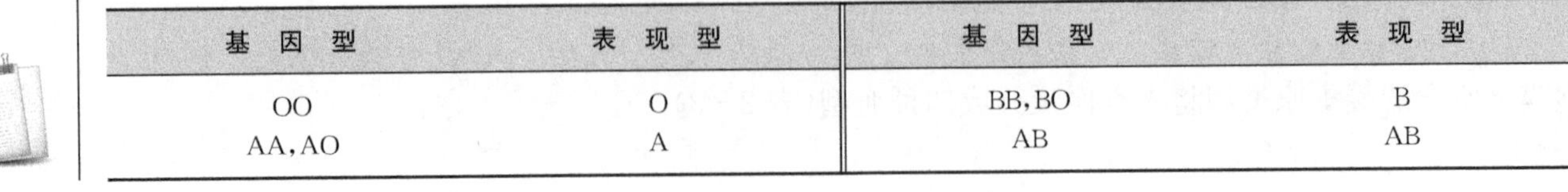

基 因 型	表 现 型	基 因 型	表 现 型
OO	O	BB,BO	B
AA,AO	A	AB	AB

笔记栏

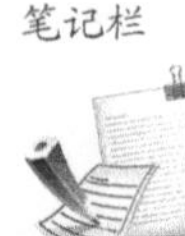

由于A和B基因是显性基因,O基因是隐性基因,故血型的表现型仅四种。血型相同的人,其遗传基因型不一定相同。例如,表现型为A型血型的人,其遗传型可为AA或AO;表现型为O型者,其遗传型只能是OO。由于表现型为A或B者可能分别来自AO和BO基因型,故A型或B型的父母完全可能生下O型表现型的子女。因此,根据血型的遗传规律,就可以通过子女的血型表现型,来判断亲子关系,如AB型血型的人不可能是O型子女的父亲或母亲。值得注意的是:在法医学上根据血型来判断亲子关系时,血型的鉴定只能作为否定亲子关系的参考依据,而不能就此作出肯定的判断。

知识拓展

一个人的血型会发生改变吗

血型是由遗传基因决定的,故在通常情况下,人的血型是不可以改变的。但在某些病理情况下,红细胞的血型抗原可能会发生改变。如约有1/3急性白血病者,其血型抗原会有所减弱,结果使原先的A型血变为O型。这可能是由于该病患者的红细胞生成障碍,未成熟的红细胞大量进入血液,而这种幼年红细胞表面的血型抗原性较弱,与相应的抗A或抗B血清凝集可能很弱,甚至不凝集,以致化验血型时被确定为O型血。当疾病缓解后,由于正常的红细胞分化成熟,原来的红细胞抗原又会重新出现,患者的血型因而又可恢复。血型抗原的减弱不仅表现在ABO血型系统,在Rh、MN血型系统也有不同程度的减弱。

此外,许多恶性肿瘤,如胃癌、宫颈癌、乳腺癌、肺癌、胰腺癌等的癌组织中的血型物质可完全或部分消失;某些传染病,如结核、肝病、黑热病等,由于患者血浆蛋白紊乱,球蛋白反应性增多,也可发生血型的改变。

另外,由于细菌也会带有与ABO血型系统相似的抗原,当细菌入血后,产生菌血症,此时患者血中含有细菌的血型抗原,化验血型时,血型可能由发病前的A型或B型变为"AB"型,也可能由发病前的O型转变为"A"型或"B"型。当然这种改变是暂时的,病原菌被杀灭后,患者的血型则恢复其发病前的血型。

(三)Rh血型系统

1. Rh血型系统的发现与分型　Rh血型系统发现于1940年,Landsteiner和Wiener用恒河猴(Rhesus monkey)的红细胞重复注射入家兔体内,使家兔血清中产生抗恒河猴红细胞的抗体,再用含这种抗体的血清与人的红细胞混合,发现在白种人中约有85%的人红细胞可被这种血清凝集,表明这些人的红细胞膜上具有与恒河猴相同的抗原,故称为Rh阳性血型;另有约15%的人红细胞不被这种血清凝集,称为Rh阴性血型。这种血型系统即称为Rh血型系统。在我国各族人群中,汉族和其他大部分民族的人属Rh阳性的约占99%,Rh阴性的人只占1%左右。但是在某些少数民族中,Rh阴性的人较多,如塔塔尔族为15.8%,苗族为12.3%,布依族和乌孜别克族8.7%。在这些民族居住的地区,Rh血型问题应受到特别的重视。

现已发现40多种Rh抗原(也称Rh因子),与临床关系密切的是D抗原、E抗原、C抗原、c抗原、e抗原五种。其中D抗原的抗原性最强。医学上通常将红细胞膜上含有D抗原称为Rh阳性;而红细胞膜上缺乏D抗原称为Rh阴性。

2. Rh血型系统在医学上的意义　人的血清中不存在抗Rh的抗体,只有当Rh阴性的人接受Rh阳性的血液后,通过体液免疫才产生抗Rh的抗体,是一种不完全抗体IgG,分子质量较小,能通过胎盘。因此,Rh阴性的受血者第一次接受Rh阳性的血液输血后,一般不产生明显的反应;但在第二次或多次再接受输入Rh阳性的血液时,即可发生抗原-抗体反应,输入的Rh阳性红细胞即被凝集而导致溶血。

笔记栏

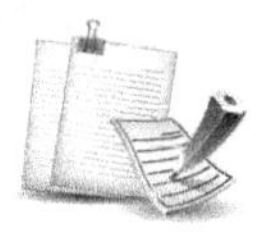

一个怀有Rh阳性胎儿的Rh阴性母亲在分娩过程中,胎儿的少量红细胞或D抗原可通过胎盘进入母体,使母体产生免疫性抗体,主要是抗D抗体,但母体血液中的抗体浓度是缓慢增加的,一般

需要数月的时间，因此，Rh 阴性的母亲怀第一胎 Rh 阳性胎儿时，很少出现新生儿溶血的情况；但在第二次妊娠时，母体内的抗 Rh 抗体可进入胎儿体内，引起新生儿溶血。若在 Rh 阴性母亲生育第一胎后，及时输注特异性抗 D 免疫球蛋白，中和进入母体的 D 抗原，可避免 Rh 阴性母亲致敏，可预防第二次妊娠时新生儿溶血的发生。

二、输血

根据输注血液的成分可分为全血输血和成分输血(transfusion of blood components)；根据供血者的来源，输血可分为异体输血(allogenetic transfusion)和自体输血(autologous transfusion)。

(一) 成分输血

现代输血提倡成分输血。成分输血治疗(blood component therapy)就是把全血(包括血细胞和血浆)用物理或(和)化学的方法分离，并制成各种较浓和较纯的制品供临床应用。成分输血的优越性包括：① 提高疗效。患者血液中缺乏什么成分就补充什么成分，输注后可显著提高疗效，如一个血小板数 10×10^9/L 有严重出血的患者，体重 70 kg，要将血小板数提升到 50×10^9/L 以制止出血，按每升全血中$(100\sim300)\times10^9$/L 个血小板，就要输 3 150 mL 全血。显然患者一次不能耐受这么大量血液的，但浓缩血小板 14 个单位(每单位按 200 mL 全血计算)的容量仅 350 mL，可一次输注获得满意的止血效果。② 减少反应。采用成分输血可避免输入不必要的血液成分，减少输血反应。③ 合理使用。一个单位的全血制成不同成分，输给不同患者，一血多用既节省血源，又减轻社会与个人经济负担，还对献血者和患者的健康有利。如贫血患者应遵循输血原则，进行红细胞输注；免疫性血小板减少性症患者可输注浓缩血小板；血栓性输血小板减少性紫癜患者常用治疗性血浆置换术等。

(二) 异体输血

异体输血较为常用，但近年来自体输血正在迅速发展。自体输血是指在手术前先抽取并保存患者自己的一部分血液，在以后进行手术时可以按需要再将血液输给患者自己。在给予补充铁剂的情况下，可以根据患者的情况分次抽取血液，如在 3 周时间内共抽取 1 000～1 500 mL 血液并保存。由于重组人类促红细胞生成素(rhEPO)在自身供血中的应用，使自体输血更容易被接受。自体输血的主要优点是：① 可减少血源传播性疾病的传播(如艾滋病、肝炎、疟疾、大细胞病毒感染等)。② 防止与输注异体血细胞有关的并发症，如血型不合引起的溶血和异体白细胞引起的发热反应等。③ 多次取血可刺激骨髓红系造血，有利于促进取血后血细胞量的恢复。

(三) 输血反应

输血反应是指在输血过程或输血后，因输注血液或其制品或所用输注用具而产生的不良反应。最常见的输血反应是过敏反应和不同原因引起的发热反应，最危重的是溶血反应。由于采用成分输血，输血反应已明显减少，但仍应引起重视。

(四) 输血的原则与交叉配血

为了保证输血的安全和提高输血的效果，必须遵守输血原则，注意输血的安全、有效和节约。在输血前，必须鉴定血型，保证供血者与受血者的 ABO 血型相合。对于在生育年龄的妇女和需要反复输血的患者，还必须使供血者与受血者的 Rh 血型相合，以避免受血者在被致敏后产生抗 Rh 的抗体。

即使在 ABO 血型相同的人之间进行输血，在输血之前也必须做交叉配血试验(cross-match test)，即把供血者的红细胞与受血者的血清进行配合，称为交叉配血的主侧；将受血者的红细胞和供血者的血清做配血试验，称为交叉配血的次侧(图 2－7)。这样，既可鉴定血型的测定是否有误，又能发现他们的红细胞或血清中是否存在其他不相容的凝集原或凝集素。如果交叉配血试验的两侧都没有凝集反应，即为配血相合，可以输血；如果主侧有凝集反应则

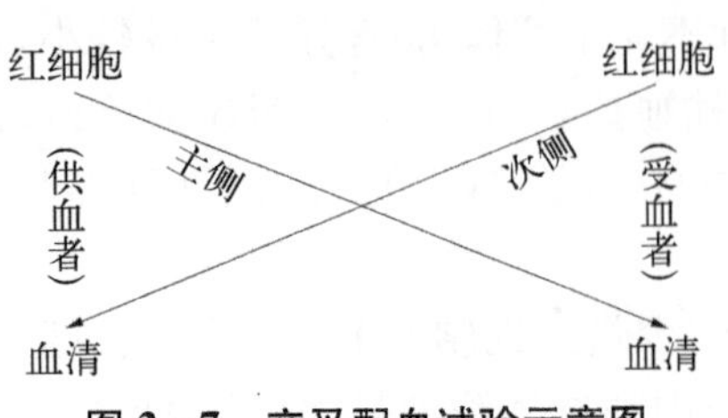

图 2－7 交叉配血试验示意图

笔记栏

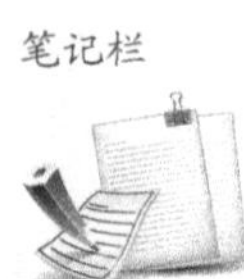

为配血不合，不能输血；如果主侧无凝集反应，而次侧有凝集反应，则只能在紧急情况下输血（如将O血型输给其他血型的受血者，或AB型受血者接受其他血型血液），但输血时不宜太快太多，只能少量、缓慢进行，并密切观察，如发生输血反应则应立即停止输血。

【思考题】

（1）红细胞生成的过程及影响因素有哪些？

（2）请简述体内的凝血过程，以及内、外凝血途径的区别。

（3）试述ABO血型的鉴定方法。

（王方方）

笔记栏

第三章

血液循环

学习要点

- **掌握:**① 心动周期中,心脏的射血与充盈过程及产生原理。② 心率、心输出量的概念及其影响因素。③ 水肿的发生机制。④ 休克的微循环改变。⑤ 心力衰竭时心脏的代偿反应;心力衰竭的发生机制;心力衰竭临床表现的病理生理机制。
- **熟悉:**① 心肌细胞生物电活动产生的原理。② 心肌生理特性及其兴奋性的周期性变化。③ 水肿的特点。④ 休克病因、SIRS、MODS;心力衰竭的诱因。
- **了解:**① 心肌细胞的分类;心肌细胞的电生理特性的影响因素。② 血流动力学;微循环的组成及其生理特性。③ 心血管中枢。④ 水肿对机体的影响。⑤ 休克的分类;休克时体液因子的变化;SIRS 的原因;MODS 的发病经过。⑥ 心力衰竭的分类;心外代偿反应;心力衰竭防治原则。

循环系统包括心血管系统和淋巴系统。心血管系统由心脏和血管组成。心脏在血液循环过程中起着泵的作用,提供能量,推动血液在血管内流动;血管则是血液流动的管道,具有运输、分配血液和物质交换的作用。

第一节　心脏的泵血功能

一、心率和心动周期

(一) 心率

单位时间内(每分钟)心脏跳动的次数,称为心率。正常成年人在安静状态下,心率为 60～100 次/min, 平均 75 次/min。心率受年龄、性别和其他因素影响。儿童心率较快, 初生儿可达 130 次/min,至青春期接近成人的心率。成年女性心率较男性稍快;经常进行体力劳动或体育锻炼者,心率较慢。

(二) 心动周期

笔记栏

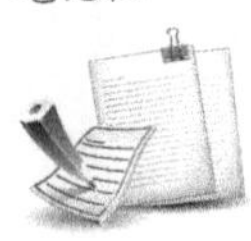

心动周期是指心脏每收缩和舒张一次所构成的一个机械活动周期。在一个心动周期中,心房和心室各自具有收缩期和舒张期(图 3-1),通常所称的心动周期是指心室的活动周期。

心动周期的时程长短与心率呈反变关系。成年人的平均心率约为 75 次/min,每一心动周期的时间约为 0.8 s。心房收缩在先,然后是心室收缩,但每个心动周期的时程相同。在每一心动周期

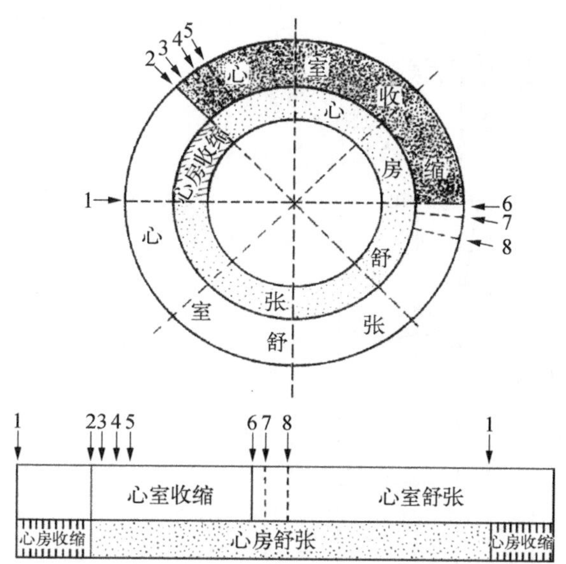

图 3-1　心动周期示意图

1. 心房开始收缩；2. 心房开始舒张；3. 心室开始收缩；4. 房室瓣关闭；5. 半月瓣开放；6. 心室开始舒张；7. 半月瓣关闭；8. 房室瓣开放

中，左、右心房的收缩期约为 0.1 s，舒张期约为 0.7 s。左、右心室收缩期为 0.3 s，舒张期为 0.5 s。心率增快时心动周期的时间将缩短，收缩期和舒张期的时间均相应缩短，但以舒张期的缩短更为明显，导致心动周期中收缩期所占的时间比例增大。

二、心脏的泵血过程和机制

（一）心房收缩期

心房收缩是心动周期的起点。心房收缩，容积变小，内压升高，挤血、进一步充盈心室，充盈量约占心室充盈总血量的 25%左右。心房起到初级泵的功能（图 3-2）。

1. 心室等容收缩期　　心室收缩，室内压急剧升高并超过房内压，房室瓣关闭；因室内压尚低于主动脉压，半月瓣也关闭，心室暂时成为一个封闭腔室。心室肌虽在收缩，但心腔内的血液不进不出，而其容积不变，导致室内压急剧上升。此期，心室的容积不发生变化，故称为等容收缩期（图 3-2）。

在这一时期中，4 个瓣膜均关闭，室内压急剧上升。当主动脉压升高或心肌收缩力减弱时，等容收缩期将延长。

2. 心室射血期　　血液射入主动脉，即为射血期。此期按射血的快慢分成两期（图 3-2）。

(1) 快速射血期：心室继续强烈收缩，室内压超过主动脉压时，主动脉瓣开放，血液迅速由心室射入主动脉，心室容积迅速缩小，称为快速射血期。射血量占心室总射血量的 2/3。

(2) 减慢射血期：快速射血期之后，心室内血液减少，收缩强度减弱，室内压下降，射血速度逐步减慢，称为减慢射血期。在这一时期中，室内压和主动脉压均自峰值逐步下降，以致心室容积达最小值。

（二）心室舒张期

1. 等容舒张期　　射血后，心室肌开始舒张，室内压急剧下降并低于主动脉压，推动半月瓣关闭。但此时室内压仍高于房内压，故房室瓣依然处于关闭状态，心室再度成为一个封闭腔，没有血液进出，容积不变，故称为等容舒张期（图 3-2）。

2. 心室充盈期

(1) 快速充盈期：随着心室肌的舒张，室内压进一步下降并低于房内压，心房内血液冲开房室瓣。室内压不但低于房内压，而且低于大静脉内压，从而导致大静脉内的血液因心室的“抽吸”作

笔记栏

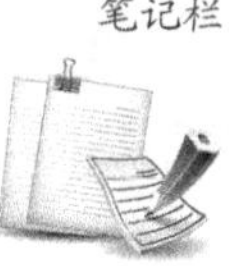

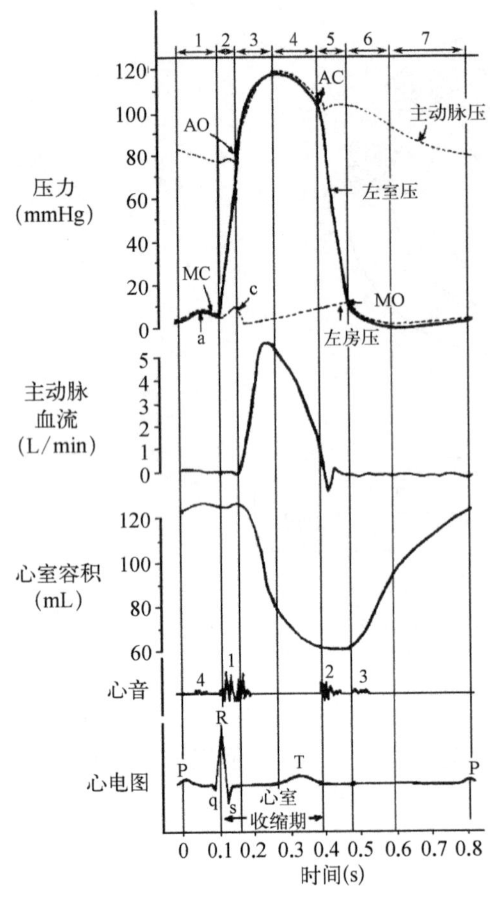

图 3－2　心动周期中心腔内压力、容积、瓣膜启闭、心音图及心电图等变化的示意图

1. 心房收缩期；2. 等容收缩期；3. 快速射血期；4. 减慢射血期；5. 等容舒张期；6. 快速充盈期；7. 减慢充盈期

AO 和 AC：分别代表主动脉瓣开启和关闭；MO 和 MC：分别代表二尖瓣开启和关闭

用，通过心房回流入心室，心室容积迅速上升，此期称为快速充盈期。进入心室的血量约为总充盈量的 2/3(图 3－2)。

(2) 减慢充盈期：随着心室内血液充盈量的不断增加，大静脉、心房和心室之间的压力梯度逐步减小，心室充盈速度减慢，心室容积进一步增大，称为减慢充盈期。在心室舒张的最后 0.1 s，下一个心动周期的心房收缩期开始，又可使心室充盈量再增加约 25%(图 3－2)。

(三) 心音

在心动周期中，心肌的收缩、瓣膜的启闭、血液流速改变形成的涡流和血液撞击心室壁及大动脉壁引起的机械振动，所产生的声音称为心音。心音通过周围组织传递到胸壁，将听诊器置于胸壁一定的部位，可以听到心音。

正常心脏搏动通常产生第一心音和第二心音。心脏的某些异常活动可以产生杂音或其他异常心音。

1. 第一心音　发生在心缩期，它的产生是由于房室瓣突然关闭引起心室内血液和室壁的振动，以及心室射血引起大血管壁和血液湍流所发生的振动，标志着心室收缩期的开始。其特点是：音调较低，持续时间较长。听诊部位：心尖冲动处。

2. 第二心音　主要由主动脉瓣和肺动脉瓣的关闭所引起，标志心室舒张的开始。其特点是：音调较高，持续时间较短。听诊部位：胸骨左右缘第二肋间隙。

三、心脏泵血功能的评价

(一) 心脏的输出量

笔记栏

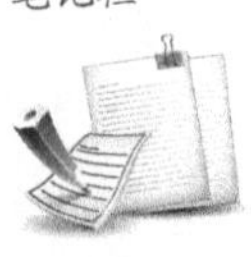

1. 每搏输出量和射血分数

(1) 每搏输出量(搏出量)：一侧心室每次收缩所射出的血液量。搏出量等于心室舒张末期容积与心室收缩末期容积之差。正常成年人安静状态下左心室舒张末期容积约为 125 mL，收缩末期容积约为 55 mL，搏出量为 70 mL。

(2) 射血分数：搏出量与心室舒张末期容积的百分比：射血分数＝搏出量(mL)/心室舒张末期容积(mL)×100%。正常成人静息时，射血分数为 55%～60%。

2. 每分心输出量和心指数

(1) 每分心输出量：一侧心室每分钟射出的血量，简称心输出量，它等于每搏输出量与心率的乘积，左右两心室的输出量基本相等。正常成年人安静状态下每分心输出量约为 5 L/min。

(2) 心指数：单位表面积(m^2)计算的心输出量：心指数＝心输出量/体表面积。成年人体表面积 1.6～1.7 m^2，安静时心输出量 5～6 L，则心指数为 3.0～3.5 L/(min・m^2)。

(二) 心脏做功量

1. 每搏功　左心室一次收缩所做的功。

2. 每分功　每分功＝搏出功×心率。左室搏出功可以用搏出量与心室射血期平均压的乘积来表示：每搏功＝搏出量×(射血期左心室内压－左心室舒张末期压)

在实际应用中，搏出功(J)＝搏出量(L)×(平均动脉压－左心房平均压)×血液比重(1.055)×水银的比重(13.6)

心脏做功量是评定心脏泵血功能的一个良好的指标。

四、心脏泵血功能的储备

心力储备指心输出量随机体代谢需要而增加的能力。心力储备能力的大小反映了心脏的健康程度。

(一) 搏出量的储备

搏出量储备包括收缩期储备和舒张期储备。

收缩期储备是指进一步增强射血的能力，是搏出量储备的主要部分。它是通过提高心肌收缩力而实现的，为 55～60 mL 左右。

舒张期储备是指心室舒张时进一步扩大的程度，只有 15 mL 左右。

(二) 心率储备

心率储备是心力储备的另一个重要因素，可为静息状态时的 2～2.5 倍。

五、心脏泵血功能的调节

心脏泵血功能的调节主要是指对影响心输出量的因素及其作用机制的调节。心输出量等于搏出量乘以心率，凡能影响搏出量和心率的因素，均可影响心输出量。

(一) 搏出量调节

搏出量等于心室舒张末期容积和心室收缩末期容积之差。搏出量受心脏的心室舒张末期容积(前负荷)、动脉血压(后负荷)以及心肌本身的收缩能力的影响。

1. 心室前负荷对搏出量的调节　异长自身调节。

(1) 心室的前负荷：指心室舒张末期容积(包括静脉回心血量和原先的余血量)，即初长度。在一定范围内，心室舒张末期容积(压力)越大，则初长度越长，心室收缩力越强，搏出量和搏出功越大。通过心肌细胞初长度的改变，而引起心肌收缩增强，从而对搏出量进行的调节，称为异长自身调节。这一现象由 Starling 在狗的离体心脏实验中发现，又称为 Starling 心定律。

(2) 异长自身调节：研究发现，在心肌的功能状态和动脉血压保持相对恒定的条件下，增加静脉回流量，可使心室舒张末期容积增大，即心室收缩前所承受的前负荷随之增大，心肌的初长度也相应增长，结果导致心肌的收缩力增强，搏出量增多。但是当前负荷增大到超过一定的限度后，心肌纤维的初长度就不再明显增长，搏出量不再增加。

(3) 心室功能曲线：1958 年，Sarnoff 在狗的在体心脏上，以心房压代表心室舒张末期压，观察了心室舒张末期压与心室搏出功之间的关系，发现随着心室舒张末期压的增大，心室收缩产生的搏

笔记栏

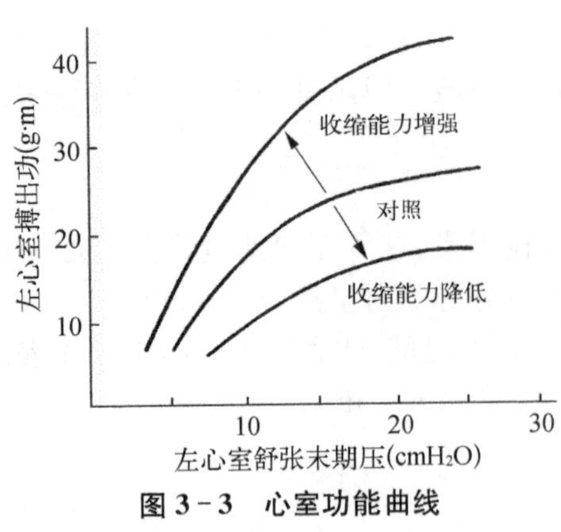

图 3－3　心室功能曲线

出功和搏出量也增加。并绘制了表示心室舒张末期压与心室搏出功关系的曲线，称为心室功能曲线，也称为 Frank－Starling 曲线（图 3－3）。

（4）影响前负荷（即心室舒张末期充盈的血量）的因素：凡能影响心室舒张末期充盈的因素，均可通过异长自身调节机制使搏出量发生相应的改变。而心室舒张末期的充盈量是静脉回流血量和心室射血后余血量的总和。静脉回心血量受以下因素的影响：心室充盈时间、静脉血液回流的速度、心室舒张功能、心室的顺应性等。

（5）异长自身调节的生理作用：主要是对搏出量进行有限度的精细调节。如当体位发生改变或动脉血压突然升高、左右心室搏出量不平衡等情况下所出现的充盈量微小变化，均可通过异长自身调节机制使搏出量与充盈量之间达到新的动态平衡；然而，当机体发生持续的、剧烈的回心血量与搏出量的动态变化（如劳动或运动）时，异长自身调节的作用已感不足，此时主要靠心肌收缩能力的改变来对心输出量进行调控。

2. 心肌收缩能力调节　　等长自身调节。

心肌收缩能力是指心肌不依赖于前、后负荷而改变其本身收缩力的内在特性，又称心肌变力状态；机体通过心肌细胞本身收缩能力的改变，使心脏的泵血功能发生相应改变，并与初长度无关的调节过程，称为心搏出量的等长自身调节。这一自身调节的过程主要依赖于心肌细胞兴奋—收缩偶联过程中被活化的横桥的数目和肌球蛋白中的 ATP 酶的活性。心肌收缩能力受到自主神经和许多体液因素的影响。如支配心脏的交感神经兴奋及血中儿茶酚胺浓度的增高以及某些强心药物，如洋地黄等，都能增强心肌收缩能力，使搏出量和每搏功增加；而 ACh、低氧、酸中毒和心力衰竭等均可使心肌收缩能力减弱，导致搏出量减少。因此，凡能影响心肌收缩能力的因素，都能通过等长自身调节来改变搏出量。

3. 后负荷对搏出量的影响　　心肌的后负荷是指心肌收缩后所承受的负荷。心室射血过程中，必须克服大动脉压的阻力，才能使心室血液冲开主动脉瓣进入主动脉。因此，大动脉血压起着后负荷的作用，故又称为压力负荷。

在心率、心肌初长和收缩能力均保持不变的条件下，如动脉血压增高，将使射血阻力增加，致使心室等容收缩期延长，射血期缩短，心室肌缩短的速度和幅度降低，射血速度减慢，搏出量减少。如果动脉血压持续增高，还需要通过增加心肌收缩能力，以维持适当的搏出量。心室肌将因长期处于收缩加强状态而逐渐肥厚，随后发生病理改变，导致泵血功能减退，严重时发生心力衰竭。

（二）心率对心脏泵血功能的调节

如前所述，心率在一定范围内变化，可影响搏出量或心输出量。在一定限度内，心率增快则心输出量增加。如果心率过快，超过 170～180 次/min，搏出量可减少到仅有正常时的一半左右，心输出量亦开始下降；反之，如果心率太慢，低于 40 次/min，不能相应地提高搏出量，所以心输出量也减少。由此可见，心率的变化对心输出量的影响是有限度的，只有心率在最适宜时，心输出量才能达到最大值，心率过快或过慢都将使心输出量减少。

在整体情况下，心率受到神经和体液因素的调控。交感神经活动增强时心率加快；迷走神经活动增强时心率减慢。循环血液中的肾上腺素、去甲肾上腺素和甲状腺素的水平增高，可导致心率加快。此外，心率还受体温变化的影响，体温每升高 1℃，心率可增加 12～18 次/min。

笔记栏

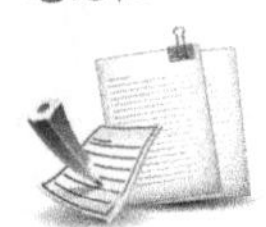

第二节　心肌细胞的电活动和生理特性

根据心肌细胞的组织学特点、电生理特性以及功能上的区别，可以粗略地将它们分为两大类型：① 普通的心肌细胞，包括心房肌和心室肌，含有丰富的肌原纤维，执行收缩功能，又称为工作细胞。这些细胞具有兴奋性、传导性和收缩性，但不具有自动节律性，故又称为非自律细胞。② 特殊分化的心肌细胞，它们组成了心脏的特殊传导系统，如窦房结 P 细胞、房室束和浦肯野细胞等，它们除了具有兴奋性和传导性之外，还具有自动节律性，故称为自律细胞。这类细胞含肌原纤维甚少或完全缺乏，故收缩功能基本丧失。

根据生物电活动特征，特别是动作电位 0 期去极化的速度，又将心肌细胞分为快反应细胞和慢反应细胞。再结合其自律性，可大致将心肌细胞分为以下 4 种类型(图 3-4)。

心肌细胞
- 自律细胞
  - 快反应自律细胞：如浦肯野细胞
  - 慢反应自律细胞：如窦房结、房室交界(房结区、结希区细胞)
- 工作细胞
  - 快反应非自律细胞：心房肌、心室肌细胞
  - 慢反应非自律细胞　结区细胞

图 3-4　心肌细胞分类

一、心肌细胞的生物电活动

不同类型的心肌细胞的跨膜电位，不仅幅度和持续时间各不相同，而且波形及其形成的离子基础也有一定的差别(图 3-5)。在电生理学中，电流的方向是以正离子在膜两侧的流动方向来命名的，正离子外流或负离子内流称外向电流，正离子内流或负离子外流称内向电流。外向电流导致膜内电位向负电性转化，促使膜复极化；内向电流导致膜内电位向正电性转化，促使膜去极化。

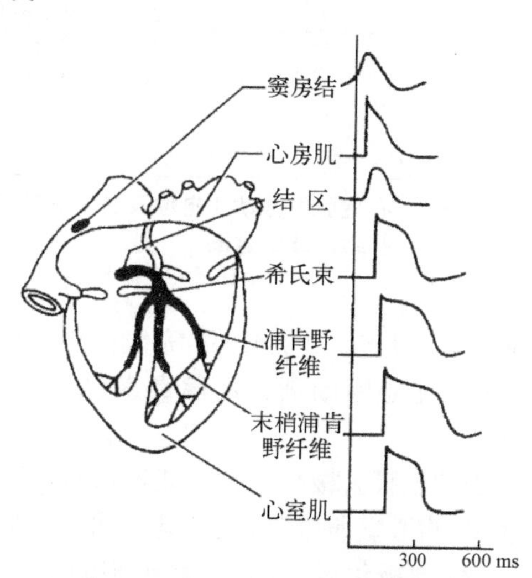

图 3-5　心脏各部分心肌细胞的跨膜电位模式图

(一) 心室肌细胞的静息电位及其形成机制

1. 静息电位　心室肌的静息电位是指人和哺乳类动物的心室肌细胞在静息状态下，膜两侧所存在的电位差，即膜外为正，膜内为负的极化状态。心室肌细胞的静息电位为−90 mV。

2. 心室肌细胞静息电位形成的机制　K^+ 外流是形成静息电位的主要因素。心室肌细胞的静息电位形成还与下列因素有关。

(1) 细胞膜两侧离子分布不均匀，形成浓度梯度(表 3-1)。

(2) 心室肌细胞膜上具有离子通道，对不同的离子具有选择性通透的特性。

(3) 细胞膜上离子泵的主动转运离子作用，在心肌细胞电活动中也占有重要地位。

表 3-1　心肌细胞膜内外几种主要离子的浓度及平衡电位值

离　子	浓度(mmol/L)		膜内/外比例	平衡电位(mV)(由 Nernst 公式计算)
	细胞内液	细胞外液		
Na^+	10	145	1∶14.5	+70
K^+	140	4	35∶1	−94
Ca^{2+}	10^{-4}	2	1∶20 000	+132
Cl^-	9	104	1∶11.5	−65

静息电位形成机制与骨骼肌类似。在静息状态下，心肌细胞膜上一种被称为内向整流钾通道(I_{k1}通道)的离子通道处于开放状态，对 K^+ 的通透性较高，而对其他离子的通透性很低。因此，K^+ 顺浓度梯度由膜内向膜外扩散所达到的 K^+ 平衡电位是静息电位形成的主要原因。凡是能降低膜对 K^+ 通透性或降低膜内外 K^+ 浓度差的因素，都可降低心室肌细胞的静息电位。此外，尚有少量 Na^+ 内流及生电性 Na^+-K^+ 泵的外向电流，也参与了静息电位的形成过程。

笔记栏

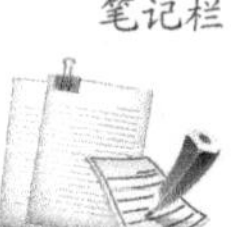

（二）心室肌细胞的动作电位及形成机制

1. 心室肌动作电位的形成过程及其离子基础　心脏的非工作细胞（心室肌、心房肌细胞）在没有外来刺激时，不能自动地产生动作电位，只有在外来的有效刺激作用下，才产生一次动作电位。心室肌的动作电位的主要特征是：去极化（0期）迅速，复极过程缓慢，有平台，持续时间长，分为1期、2期、3期、4期（图3-6）。

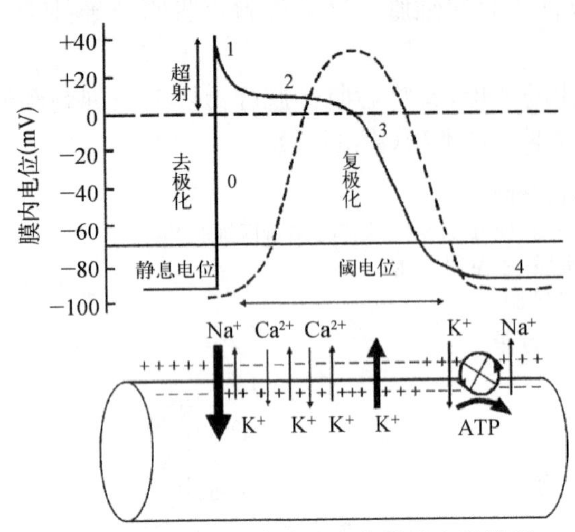

图3-6　心室肌细胞动作电位及其离子转运、收缩曲线示意图

上图虚线表示机械收缩曲线

(1) 去极化过程（0期）：心室肌细胞在适宜刺激作用下发生兴奋时，其膜内电位从静息时的极化状态下的−90 mV迅速上升到+30 mV左右，形成了动作电位的升支。该期历时极其短暂，仅1～2 ms，但电位变化幅度很大，约120 mV，去极化速度快，最大速率可达200～400 V/s。

机制：0期去极化主要由Na^+快速内流形成。当心室肌细胞受到刺激时，首先引起电压门控Na^+通道部分开放和少量Na^+内流，当去极化达到阈电位水平（膜内电位−70 mV）时，激活快Na^+通道，使其迅速开放，Na^+顺其浓度梯度和电位梯度由膜外大量、快速流入膜内，使膜内电位急剧上升达到+30 mV，即Na^+平衡电位，完成去极化的上升支。快Na^+通道的打开、Na^+内流为再生式正反馈性循环。通道阻断剂为河豚毒素（TTX），但特异性不够，TTX对神经元上Na^+通道的阻断更为特异。

当细胞膜去极化到达0期顶点时，Na^+通道已几乎完全关闭，Na^+内流终止。根据0期去极化的速率，将心室肌细胞（以及具有同样特征的心肌细胞）称为快反应细胞。

(2) 复极化过程：心室肌细胞的复极过程远、慢，历时200～300 ms，包括三个阶段。

1) 1期（快速复极初期）：在复极初期，膜电位由+30 mV迅速下降到0 mV左右，耗时约10 ms。在记录图形上，0期和1期的快速膜电位的变化，呈一个向上的尖锋状波形，常合称为锋电位。

机制：由K^+的短暂外流所引起。此时快Na^+通道已失活关闭，同时有一种瞬时性外向电流（Ito）被激活，使膜电位迅速复极化到平台期电位水平。研究发现，Ito可被K^+通道阻断剂四氨基吡啶（4-AP）所阻断。

2) 2期（平台期，缓慢复极期）：此期膜电位下降非常缓慢，往往停滞于接近0 mV水平，形成等电位状态，故又称平台期。此期是心室肌细胞区别于神经和骨骼肌细胞动作电位的主要特征，持续100～150 ms，是心室肌细胞动作电位持续时间较长的主要原因，与心肌的兴奋—收缩偶联、心室肌的不应期长、不会产生强直收缩等特性密切相关。

机制：主要由Ca^{2+}内流和K^+的外流引起。此期，复极过程非常缓慢，膜电位停滞于接近0 mV的等电位状态。

平台期的形成涉及多种离子通道：① 当细胞膜去极化达到−40 mV时，L型Ca^{2+}通道（系电压门控慢通道）被激活，但速度慢，Ca^{2+}和少量Na^+顺其浓度梯度由该通道缓慢内流。它的专一性较差，主要对Ca^{2+}通透，其次对Na^+也有通透性该通道可被Mn^{2+}和Ca^{2+}阻断剂（如维拉帕米等）所阻断；② 平台期同时有K^+的外流。心肌细胞膜上的K^+通道主要有延迟整流K^+（I_k）通道和内向整流钾（I_{k1}）通道，它们各有不同的被激活开放时间。I_k通道在细胞膜去极化达到−40 mV时被激活开放，但其开放速度缓慢，因此K^+的外流缓慢增加，使膜复极化，倾向于使平台终止。所以，在2期的早期，Ca^{2+}的内流和K^+的外流处于平衡状态，使膜电位保持于零电位附近。随着时间的推移，Ca^{2+}通道逐渐失活，K^+的外流逐渐增加，缓慢地复极化，形成2期的晚期。

笔记栏

由此可见，平台期的形成是：Ca^{2+}内流为主以及微弱的Na^+内流所产生的内向离子流与K^+外流逐渐增强所产生的外向离子流相互抗衡的结果。

3) 3期（快速复极末期）：继平台期之后，膜内电位由0 mV左右较快地下降到−90 mV，完成整个复极化过程，持续100～150 ms。

机制：3期是由于L型Ca^{2+}通道关闭，Ca^{2+}内流终止以及K^+外流进行性加强的结果。平台期之后，Ca^{2+}通道失活，Ca^{2+}内流终止，膜对K^+的通透性增大，出现随时间而递增的趋势（K^+外流也是再生性的），到3期末，I_{k1}通道也开放，使复极化的进程加快。这种正反馈过程，导致膜复极越来越快，直至复极化完成。

4) 4期（静息期）：指3期膜复极完毕、膜电位恢复至静息电位的时期。

机制：心室肌细胞的膜电位基本上稳定于静息电位水平，但是离子的跨膜运动仍在进行，将动作电位期间进入细胞内的Na^+和Ca^{2+}排出去，把外流的K^+摄取回来，恢复细胞内外各种离子的正常浓度梯度，为再次兴奋创造条件。主要有Na^+-K^+泵、Na^+-Ca^{2+}交换体及Ca^{2+}泵进行工作。

心房肌细胞的动作电位及其形成机制与心室肌细胞几乎完全相同，只是其动作电位持续的时间较短。

（三）自律细胞的电活动及其形成机制

心脏的自律细胞在动作电位3期复极末，达到最大复极电位（最大舒张电位）之后，4期的膜电位并不稳定于这一水平，而是立即开始自动去极化，当达阈电位后引起兴奋，出现另一个新的动作电位。这种过程，周而复始，动作电位就不断产生。这种4期的自动去极化，具有随时间而递增的特点，但其去极化速度远比心室肌0期去极化缓慢；不同类型的自律细胞4期自动去极化速度各不相同，但同类自律细胞4期去极化速度比较恒定。这种4期缓慢、自动去极化是自律细胞产生自动节律兴奋的基础。

1. 窦房结P细胞（慢反应自律细胞）的动作电位及形成机制　窦房结含有丰富的自律细胞，称为P细胞，属于慢反应自律细胞。其动作电位复极后出现明显的4期自动去极化，其跨膜电位具有许多不同于心室肌快反应细胞的特征（图3-6）。

(1) 最大舒张（复极）电位（−70 mV）和阈电位（−40 mV）的绝对值均小于心室肌细胞，不存在静息电位，能够自动去极化。

(2) 0期去极化：去极化的幅度小（约70 mV），其超射值小或完全缺如（0～15 mV），去极化的速率慢（约10 V/s），时程较长（约7 ms）。

机制：0期去极化由Ca^{2+}内流形成。当P细胞的膜电位由最大舒张电位（为−70 mV）自动去极化达阈电位（为−40 mV）水平时，激活了膜上L型Ca^{2+}通道，Ca^{2+}内流，形成0期去极化。由于L型Ca^{2+}通道的激活和失活均较缓慢，故P细胞的0期去极化过程较为缓慢，持续时间长，因此，将P细胞称为慢反应细胞，其动作电位称为慢反应电位（图3-7）。

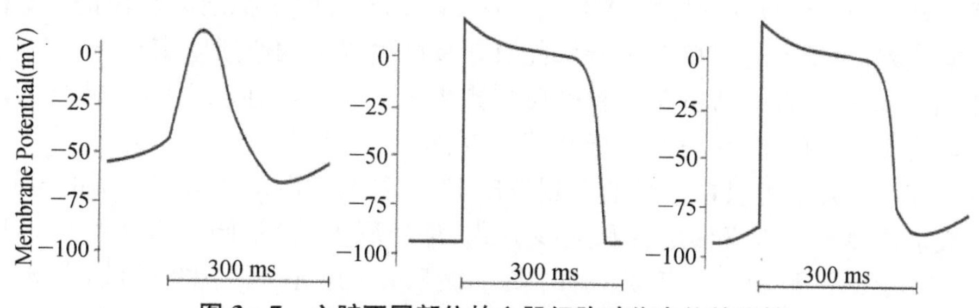

图3-7　心脏不同部位的心肌细胞动作电位的比较

A. 窦房结；B. 心室肌细胞；C. 浦肯野细胞

笔记栏

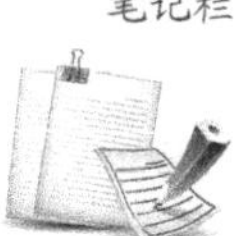

(3) 复极化3期：整个复极化没有明显的1期和2期，仅表现为0期、3期、4期。

机制：3期复极是由Ca^{2+}内流的逐渐减少和K^+外流的逐渐增多共同作用而形成的。0期去极化到0 mV时，L型Ca^{2+}通道逐渐失活关闭，Ca^{2+}内流减少；另一方面，在复极初期，一种延迟整流

K^+通道(I_k)被激活开放，出现K^+外流。由于Ca^{2+}内流的逐渐减少和K^+外流的逐渐增多，使膜逐渐复极化。所以，3期是由Ca^{2+}内流和K^+外流共同作用的结果。

(4) 4期自动去极化：4期去极化的速度(约0.1 V/s)快于浦肯野细胞(0.02 V/s)，故自律性最高，成为窦性节律的起搏点。

机制：目前认为，4期自动去极化是K^+外流的进行性衰减，Na^+内流的进行性增强以及Ca^{2+}内流的促进作用所致。① K^+外流的进行性衰减：在膜复极化达−40 mV时，I_k开始失活关闭，K^+的外流呈现出递增性减少，导致膜内正电荷逐渐增多，而形成4期去极化。目前认为，由K^+通道(I_k)通透性逐渐降低所造成的K^+外流的进行性衰减，是P细胞4期自动去极化的最重要离子基础。② Na^+内流的进行性增强：I_f是一种进行性增强的内向Na^+流，其最大激活电位是−100 mV，而窦房结细胞的最大舒张电位为−70 mV，导致I_f通道的激活相当缓慢，Na^+可以缓慢地内流，结果使最大舒张电位逐渐减小(它在浦肯野细胞起搏活动中起重要作用，下文将述及)。③ Ca^{2+}内流的促进作用：在窦房结细胞4期自动去极化到−50 mV时，其膜上的另一种Ca^{2+}通道，即T型Ca^{2+}通道(I_{Ca-T})被激活开放，可引起少量的Ca^{2+}内流，对4期自动去极化起了促进作用。

2. 浦肯野细胞(快反应自律细胞)的动作电位及形成机制　浦肯野细胞是一种快反应自律细胞，它的动作电位分为5期，即0期、1期、2期、3期、4期。除4期外，其动作电位的形态和离子基础心室肌细胞相似。关键是其4期具有自动去极化特征，其中超极化激活的内向离子电流(I_f)Na^+电流在浦肯野细胞的4期自动去极化中发挥重要作用。

机制：浦肯野细胞的最大舒张电位约−90 mV，阈电位−70 mV左右。目前认为，浦肯野细胞的4期自动去极化是由时间依从性的Na^+内流(I_f)增强所引起。I_f型Na^+通道在复极3期达−60 mV时被激活而开放，至−100 mV时就被充分激活。由此，Na^+内流逐渐增加，膜的去极化程度逐渐增强并达到阈电位水平而进入0期去极化，产生新的动作电位；I_f型Na^+内流在膜去极化达−50 mV时，通道失活而终止。I_f通道可被铯(Cs)所阻断。

4期自动去极化的另一个离子流为K^+离子的外流，在0期去极化时，延迟整流K^+通道(I_K)激活开放，它在3期复极化至−60 mV时，则开始关闭，至最大复极电位时则完全关闭。因此，由于I_K的衰减所引起的K^+外流减少，对于浦肯野细胞的4期自动去极化所起的作用较小。

(四) 体表心电图

在正常人体，由窦房结发出的一次兴奋，按一定的途径和时程，依次传向心房和心室，引起整个心脏的兴奋。这种规律性的生物电变化可以通过心脏周围的导电组织和体液，反映到身体表面的一定部位记录出来的心脏电变化曲线，就是临床上记录的心电图(ECG)。心电图反映心脏兴奋的产生、传导和恢复过程中的生物电变化，而与心脏的机械收缩活动无直接关系。

1. 心电图的导联　将金属电极分别安置在体表任何两点，再用导联线连接心电图机的正负两端，借以构成电路，称为心电图的导联。目前，临床上常用的导联包括标准导联(Ⅰ、Ⅱ、Ⅲ)、加压单极肢体导联(avR、avL、avF)及胸导联(V1、V2、V3、V4、V5、V6)。标准导联描记心电图波形，反映双极下的相对电位差；单极肢体导联和胸导联能直接反映电极下的心肌电变化。

2. 标准Ⅱ导联记录正常心电图各波和间期及其生理意义　在心电图记录纸上，有横线和纵线标出长和宽均为1 mm的方格。通常，横线代表时间，每一小格相当于0.04 s；纵线代表电压，每小格相当于0.1 mV。因此，可以在记录纸上测量出ECG各波的电位数值和经历的时间。

心电图的波形因测量电极安放位置和连线方式(称导联方式)不同而有所不同，但基本上都包括一个P波、一个QRS波群和一个T波，有时在T波后，还出现一个小的U波(图3-8)。除各波的形状有特定意义外，各波以及它们之间的时程关系也具有重要的理论和临床意义。

笔记栏

(1) P波：反映左右两心房的兴奋过程。P波波形小而圆钝，历时0.08～0.11 s，波幅不超过0.25 mV。

(2) QRS波群：代表左右两心室在兴奋过程中的电位变化。典型的QRS波群，包括3个紧密相连的电位波动：第一个向下波为Q波，以后是高而尖峭的向上的R波，最后是一个向下的S波。

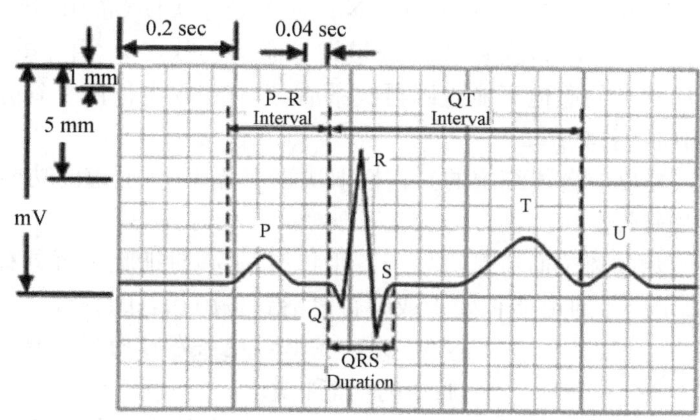

图 3-8　正常人心电图

但在不同导联中，这 3 个波不一定都出现。正常 QRS 波群历时 0.06～0.10 s，代表心室肌兴奋扩布所需的时间；各波波幅在不同导联中变化较大。

（3）T 波：反映心室复极化过程中的电位变化。可呈直立、倒置、双向或低平，波幅一般为 0.1～0.8 mV。在 R 波较高的导联中，T 波不应低于 R 波的 1/10。T 波历时 0.05～0.25 s。T 波的方向与 QRS 波群的主波方向相同。

（4）U 波：是 T 波后可能出现的一个低而宽的波，方向一般与 T 波一致，波宽 0.1～0.3 s，波幅大多在 0.05 mV 以下。U 波的意义和成因均不十分清楚，一般推测 U 波可能与浦肯野纤维网复极化有关。

（5）PR 间期：PR 间期指从 P 波起点到 QRS 波起点间的时程，为 0.12～0.20 s。PR 间期代表由窦房结产生的兴奋经由心房、房室交界和房室束到达心室，并引起心室开始兴奋所需要的时间，故也称为房室传导时间。在房室传导阻滞时，PR 间期延长。

（6）QT 间期：从 QRS 波起点到 T 波终点的时程，代表心室开始去极化到完全复极化至静息状态的时间。QT 间期与心率有密切关系，心率越慢，QT 间期时间越长。

（7）ST 段：指从 QRS 波群终点到 T 波起点之间的与基线平齐的线段，它代表心室各部分心肌细胞均处于动作电位的平台期（2 期）。ST 段的异常压低或抬高表示心肌缺血或损伤。

二、心肌细胞的生理特性

心肌细胞具有兴奋性、自动节律性、传导性和收缩性，这些生理特性共同决定着心脏的活动。

（一）心肌细胞的兴奋性

衡量心肌细胞兴奋性的高低，依然以阈值为指标。阈值低者表示心肌兴奋性高，阈值高者表示心肌兴奋性低。

1. 影响心肌细胞兴奋性的因素　兴奋性的高低取决于静息电位与阈电位之间的差距及离子通道的激活过程。

（1）静息电位或最大舒张（复极）电位水平：心肌非自律细胞的静息电位和自律细胞的最大舒张电位（绝对值）增大，使得其与阈电位的差距加大，所以，引起兴奋所需的刺激阈值也增大，兴奋性降低；反之，则兴奋性增高。

（2）阈电位水平：通常，心肌细胞的阈电位水平较少发生改变。心肌细胞阈电位水平上移，增大其与静息电位之间的差距，所以，刺激细胞兴奋所需的阈值也随之增大，则兴奋性降低；反之，则兴奋性增高。

（3）引起 0 期去极化的离子通道的状态：引起心肌细胞 0 期去极化的 Na^+ 通道和 L 型 Ca^{2+} 通道都有关闭（备用）、激活和失活 3 种功能状态。这些通道的关闭、激活、失活具有电压依从性和时间依从性。

笔记栏

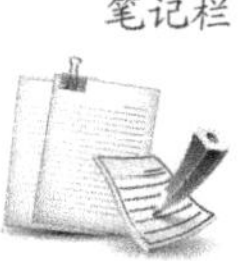

1) 快 Na^+ 通道：当膜电位处于－90 mV 时，Na^+ 通道处于关闭（备用）状态，可被激活；当膜去极化到达阈电位水平时（－70 mV），大量 Na^+ 通道即被激活开放，Na^+ 再生式内流，随后 Na^+ 通道迅速失活关闭；处于失活状态的通道不能立即再次激活，只有在膜电位恢复到静息电位水平时，Na^+ 通道才重新恢复到关闭（备用）状态。

2) L 型 Ca^{2+} 通道：慢反应自律细胞的兴奋性取决于 L 型 Ca^{2+} 通道的功能状态，但其通道的激活、失活和复活的速度均较慢。

因此，引起 0 期去极化的离子通道是否处于备用状态，是心肌细胞是否具有兴奋性的前提，而正常静息膜电位水平是决定离子通道能否处于或能否复活到备用状态的关键。

2. 心室肌细胞兴奋性的周期性变化　取决于 Na^+ 通道的功能状态。

心室肌细胞兴奋的产生是以 Na^+ 通道被激活作为前提，细胞每产生一次兴奋，膜上的 Na^+ 通道也由备用状态经历激活、失活、复活过程，兴奋性也随之发生相应的周期性改变（图 3-9）。

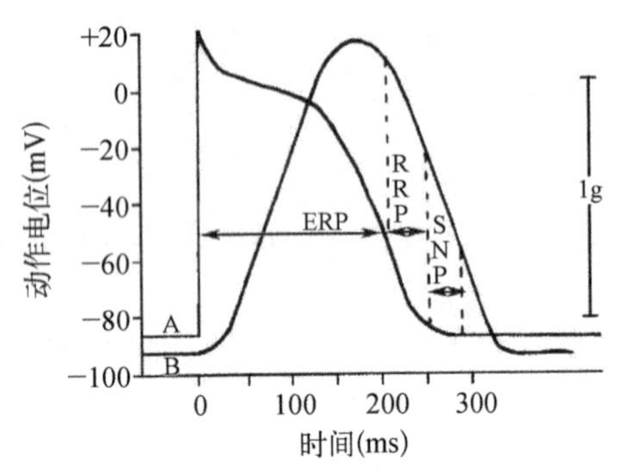

图 3-9　心室肌动作电位期间兴奋性的变化及其与机械收缩之间的关系

A. 动作电位；B. 机械收缩
ERP：有效不应期；RRP：相对不应期；SNP：超常期

(1) 有效不应期：包含绝对不应期和局部反应期 2 个阶段。绝对不应期指心肌细胞发生一次兴奋后，从动作电位的 0 期开始到复极至－55 mV 这一段时期，膜的兴奋性完全丧失，无论给予多么强的刺激，都不能发生任何程度的去极化反应，即兴奋性下降到零。局部反应期指膜电位由复极至－60～－55 mV期间，即使有足够强度的刺激也只会引起幅度很小的局部去极化反应，但仍不能引起动作电位的这个阶段。两个阶段合称为有效不应期，此阶段心肌细胞对任何刺激均不能产生新的动作电位。这一期产生的原因是，Na^+ 通道完全失活（绝对不应期）或 Na^+ 通道还没有恢复到可被激活的状态（局部反应期）。

(2) 相对不应期：指复极 3 期膜电位从－60 mV 到－80 mV 的阶段，只有心肌细胞一个阈上刺激，才可能发生一次新的动作电位，这一阶段称为相对不应期。原因是此间虽然已有相当数量的 Na^+ 通道复活至可被激活的状态，但在阈刺激下被激活的 Na^+ 通道数量仍难以使膜去极化至阈电位，只有更强的刺激才能激活足够的 Na^+ 通道开放，使膜去极化至阈电位，产生一次新的动作电位，故心肌细胞的兴奋性仍低于正常。

(3) 超常期：指复极化的膜电位从－80 mV 恢复到－90 mV 的这段时期内，引起心肌细胞兴奋所需要的刺激阈值低于正常（阈下刺激）即用就可产生动作电位，表明此时心肌细胞的兴奋性高于正常水平，故称为超常期。

在相对不应期和超常期，Na^+ 通道尚未完全恢复到正常，膜电位的绝对值仍低于静息电位。由于 Na^+ 通道的开放能力还没有完全恢复到正常，因此，所产生的动作电位的 0 期去极化的幅度和速度，以及兴奋传导的速度均低于正常水平。

3. 心肌细胞兴奋性的周期性变化与收缩活动的关系

(1) 心肌细胞兴奋后的有效不应期特别长，不会产生强直收缩：心肌细胞兴奋性的周期性变化对心肌的收缩活动具有十分重要的影响。心肌细胞的有效不应期特别长（平均 250 ms），相当于心肌整个收缩期和舒张早期，由于兴奋—收缩的偶联，在有效不应期内，心肌细胞不会发生第 2 次兴奋和收缩，因此心肌细胞不会发生强直收缩。

笔记栏

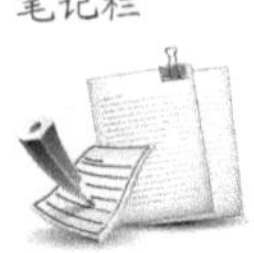

(2) 期前收缩与代偿间歇：如果在心室兴奋的有效不应期之后、下一次窦房结兴奋到达之前，心室接受到一次外来刺激，则可产生一次提前出现的兴奋和收缩，这种兴奋称为期前兴奋，所引起的收缩称为期前收缩或期外收缩，又称早搏。

期前兴奋之后的一次窦房结细胞的兴奋传到心室时，常常恰好落在期前兴奋的有效不应期内，而不能引起心室兴奋和收缩，形成了一次兴奋和收缩的“脱失”。这样，心室在一次期前收缩之后，往往出现一段较长的心脏舒张期，称为代偿性间歇，然后再恢复窦性节律。

（二）心肌细胞的自动节律性

心肌的自律细胞在没有外来刺激的条件下，能够自动地、有节律地发生兴奋的能力或特性，称为自动节律性（简称自律性）。心肌的自律细胞4期自动去极化是自律性产生的电生理基础。

1. 影响心肌细胞自律性的因素　最大舒张（复极）电位水平、阈电位水平和4期自动去极化的速度。

（1）最大舒张（复极）电位水平：最大舒张（复极）电位绝对值减小，离阈电位近，则自动去极化所需时间短，因而自律性增高；反之，则自律性降低，心率减慢。

（2）阈电位水平：阈电位水平下移，到达阈电位的距离减小，所需时间缩短，自律性升高；反之，则自律性降低。但阈电位一般很少改变。

（3）4期自动去极化的速度：如果4期自动去极化速度快（如交感神经兴奋），从最大复极电位到达阈电位所需时间缩短，则单位时间内发生的兴奋次数增多，自律性增高，心率加快；反之，则自律性降低，心率减慢。

2. 心脏正常起搏点　心脏的自律细胞包括窦房结细胞、房结区细胞、结希区细胞、房室束细胞、左束支细胞、右束支细胞和浦肯野细胞。它们的自律性高低不同，具有等级性差异，表现为上高下低、上控制下的特点。

（1）心脏的正常起搏点与潜在起搏点：正常情况下，窦房结P细胞的自律性最高，兴奋频率约100次/min，由于迷走神经的抑制作用，通常仅以75次/min左右的节律表现出来；其次为房室交界50次/min，房室束约40次/min，浦肯野细胞自律性最低，约25次/min。故在正常情况下，整个心脏的活动总是按照窦房结细胞发出的节律性兴奋进行的，是心脏的正常起搏点或正常起步点。其发放的兴奋依次激动心房肌、房室交界、房室束、心室内传导组织和心室，从而引起整个心脏节律性兴奋和收缩。由窦房结起搏而形成的心脏节律，称为窦性节律。

心脏其他部位的自律传导组织（如房室交界、房室束、浦肯野细胞等），虽然具有起搏能力，但在正常情况下，它们只起传导兴奋的作用，而不表现自身的节律性，因而称为潜在起搏点或异位起搏点。

（2）窦房结对潜在起搏点的控制机制　抢先占领、超速驱动压抑。

1）抢先占领：由于窦房结的自动节律性高于其他潜在起搏点，故在各潜在起搏点的4期自动去极化尚未到达阈电位之前，窦房结的节律性兴奋已经率先传来，激发下游细胞产生动作电位，使各潜在起搏点的自律性兴奋不可能出现。这就是窦房结的抢先占领。

2）超速驱动压抑：生理情况下，潜在起搏点始终在窦房结的兴奋驱动下被动产生兴奋，其频率远超潜在起搏点本身的自动兴奋频率，称为超速驱动；因潜在起搏点长时间受到超速兴奋的驱动，当这种外来的超速驱动一旦停止，潜在起搏点的自律性活动不能立即恢复，这种超速驱动后，潜在起搏点的自律活动暂时受到压抑的现象称为超速驱动抑制。潜在起搏点需经一段时间才能从被压抑的状态中逐渐恢复其本身的自律性。

窦房结对潜在起搏点的直接抑制作用就是一种超速驱动压抑。其生理意义在于当发生短时间窦性频率减慢时，潜在起搏点的自律性不会立即表现出来，有利于防止异位搏动的发生。

（3）心律失常：成人安静状态下，心率为60～100次/min。心率过快、过慢或者不规整，称为心律失常。在临床上，因心肌自律性异常引起的心律失常非常多见，大致可分为以下两类。

1）窦性心律失常：主要由窦房结起搏功能异常所引起。起搏过快、过慢、不规整或者不能发出冲动，可分别产生窦性心动过速、窦性心动过缓、窦性心律不齐和窦性停搏（窦-房传导阻滞）等。

2）异位性心律失常：这是由异位起搏点引起的心脏搏动和心律，包括两种：① 因窦性心动过缓或停搏时，异位起搏点取而代之发出冲动，引起的心脏搏动，称为逸搏；由逸搏控制心脏搏动的节律，称为逸搏性心律。② 由于异位起搏点的自律性异常增高或者出现异常的起搏活动，其频率超过窦性频率而抢先控制心脏，产生期前收缩，或称早搏。

笔记栏

(三) 心肌的传导性

心肌传导性是指心肌细胞具有传导兴奋的能力。通常将动作电位的传播速度作为衡量心肌传导性的指标。

1. 心脏内兴奋传播的途径

心脏兴奋是通过其特殊传导系统有序进行的。正常情况下,窦房结发出的兴奋通过心房肌组成的优势传导通路传播到左、右心房及房室交界区,然后由房室束(希氏束)传至左、右束支,最后经浦肯野纤维网到达心内膜下,引起心室肌兴奋,心室肌再将兴奋由内膜侧向外膜侧心室肌扩布,引起整个心室兴奋与收缩。

2. 心脏内兴奋传播的特点

(1) 兴奋在心脏各部位传播经历的时间和速度不同:从窦房结开始传导至心室外表面的时间约为 0.22 s。其中心房内经历 0.06 s,房室交界处经历 0.1 s,心室内经历 0.06 s;传播速度从快到慢依次为:浦肯野纤维传导速度最快,2.0～4.0 m/s,这对于保持心室的同步收缩十分重要,房室束为 1.2～2.0 m/s,心房内优势传导通路为 1.0～1.2 m/s,心室肌为 1.0 m/s,心房肌为 0.4 m/s,窦房结为 0.05 m/s,房室交界仅为 0.02 m/s。

(2) 房室交界区传导速度最慢:兴奋通过房室交界区要延搁 0.1 s,称为房室延搁。房室延搁保证了心房和心室不会同时兴奋与收缩,使心房收缩时,心室仍处于舒张状态,保证心房排空,心室进一步充盈。如果房室交界区的兴奋不能顺利地传播到心室,将会发生传导阻滞。

影响心肌传导性的因素有解剖学因素(心肌细胞的直径)及电生理学因素(动作电位 0 期去极化的幅度、速度和静息电位水平)两种。

(四) 心肌的收缩性

心肌的收缩性是指肌丝滑行的能力,以肌丝收缩蛋白相互作用为基础,是机械特性,具有以下特点。

1. 心肌细胞的结构特点

(1) 横管粗大:哺乳动物心肌的横管直径为 150～200 nm,膜上具有离子泵和离子通道,因而肌膜的兴奋可直接扩布到细胞深处。

(2) 肌质网不发达:心肌的肌质网仅占总体积的 0.5%。钙库贮存的 Ca^{2+} 量少。

2. 心肌细胞的收缩特点

(1) 同步性收缩("全或无"式收缩):心肌是功能性合胞体,兴奋一经引起,可使整个心房或心室在近于同步的情况下进行收缩,心肌的收缩具有"全或无"特性。

(2) 不发生强直收缩:由于心肌的有效不应期特别长,在此期间,任何刺激都不能使心肌组织发生兴奋。心肌组织的这一特性,可以使心脏保持收缩与舒张交替的节律性活动,而不会发生强直收缩。

(3) 对外源性 Ca^{2+} 依赖性大:心肌细胞的肌质网不发达,容积较小,贮 Ca^{2+} 量比骨骼肌少。因此,心肌的兴奋—收缩偶联所需的 Ca^{2+} 除从终末池释放供给外,还需由细胞外液供应。

血浆中 Ca^{2+} 的浓度以及神经和体液因素影响心肌收缩性。血浆 Ca^{2+} 浓度升高,Ca^{2+} 内流增多,心肌收缩增强;反之,低血 Ca^{2+} 时心肌收缩减弱。在无 Ca^{2+} 环境中,慢通道受到抑制,Ca^{2+} 内流显著减少,心脏可出现兴奋但不发生收缩,这种现象称为兴奋—收缩脱偶联。

第三节 血管生理与病理生理

笔记栏

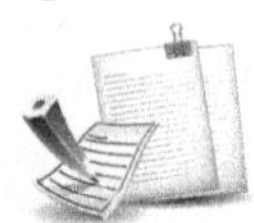

血管可分为动脉、毛细血管和静脉三大类。各类血管有自己的结构特点,在血液循环系统中各自发挥着不同的生理作用。

一、各类血管的功能特点

由心室射出的血液流经动脉、毛细血管和静脉的脉管系统，然后返回心房。根据生理功能的不同，将血管分为以下几类。

1. 弹性贮器血管　指主动脉、肺动脉主干及其发出的最大的分支。其特点是管壁坚厚，含有丰富的弹性纤维，具有明显的弹性和可扩张性。心缩时，可被动扩张，暂时贮存血液；心舒时，管壁弹性回缩，将容纳的那部分血液推送，使整个血管系统内血液持续流动。

2. 分配血管　指弹性贮器血管与小动脉之间的动脉管道，其功能主要是将血液输送至各器官组织。

3. 毛细血管前阻力血管　指小动脉和微动脉。其管径小，血流的阻力大，对动脉血压的维持有重要意义。

4. 毛细血管前括约肌　指毛细血管前阻力血管末端（真毛细血管的起始部）的血管平滑肌，可控制其后的毛细血管开放或关闭。

5. 交换血管　指真毛细血管。其数量极多，细、薄（仅由一层内皮细胞构成），通透性好，血流速度极慢，是血液与组织进行物质交换的重要部位。

6. 毛细血管后阻力血管　指微静脉。其管径小，对血流也有一定的阻力。

7. 容量血管　指整个静脉系统。静脉数量多，口径大，管壁薄，可扩张，容量大。安静状态下，可容纳60%～70%的循环血量，具有贮血库的作用。

8. 短路血管　指小动脉和小静脉之间的吻合支，主要分布在手指、足趾、耳郭等处的皮肤中，与体温调节有关。

二、血管系统中的血流动力学

血液在心血管系统中流动的力学，称为血流动力学。它主要是研究血流量、阻力、压力及其相互之间的关系。血流动力学除与一般流体力学有共同点外，又有其自身的特点。

（一）血流

1. 血流量　指单位时间内流过血管某一截面的血量，也称容积速度，单位为mL/min或L/min。根据流体力学原理，血流量(Q)的大小与推动血流的压力（即血管两端的压力差ΔP）成正比，与血流的阻力(R)成反比。即，$Q=\Delta P/R$。

就整个体循环而言，单位时间的血流量(Q)即心输出量，ΔP代表主动脉压(PA)与右心房压(Pv)之差，由于右心房压接近于零，所以ΔP接近于平均主动脉压(PA)，R为体循环的总血流阻力。

2. 血流速度　指血液在血管内流动的线速度，即一个质点在血流中移动的线速度。血流速度与血流量成正比，与同类血管的总横截面积成反比。因此，主动脉内最快，毛细血管最慢。

3. 血流方式

(1) 层流：指液体每个质点的流动方向都一致，与血管的长轴平行。但各质点的流速不同，血管轴心处流速最快，靠近管壁流速慢（因和血管壁发生摩擦），使得血流速度在血管的纵剖面上的连线成为一抛物线。

(2) 湍流：指血液中各个质点的流动方向不再一致，出现漩涡。湍流使血流的总阻力远远大于层流。湍流多发生在心室及主动脉，若外周血管管道中出现狭窄区或管壁中有粥样斑块时，在其下游处形成湍流区，产生杂音。

（二）血流阻力

血流阻力是指血液在向前流动时所遇到的阻力，来源于血液流动时血液与管壁之间以及血液内部的摩擦力。血流阻力(R)与血管的半径(r)、长度(L)以及血液黏滞度性(η)密切相关：$R=8\eta L/\pi r4$。

笔记栏

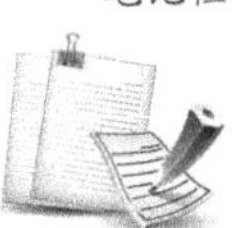

在生理学中，将小动脉和微动脉处的血流阻力称为外周阻力，小动脉，微动脉的舒缩活动对血流阻力和血流量进行非常有效的调节，是体循环中血流阻力的主要部位。

（三）血压

血压指血管内的血液对于单位面积血管壁的侧压力，即压强。动脉内的血压称为动脉血压，静脉内的血压称为静脉血压，毛细血管内的血压称为毛细血管血压。

医学上所指的血压，一般是指肱动脉血压。血压的高低用超过大气压的数值表示，血压的值在医学上用mmHg(或Pa)为单位。临床上习惯使用mmHg(1 mmHg = 133 Pa，1 cmH_2O = 98 Pa)。

三、动脉血压和动脉脉搏

（一）动脉血压

1. 动脉血压的形成

(1) 循环系统平均充盈压：血压形成的前提是心血管系统内必须有血液的充盈。当使用人工的方法使实验动物心脏停搏，血流也就停止，导致循环系统中各段血管的压力相等，此时的血压称为循环系统平均充盈压。其正常数值约为7 mmHg。其数值的大小取决于血液总量和循环系统总容量之间的相对关系。

(2) 心脏射血是形成血压的动力：心脏射血入主动脉，占搏出量的1/3的血液被推送到外周，此为血液的动能，剩余的血液继续对主动脉和大动脉血管壁形成侧压力，此为血液的势能(图3-10)。

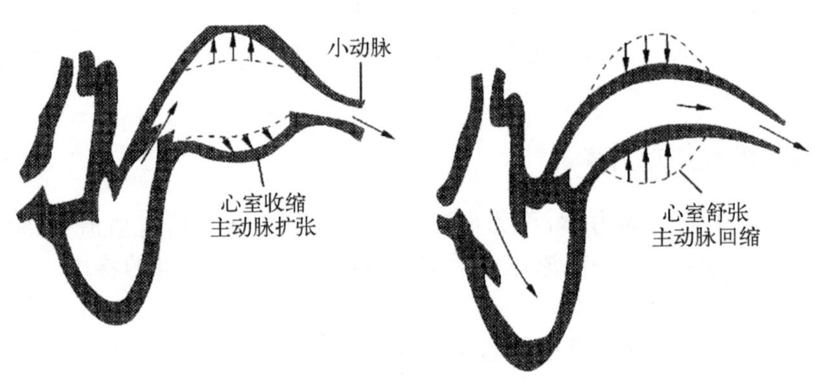

图3-10 主动脉血管的弹性储器作用示意图

(3) 外周阻力和弹性贮器血管弹性回缩：这是形成血压的条件。在心缩期，外周阻力阻止血液顺利、快速地流向外周，在心舒期，大动脉弹性回缩，推动血液的动能，使血液继续流动，维持大动脉血压。所以，小动脉和微动脉所构成的外周阻力以及弹性贮器血管弹性回缩是形成血压的重要条件。

2. 动脉血压的正常值　在一个心动周期中，心室收缩时，主动脉血压的最高值称为收缩压；心室舒张时，主动脉血压的最低值称为舒张压。收缩压和舒张压的差值称为脉搏压(简称脉压)。

动脉血压的平均值，称为平均动脉压，约等于舒张压+1/3脉压。临床上动脉血压的习惯写法是收缩压/舒张压。

动脉血压是指主动脉血压。临床上均以测量肱动脉血压为准。通常，我国健康成人收缩压为100～120 mmHg，舒张压为60～80 mmHg，脉压为30～40 mmHg，平均动脉压为100 mmHg。

血压可因年龄、性别、体重、代谢率、情绪和其他许多因素而变动。一般来说，肥胖者血压稍高于中等体格者；女性更年期前，血压较同龄男性的略低，更年期后有所升高。不论男性或女性，血压都随着年龄的增长而逐渐升高，收缩压的升高比舒张压的升高更为显著；运动或情绪激动时，血压可暂时升高，安静睡眠时可降低。

笔记栏

成年人在安静状态时的收缩压持续超过140 mmHg，舒张压超过90 mmHg，即可认为是高血压；如果收缩压低于90 mmHg，舒张压低于50 mmHg，则可认为是低血压。

3. 影响动脉血压的因素　根据血压形成的原理，凡能影响血量、动力和阻力的因素，都能影响动脉血压。

(1) 每搏输出量：每搏输出量增加，而外周阻力、心率变化不大时，心缩期射入主动脉的血量增多，使收缩压明显升高；但同时，血液外流速度加快，故到舒张期末，大动脉内存留的血量与每搏输出量增加之前相比增加并不很多，因此，舒张压的升高不明显。一般情况下，收缩压的高低，主要反映心脏每搏输出量的多少。

(2) 心率：心率增快时，由于心舒期缩短，舒张期间流向外周的血液减少，故心舒期末主动脉内的血量增多，舒张压增高；在此基础上，心脏射血可使收缩压有所上升；但收缩压升高的幅度不如舒张压升高的显著，脉压有所减小；相反，心率减慢时，舒张压降低的幅度比收缩压降低的幅度大，故脉压增大。

(3) 外周阻力：如果其他因素不变，全身总外周阻力增加时，心舒期内血液流入毛细血管和静脉的速度减慢，大动脉内存留的血量增多，舒张压升高；而在心缩期内，由于血压的升高，使血流速度加快，故收缩压的升高不如舒张压升高明显，使脉压减小。反之，当外周阻力降低时，舒张压的降低较收缩压降低更明显，脉压增大。所以，通常舒张压的高低主要反映外周阻力的大小。原发性高血压就是由于阻力血管口径变小而使外周阻力过高，故表现为舒张压明显升高。

(4) 主动脉和大动脉的弹性贮器作用：由于主动脉和大动脉的弹性贮器作用，使其管壁的可扩张性和弹性增加，具有缓冲血压变化的作用，使收缩压不至于过高，舒张压不至于过低，脉压适中。老年时，血管壁中胶原纤维增生，逐渐取代平滑肌与弹性纤维，故血管壁弹性和可扩张性降低，缓冲能力下降，导致收缩压升高，舒张压降低，脉压增大。

(5) 循环血量与血管系统容量的比例：正常时，循环血量与血管容量相适应，故血管系统的充盈度变化不大。失血后，循环血量减少，此时如果血管容量改变不大，则体循环平均充盈压必然降低，回心血量减少，心输出量减少，血压将显著降低；如果循环血量不变，而血管容量增加，血液将充盈在扩张的血管中，回心血量减少，心输出量也减少，也会使血压下降。

在各种不同的生理情况下，上述各种影响血压的因素都可能发生改变。在某种情况下动脉血压的变化，往往是各种因素相互作用的综合结果。

（二）动脉脉搏

在每一个心动周期中，有心室的收缩和舒张，导致动脉内的压力和容积发生周期性波动，从而引起动脉血管发生搏动，称为动脉脉搏。

1. 脉搏波的描记及波形　用脉搏描记仪可以记录浅表动脉脉搏的波形，称为脉搏图。典型的脉搏图包括以下几个部分。

(1) 上升支：由于心室快速射血，主动脉压迅速上升使管壁扩张所致。上升支的斜率和幅度受心室射血速度、心输出量、射血阻力和弹性贮器作用等因素影响。

(2) 下降支：心室快速射血后期，射血速度减慢，进入主动脉内血量少于流出量，扩张的主动脉回缩，形成降支的前段；接着心室舒张，心室内压下降，主动脉内血液向心室反流，主动脉瓣关闭，形成下降支上有一个小切迹称为降中峡，故这是主动脉瓣骤然关闭的标志；倒流的血液使主动脉根部的容积增大，并受到主动脉瓣阻挡而弹回，于是在降中峡后面发生了一个短暂而向上的小波，称为降中波。整个下降支可大致反映外周阻力的高低。

2. 动脉脉搏波的传播速度　在一定范围内，动脉脉搏的传播速度与血管的弹性呈负相关。血管弹性愈大，脉搏波的传播速度愈慢；血管弹性愈小，其传播速度愈快。在某些情况下，脉搏可以反映心血管系统的异常状况，故中医学把切脉作为诊断疾病的重要手段之一。

四、微循环

笔记栏

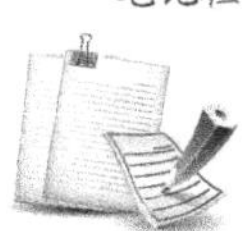

微循环是指微动脉和微静脉之间的血液循环，其基本功能是实现血液和组织之间的物质交换。

（一）微循环的组成及通路

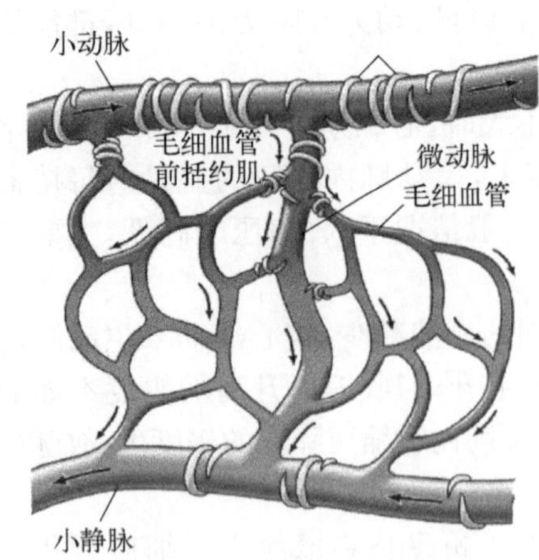

图 3-11 微循环模式图

1. 微循环的组成　典型的微循环由微动脉、后微动脉、毛细血管前括约肌、真毛细血管、通血毛细血管(或称直捷通路)、动—静脉吻合支和微静脉等 7 部分组成(图 3-11)。

微动脉的管壁有完整的环形平滑肌,在神经和体液因素的调控下,其收缩和舒张可控制整个微循环的血流量,是微循环的"总闸门";后微动脉和毛细血管前括约肌称为前毛细血管阻力血管,其舒缩状态决定其所属毛细血管的血流量,它是微循环的"分闸门";微静脉是微循环的"后闸门",又称后阻力血管。

2. 微循环的通路

(1) 迂回通路:血液从微动脉经后微动脉、毛细血管前括约肌、真毛细血管网后汇集到微静脉的通路,称为迂回通路(又称为营养通路)。它是血液与组织细胞进行物质交换的主要场所。真毛细血管是轮流交替开放的。其开放与关闭受后微动脉和毛细血管前括约肌的控制,而后微动脉和毛细血管前括约肌的舒缩活动则主要受局部代谢产物(如 CO_2、H^+、组胺、激肽等)的影响。

(2) 直捷通路:血液从微动脉经后微动脉和通血毛细血管而直接进入微静脉的通路,称为直捷通路。该通路经常处于开放状态,血流速度较快。它的主要功能是使一部分血液迅速通过微循环而由静脉回流入心。在骨骼肌中这类通路较多,而在皮肤、甲皱等处较少。

(3) 动—静脉短路:血液从微动脉经动—静脉吻合支直接回流到微静脉,这一条通路称为动—静脉短路。该通路血管壁厚,血流迅速,血液流经时,完全不进行物质交换,而是在体温调节中发挥作用。当环境温度升高时,动—静脉短路开放增多,皮肤血流量增加,使皮肤温度升高,有利于发散热量;反之,则关闭,有利于保存体热。这类通路在人的皮肤和皮下组织,特别是手掌、足底、耳郭等处较多。

(二) 毛细血管

1. 毛细血管壁的结构和通透性　毛细血管壁由单层内皮细胞构成,外面有一层基膜包围,其总厚度约 0.5 μm,内皮细胞之间相互连接处存在着细微的裂隙,成为沟通毛细血管内外的孔道。据估计,人体全身约有 400 亿根毛细血管,总有效交换面积将近 1 000 m^2。

2. 毛细血管的血压　用直接测量法测得毛细血管的血压,在近动脉端为 30～40 mmHg,在中段约为 25 mmHg,在近静脉端为 10～15 mmHg。毛细血管的血压的高低取决于毛细血管前阻力和毛细血管后阻力之比。一般说来,这一比值为 5∶1 时,毛细血管的平均动脉压约为 20 mmHg。比值增大时,毛细血管的血压就降低;反之,比值变小时,毛细血管的血压就升高。

(三) 微循环血流量的调节

微循环具有血压低、血流速度慢、潜在血容量大、灌流量易变的特点。其血流除了受微动脉、后微动脉、毛细血管前括约肌和微静脉的控制,还接受神经和体液因子的调节。

1. 神经调节　微动脉和微静脉接受交感神经的支配,并以微动脉为主。当交感神经兴奋(如低 O_2、损伤和疼痛等)时,微动脉收缩比微静脉明显。

2. 体液调节

(1) 血液中的去甲肾上腺素(NE)、肾上腺素(E)、血管升压素(VP)、血管紧张素Ⅱ(AngⅡ)对微循环中的前、后阻力血管起收缩作用,直接影响毛细血管中的血流量和血液压力。

(2) 后微动脉和毛细血管前括约肌的舒缩活动主要受局部代谢产物的调节。它们包括 CO_2、乳酸、腺苷、组胺、K^+、H^+ 等,这些物质都起着局部舒张血管作用。

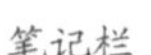
笔记栏
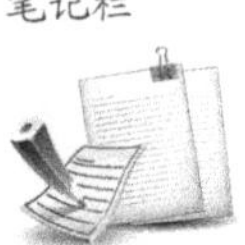

五、组织液的生成与回流

组织液是存在于组织、细胞的间隙内的细胞外液,其绝大部分呈胶冻状,一般不能自由流动,仅有极少部分呈液态，可以自由流动。正常情况下，组织液不会因重力作用而流至身体低垂部分。组织液中的各种离子成分与血浆基本相同，其蛋白质的含量明显低于血浆。

（一）组织液的生成与回流

1. 组织液生成的过程　即血液中的液体滤过到组织间隙的过程。液体通过毛细血管壁的滤过和重吸收决定于四个因素，即毛细血管血压、组织液静水压、血浆胶体渗透压和组织液胶体渗透压。毛细血管血压和组织液胶体渗透压的作用方向相同，是促进液体从毛细血管壁向血管外滤过的力量；血浆胶体渗透压和组织液静水压的作用方向一致，是将液体从毛细血管外重吸收入血管内的力量。

促进液体滤过的力量与重吸收的力量之差称为有效滤过压（EFP），即生成组织液的 EFP＝（毛细血管血压＋组织液胶体渗透压）－（血浆胶体渗透压＋组织液静水压）。当滤过的力量大于重吸收的力量时，有效滤过压为正值，液体就由毛细血管滤出；反之，当重吸收力量大于滤过的力量时，有效滤过压为负值，液体就从组织间隙中被回吸到毛细血管（图 3－12）。

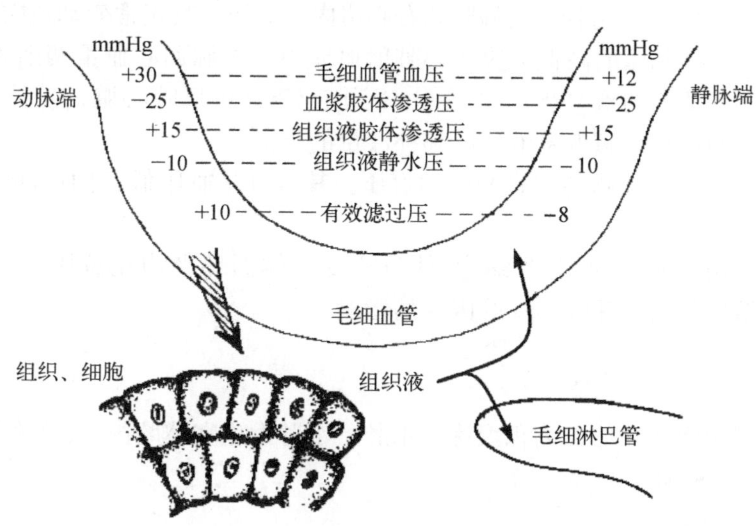

图 3－12　组织液生成与回流示意图

2. 组织回流的途径

(1) 90%组织液在毛细血管静脉端重吸收回血液中。

(2) 10%组织液流入毛细淋巴管内，成为淋巴液，后经淋巴系统进入大静脉。如果因某种原因使组织液生成过多或回流障碍，会致组织间隙中有过多液体潴留，使组织发生肿胀，形成水肿。

3. 物质交换的途径　血液和组织液之间的物质交换主要通过扩散、滤过和重吸收、胞饮作用进行。而影响组织液生成及回流的因素主要包括毛细血管血压、血浆胶体渗透压、淋巴回流、毛细血管壁的通透性。

六、淋巴液的生成与回流

淋巴管系统是组织液回流入血液的一个重要的辅助系统。毛细淋巴管以稍膨大的盲端起始于组织间隙，彼此吻合成网，并逐渐汇合成大的淋巴管。全身的淋巴液经淋巴管收集，最后由右淋巴导管和胸导管汇入静脉。

（一）淋巴液的生成

组织液进入淋巴管，即成为淋巴液。淋巴液的成分和该组织的组织液非常接近。毛细淋巴管壁由单层内皮细胞组成，管壁外无基膜，故通透性极高。相邻的内皮细胞边缘呈叠瓦状互相覆盖，形成只向管内开放的单向活瓣。组织液（包括其中的血浆蛋白质分子）可以自由地进入毛细淋巴管。

正常成人在安静状态下，每天生成的淋巴液总量为 2～4 L，每小时约有 120 mL 流回血液循环，其中约 100 mL 经由胸导管，20 mL 经由右淋巴导管进入血液。

笔记栏

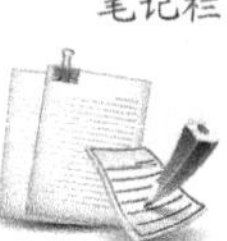

（二）淋巴液回流

淋巴液回流具有回收蛋白质、运输脂肪及其他营养物质、调节体液平衡、防御和免疫功能等重要的生理意义。

七、静脉血压和静脉回心血量

（一）静脉系统的主要功能

(1) 汇集来自毛细血管网的血液流回心脏，起着血液回心通道的作用。

(2) 安静时，体循环的60%～70%血液量容纳于静脉系统，起着贮血库的作用。

(3) 通过跨壁压的变化或管壁平滑肌的舒缩活动，引起静脉容量的改变，能够有效地调节回心血量及血液在整体的分布。

（二）静脉血压

静脉壁薄、腔大，常处于充盈不足状态，因而静脉血压很低，至右心房，血压接近零。

1. 中心静脉压(CVP)　指胸腔大静脉和右心房内的血压。其正常变动范围为4～12 cmH_2O，有时可接近于零。中心静脉压的高低取决于心脏射血能力和静脉回心血量两因素之间的关系。中心静脉压是反映心血管功能的重要指标之一，由于测定CVP可反映心脏的功能和回心血量情况，因此临床上常作为控制危重症患者补液速度和补液量的指标。

2. 外周静脉压(PVP)　指各器官静脉的血压。其特点是血压低、对血流的阻力小、受重力影响大。

静脉回心血量受循环血量、心肌收缩力、体位改变等体循环平均充盈压、心脏收缩力、体位改变、重力、骨骼肌的挤压作用及呼吸运动等因素的影响。

八、水肿

过多的液体在组织间或在体腔内积聚称为水肿。水肿发生在体腔内，又称为积水或积液。

（一）水肿的发病机制

1. 血管内外液体交换失衡

(1) 毛细血管流体静压增高：毛细血管流体静压增高可导致有效流体静压增高，见于全身或局部的静脉压升高，如充血性心力衰竭、血栓栓塞和肿瘤压迫。此外，动脉充血也可使有效流体静压增高，如炎性水肿。

(2) 血浆胶体渗透压降低：当血浆白蛋白含量减少时，血浆胶体渗透压下降，导致平均实际滤过压增大，组织液的生成增加。

(3) 血管壁通透性增加：微血管壁通透性增高时，血浆蛋白可从毛细血管和微静脉壁滤出，血液胶体渗透压下降，而组织间液的胶体渗透压上升，导致有效胶体渗透压明显下降，促使溶质及水分的滤出增多。水肿液中所含蛋白量较高。

(4) 淋巴回流受阻：淋巴回流受阻时，含高蛋白的水肿液在组织间隙中积聚，形成淋巴性水肿。常见的原因有恶性肿瘤细胞堵塞淋巴管，丝虫病时成虫阻塞淋巴管道。

2. 肾脏钠水排出障碍导致钠水潴留

(1) 肾小球滤过率下降：常见原因有原发和继发两类。原发性肾小球滤过率下降见于广泛的肾小球病变，如急性肾小球肾炎时和慢性肾小球肾炎。继发性肾小球滤过率下降多继发于有效循环血量减少，如充血性心力衰竭和肾病综合征。

(2) 近端小管重吸收钠水增多：当有效循环血量减少时，如充血性心力衰竭或肾病综合征时，肾血流量随有效循环血量的减少而下降，此时可使肾小球滤过分数增加，促进近端小管钠水重吸收增加，导致钠水潴留。另一方面循环血容量的明显减少也可通过心房钠尿肽(ANP)分泌减少而促使近端小管对钠水重吸收增加。

笔记栏

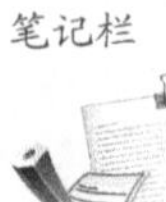

(3) 远端小管和集合管重吸收钠水增加：远端小管、集合管重吸收钠水功能受醛固酮和血管升

压素的调节。当有效循环血容量降低会继发性引起醛固酮和血管升压素的升高，促进肾远端小管重吸收钠水增加。另外肝脏疾病时对醛固酮和血管升压素的灭活减少也会使两者增加，引起钠水潴留。

（二）水肿的特点

1. 水肿液的性状　根据蛋白质含量的不同分为漏出液和渗出液。漏出液蛋白质含量较低，细胞数少；渗出液蛋白质含量高，可见多量细胞，由于毛细血管通透性增高所致，见于炎性水肿。

2. 水肿的皮肤特点　分为凹陷性水肿和非凹陷性水肿。当皮下组织有较多液体积聚时，皮肤肿胀，用手指按压可留有凹陷，称凹陷性水肿，见于心性水肿和肾病性水肿。体液积聚在皮下组织间隙，指压后组织下陷不明显或没有凹痕，称为非凹陷性水肿，见于黏液性水肿和淋巴性水肿。

3. 全身性水肿的分布特点　常见的全身性水肿为心性水肿、肾性水肿和肝性水肿。心性水肿首先出现在下垂部位；肾性水肿表现为眼睑或面部水肿；肝性水肿则以腹水为多见。

（三）水肿对机体的影响

水肿对机体既有有利效应，如稀释毒素、运送抗体和补体，也有不利影响，主要表现有细胞营养障碍和干扰器官组织的功能活动。其影响的大小取决于水肿发生的部位、速度和程度。

（四）水肿的防治原则

水肿的防治原则包括积极防治原发病、利尿、补充血浆白蛋白、适当减少钠水的摄入等。

九、休克

休克指各种强烈致病因素作用于机体时发生的一种以全身有效循环血量下降，组织血液灌流量减少为特征，进而出现细胞功能、代谢紊乱及器官功能障碍的病理过程。

（一）休克的分类

1. 按原因分类

(1) 失血失液性休克：大量失血可引起失血性休克。剧烈呕吐、腹泻、肠梗阻、大汗淋漓导致失液，也可引起有效循环血量的锐减，而发生失液性休克。

(2) 创伤性休克：严重创伤可引起休克，其发生多与疼痛和出血有关。

(3) 烧伤性休克：大面积烧伤因血浆大量丢失或伴继发感染而致休克。

(4) 感染性休克：严重感染特别是革兰阴性细菌感染常可引起感染性休克。

(5) 心源性休克：大面积急性心肌梗死、急性心肌炎、心包填塞及严重的心律失常，引起心输出量明显减少，可使有效循环血量和灌流量下降，导致心源性休克。

(6) 过敏性休克：过敏性休克的发病机制与 IgE 及抗原在肥大细胞表面结合，引起细胞的脱颗粒导致组胺和缓激肽大量释放入血，造成血管床容积扩张，毛细血管通透性增加有关。

(7) 神经源性休克：剧烈疼痛，高位脊髓麻醉或损伤，抑制了交感神经收缩血管功能，不能维持动、静脉血管张力，引起一过性的血管扩张，静脉血管容量增加和血压下降，即神经源性休克。

2. 按休克发生的始动环节分类

(1) 低血容量性休克：由于血容量减少引起的休克称为低血容量性休克，如失血失液引起的休克。

(2) 血管源性休克：由于外周血管扩张、血管容量扩大造成血液分布异常，大量血液淤滞在扩张的小血管内，使有效循环血量减少而引起的休克称为血管源性休克，也称为分布异常性休克。

(3) 心源性休克：心源性休克是由于急性心泵功能衰竭或严重的心律失常，心排出量急剧减少，使有效循环血量和微循环灌流量下降所导致的休克。

3. 按休克时血流动力学的特点分类

(1) 低排高阻型休克：又称低动力型休克，其血流动力学特点是心脏排血量低，而总外周血管阻力高。由于皮肤血管收缩，血流量减少，皮肤温度降低，所以又称为“冷休克”。

(2) 高排低阻型休克：又称高动力型休克，其血流动力学特点是总外周阻力低，心脏排血量高。

笔记栏

由于皮肤血管扩张，血流量增多，脉充实有力，皮肤温度升高，所以又称“暖休克”，部分感染性休克属于此类型。

（二）休克的分期与发病机制

以典型的失血性休克为例，根据血流动力学和微循环变化的规律可将休克的发生发展过程分为三个时期。

1. 休克Ⅰ期（休克代偿期，缺血性缺氧期）

（1）微循环灌流变化：在休克早期微循环以缺血为主。全身的小血管都持续收缩或痉挛，毛细血管前阻力增加显著，微血管运动增强；同时大量真毛细血管网关闭，此时微循环内血流速度显著减慢，开放的毛细血管减少，毛细血管血流限于直捷通路，动—静脉吻合支开放，组织灌流量减少，出现少灌少流、灌少于流的情况，所以该期为缺血性缺氧期。

（2）微循环障碍机制：引起微循环缺血的关键性变化是交感—肾上腺素髓质系统兴奋，儿茶酚胺大量释放入血，这是引起小血管收缩或痉挛的主要原因。其中以微动脉和毛细血管前括约肌的收缩最为强烈，结果是毛细血管的前阻力大于后阻力，毛细血管的平均血压显著降低。此外休克时体内产生其他体液因子，如血管紧张素Ⅱ有较强的收缩血管作用，血管升压素具有收缩血管和抗利尿的作用；增多的儿茶酚胺还能刺激血小板产生更多血栓素 A2（TXA2），也有强烈的收缩血管作用；内皮素是体内已知的收缩血管物质中作用最强、作用时间最久的物质。

（3）微循环变化的意义：休克Ⅰ期的微循环变化具有重要的代偿意义，所以该期为代偿期，其代偿意义表现在以下几个方面。

1）维持动脉血压：儿茶酚胺等收缩血管物质的大量释放也可使肌性微静脉和小静脉收缩，增加回心血量，减少血管床容量，以利于动脉血压的维持。这种代偿起到“自身输血”的作用，是休克时增加回心血量的“第一道防线”。

2）组织液回流入血：由于毛细血管前阻力增加比后阻力增加更大，毛细血管中流体静压下降，使组织液进入血管，起到“自身输液”的作用，具有重要的代偿意义。

3）微循环反应的不均一性导致血液重新分布，保证了心脏、脑重要生命器官的血液供应。

（4）临床表现：休克Ⅰ期，患者表现为脸色苍白、四肢冰凉、出冷汗、脉搏细速、脉压减少、尿量减少、神志清楚、烦躁不安。该期血压可骤降（如大失血），也可略降，甚至正常或升高，但是脉压可表现出明显减小，因此血压下降并不是判断休克早期的指标。由于血液的重新分布，心、脑灌流可以正常，所以休克早期的患者，神志一般是清楚的。

2. 休克Ⅱ期（淤血性缺氧期，可逆性失代偿期）

（1）微循环及组织灌流改变：本期微循环的特征是淤血。微动脉和毛细血管前括约肌对儿茶酚胺的反应性降低，处于收缩逐渐减退甚至舒张状态，此时血液经过毛细血管前括约肌大量涌入真毛细血管网，微静脉血流缓慢，红细胞聚集，白细胞滚动、贴壁嵌塞，血小板聚集，血黏度增加，微血流流态改变，引起毛细血管的后阻力大于前阻力，组织血液出现灌多而少流的淤滞状态，故又称为淤血性缺氧期。

（2）微循环淤血机制：休克早期持续性缺血、缺氧引起组织氧分压下降，乳酸堆积，发生酸中毒。微动脉和毛细血管前括约肌开始松弛，而微静脉、小静脉对酸中毒的耐受性较强，所以在收缩血管物质的作用下继续收缩。结果是微循环处于灌多于流的状态，大量血液淤积在毛细血管中，回心血量急剧减少，再加上血管扩张，因而动脉血压显著降低，使心、脑的血液供应严重不足。除此之外，严重的缺血、缺氧及酸中毒刺激肥大细胞脱颗粒释放组胺增多、ATP 分解的产物腺苷增多、细胞分解时释放出的 K^+ 增多、激肽类物质生成增多，这些都可以造成血管扩张。

（3）微循环改变的后果：休克期微循环血管床大量开放，血液灌流量进行性下降，血液分隔并淤滞在内脏器官，如肠、肝和肺，造成有效循环血量的锐减，回心血量减少，心输出量和血压进行性下降，形成恶性循环。由于回心血量的进行性减少，血压进行性下降，当平均动脉压＜7 kPa 时，心脑血管失去自身调节，冠状动脉和脑血管灌流不足，出现心脑功能障碍，甚至衰竭。

笔记栏

（4）临床表现：休克期患者主要临床表现是：血压进行性下降，心搏无力，脉搏细弱频速，静脉

塌陷，因脑血流量不足患者神志由淡漠转入昏迷，肾血流量严重不足，而出现少尿甚至无尿，皮肤发绀，可出现花斑。

3. 休克Ⅲ期（难治期，微循环衰竭期） 休克Ⅱ期持续较长时间以后，休克进入难治期或不可逆期。Ⅱ期时出现的某些脏器的微循环淤滞更加严重，并且出现细胞、器官的功能障碍。

（1）微循环的变化：本期微循环主要表现为微血管麻痹、扩张并对血管活性物质失去反应，微血管中可出现弥散性血管内凝血（DIC），伴有广泛性出血和组织细胞的变性坏死，并可造成多系统器官功能衰竭。

（2）微循环改变的机制及后果：组织细胞酸中毒导致微血管反应性显著下降；血液流变学的改变和凝血系统的激活可发生 DIC。休克一旦并发 DIC，将使休克病情进一步恶化，并对微循环和各器官功能产生严重影响，出现重要器官功能衰竭，甚至发生多器官衰竭（multiple system organ failure，MSOF）。

（3）临床表现：临床上，本期患者除了血压进一步下降等表现外，还有出血、器官功能障碍、微血管病性溶血性贫血等 DIC 的临床表现。

（三）休克的细胞代谢改变及器官功能障碍

1. 细胞代谢障碍

（1）能量代谢障碍：休克时微循环严重障碍，组织低灌流和细胞供氧减少，由于缺氧、糖有氧氧化受阻，使 ATP 生成显著减少，导致细胞能量缺乏，影响其正常功能。

（2）酸中毒：缺氧导致糖酵解加强，乳酸生成增多；肝脏因缺血缺氧引起功能障碍，摄取处理乳酸能力降低；肾血流量减少，排酸障碍。

2. 细胞损伤

（1）细胞膜变化：能量不足使离子泵功能损伤，Na^{+} 泵、Ca^{2+} 泵失灵引起钠水、Ca^{2+} 内流入细胞，引起细胞水肿和钙超载。

（2）线粒体变化：休克时线粒体基质颗粒减少、嵴内腔扩张、明显肿胀，最后崩解破坏。

（3）溶酶体变化：休克时，由于组织缺血缺氧、酸中毒，细胞溶酶体出现肿大、颗粒丧失和酶释放增加，严重时破裂，造成组织细胞自溶。

3. 重要器官功能衰竭 在休克过程中，最易受累的器官是肾、肺、心、脑等，且常因某个或数个重要器官相继或同时发生功能障碍甚至衰竭而导致死亡。

（1）急性肾衰竭：休克时，最易受损伤的器官是肾脏。休克患者往往发生急性肾衰竭，称休克肾。临床表现为少尿或无尿，同时伴有氮质血症、高钾血症及代谢性酸中毒。

（2）急性呼吸功能衰竭：休克初期，由于呼吸中枢兴奋，通气过度可引起低碳酸血症和呼吸性碱中毒。当休克进一步发展时，交感神经的缩血管作用可使肺血管阻力升高。严重休克常发生急性呼吸衰竭。病理形态学可见肺重量增加，呈褐红色，有充血、水肿、血栓形成及肺不张、透明膜形成等重要病理变化，这些病变称为休克肺，属于急性呼吸窘迫综合征（ARDS）。

（3）心功能障碍：除了心源性休克伴有原发性心功能障碍外，其他类型休克持续到一定阶段以后，也可以伴有心功能障碍，甚至出现心力衰竭。其主要机制包括：冠状动脉血流量减少；休克时的酸中毒和高钾血症抑制心肌收缩功能；心肌微循环中形成的微血栓，引起心肌局灶性坏死；心肌抑制因子（MDF）等内源性介质，引起心功能抑制；细菌毒素对心肌的直接抑制作用。

（4）脑功能障碍：休克早期，由于血液的重分布和脑循环的自身调节，保证了脑的血液供应。因而除了因应激引起的烦躁不安外，没有明显的脑功能障碍表现。但是，随着休克的发展，脑的血液供应因全身动脉血压降低而显著减少，当血压降低到 7 kPa 以下或脑循环出现 DIC 时，脑的血液循环障碍加重，脑组织缺血缺氧，患者神志淡漠，甚至昏迷。有时，脑组织缺血、缺氧及合并酸中毒，使脑血管通透性增高，可以引起脑水肿和颅内压升高，严重时形成脑疝。

（5）消化道和肝功能障碍：休克早期因为微小血管痉挛而发生胃肠道缺血，继而可转变为淤血，肠壁因而发生水肿甚至坏死。此外，胃肠的缺血缺氧，可引起消化液分泌抑制，胃肠运动减弱。有时可出现应激性溃疡。休克时低血压和有效循环血量减少可使肝动脉血液灌流减少，肝内微循环障碍和 DIC

笔记栏

形成，加重肝细胞缺氧；肠道产生的毒性物质经门脉进入肝，对肝细胞有直接损害作用。

(6) 多器官功能衰竭：多器官功能衰竭(multiple organ failure，MOF)指心、脑、肺、肾、肝、胃肠等多个器官，在24小时内有两个或两个以上的器官相继或同时发生功能衰竭。MOF的发生与休克导致组织低灌流引起组织器官缺血缺氧、酸中毒和代谢障碍以及内毒素引起的全身炎症反应综合征有关。

(四) 休克的防治原则

(1) 积极防治原发病。

(2) 改善微循环，提高组织血液灌流量，包括补充血容量、合理应用血管活性药物等措施。

(3) 改善细胞代谢，防止细胞损伤，如清楚自由基，稳定溶酶体膜，纠正酸中毒。

(4) 保护器官功能，防治器官衰竭。

第四节 心血管活动的调节

当机体的内、外环境发生变化时，心血管的活动能作相应的调整，使心输出量和各组织器官的血流量适应当时新陈代谢和主要功能活动的需要。心血管活动的调节包括神经调节、体液调节和自身调节，以维持机体内环境的稳态。

一、心脏和血管的神经支配——自主神经支配

心肌和血管平滑肌接受自主神经支配。机体对心血管活动的神经调节是通过各种心血管反射来完成的。

(一) 心脏的神经支配

心脏接受心交感神经和心迷走神经双重支配。

1. 心交感神经及其作用　心脏的心交感神经支配心脏的窦房结、房室交界、房室束、心房肌和心室肌。在动物实验中观察到，右侧心交感神经兴奋时以引起心率加快效应为主，而左心交感神经兴奋时则以加强心肌收缩效应为主。

心交感神经节前纤维末梢释放ACh，其节后纤维末梢释放去甲肾上腺素(NE)，与心肌细胞膜上β受体(主要为β_1受体)结合，可导致心率加快、房室交界传导加快、心房肌和心室肌收缩能力增强。这些效应分别称为正性变时作用、正性变传导作用和正性变力作用。

2. 心迷走神经及其作用　心迷走神经节后纤维支配窦房结、心房肌、房室交界、房室束及其分支，心室肌亦有少量迷走神经纤维支配。在动物实验中观察到，右侧迷走神经对窦房结的影响占优势，左侧迷走神经对房室交界的作用较明显。

支配心脏的副交感神经(心迷走神经)节前、节后神经纤维末梢释放的递质均是ACh。ACh与心肌细胞膜上M受体结合，引起心脏活动的抑制，呈现心率减慢、心房肌收缩力减弱、心房肌不应期缩短、房室传导速度减慢甚至出现房室传导阻滞。这些作用分别称为负性变时作用、负性变力作用、负性变传导作用。心迷走神经对心脏活动的抑制作用可被M受体阻断剂阿托品所阻断。

通常心迷走神经和心交感神经对心脏的作用是对抗的，当两者共同作用时，常是心迷走神经的作用占优势。此外，心脏还可能受肽能神经的支配，如神经肽Y、血管活性肠肽等。

(二) 血管的神经支配

笔记栏

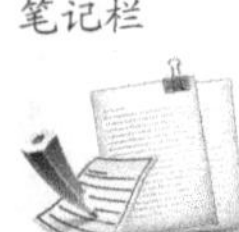

支配血管平滑肌的神经纤维称为血管运动神经纤维，分为缩血管神经纤维和舒血管神经纤维两大类。

1. 交感缩血管神经纤维及其作用　交感缩血管神经纤维交感缩血管纤维的节前纤维末梢释放ACh；节后神经纤维末梢释放NE，与血管平滑肌细胞α受体结合，引起血管收缩；而与β受体结

合，则使血管舒张。NE和α受体结合的能力较与β受体结合能力强，故缩血管纤维兴奋时引起缩血管效应为主。

交感缩血管纤维在不同器官的血管中的密度不同。皮肤血管最密，骨骼肌和内脏血管次之，脑血管最少；在同一器官血管中，动脉中的密度高于静脉，微动脉密度最高，毛细血管前括约肌分布极少。多数血管只接受交感缩血管纤维的单一神经支配。

2. 舒血管神经纤维及其作用　体内有一部分血管，还接受舒血管纤维的支配。舒血管纤维主要有以下几种。

(1) 交感舒血管神经纤维：主要存在于动物骨骼肌的微动脉管壁。交感舒血管纤维的递质是ACh，它能与血管平滑肌上的M受体结合，引起骨骼肌血管舒张，阿托品可阻断其作用，故又称为交感胆碱能舒血管纤维。只有在动物处于情绪激动、恐惧和准备做强烈肌肉活动时才发挥作用，使骨骼肌血管舒张，血流量增多。在人体内可能也有交感舒血管纤维存在。

(2) 副交感舒血管神经纤维：分布于少数器官如脑膜、唾液腺、胃肠外分泌腺和外生殖器等部位。其末梢释放ACh，与血管平滑肌上M受体结合，引起血管舒张。这类神经的分布只限于少数器官，因此只有调节局部血流的作用，而对整个血液循环的外周阻力影响很小。

(3) 脊髓背根舒血管纤维：存在于皮肤血管上，参与轴突反射。其释放的递质可能是组胺、ATP、P物质或降钙素基因相关肽。

(4) 血管活性肠肽神经元：与ACh共存于一些些自主神经元内，引起舒血管效应，使局部组织血流量增加，如支配汗腺的交感神经元和支配颌下腺的副交感神经元等。

（三）心血管中枢——调节心血管活动的核心

在生理学中，将控制心血管活动的神经元集中的部位，称为心血管中枢。

1. 延髓心血管中枢　位于延髓的腹外侧部，是调节心血管活动的最基本中枢，包括心迷走中枢、心交感中枢和交感缩血管中枢。包括以下4个部位的神经元。

(1) 缩血管区：位于延髓头端腹外侧部，心交感紧张以及交感缩血管神经紧张性活动均起源于此区神经元，其末梢释放ACh。

(2) 舒血管区：位于延髓尾端腹外侧部(即在缩血管区的尾端)。该区神经元兴奋时可抑制缩血管区神经元的活动，使交感缩血管紧张性活动降低，血管舒张。

(3) 神经接替站：指延髓孤束核神经元，也称感受区。该区神经元接受由颈动脉窦、主动脉弓和心脏感受器经舌咽神经和迷走神经传入的信息，经接替后，再发出纤维至延髓和中枢神经系统其他部位的神经元，继而影响心血管活动。

(4) 心抑制区：位于延髓的迷走神经背核和疑核，其发放的神经冲动经迷走神经到达心脏，抑制其活动。

2. 延髓以上的心血管中枢　延髓以上的脑干部分以及下丘脑、大脑和小脑中，都存在与心血管活动有关的神经元，在调节心血管活动中，它们比延髓心血管中枢具有更为复杂的整合作用。

（四）心血管反射

心血管活动的神经调节最基本的方式是心血管反射。

1. 颈动脉窦和主动脉弓压力感受性反射　是极其典型的调节动脉血压的反射。当动脉血压升高时，可引起压力感受性反射，其反射效应是使心率减慢，外周阻力降低，血压下降；反之，血压回升。故这一反射也称为减压反射。

(1) 动脉压力感受器：指位于循环高压力部分(动脉)管壁内，起监视动脉侧压作用的神经末梢，又称为动脉压力感受器。其中最重要的是颈动脉窦和主动脉弓压力感受器(图3-13)。该感受器的适宜刺激并不是动脉血压本身，而是由于血压的升高，血液对动脉管壁的机械牵张作用，是牵张感受器。

(2) 压力感受性反射的效应：动脉血压升高时，颈动脉窦和主动脉弓压力感受器兴奋性增强，窦神经和主动脉神经传入冲动增多，使心交感神经和交感缩血管神经紧张性降低，传出冲动减少；而心迷走神经紧张性加强，其传出冲动增加，导致心率减慢，心收缩力减弱，心输出量减少，血管舒

笔记栏

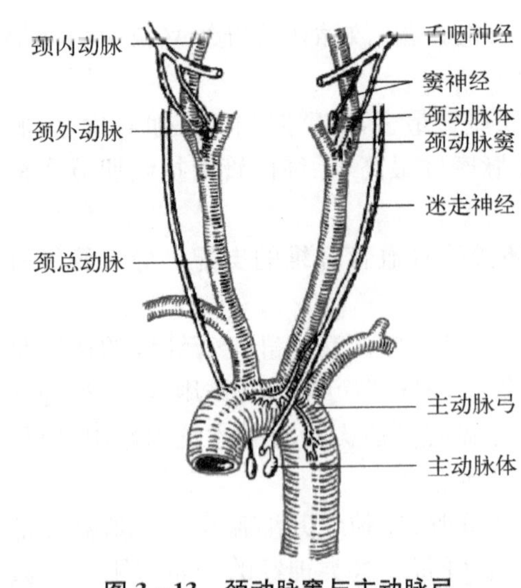

图 3-13 颈动脉窦与主动脉弓压力感受性反射

张，外周阻力降低，回心血量减少，血压下降，接近原先正常水平。因此，颈动脉窦和主动脉弓感受性反射又称为降压反射或减压反射；反之，当动脉血压降低时，压力感受器传入冲动减少，使迷走紧张性减弱，交感紧张性加强，于是心率加快，心输出量增加，外周血管阻力增高，血压回升。从而表明，压力感受性反射具有双向效应，在维持动脉血压相对稳定中有重要作用，所以，压力感受性反射又称为稳压反射。

(3) 压力感受性反射的特点及意义

1) 压力感受性反射是典型的负反馈调节机制，具有双向调节的能力，使动脉血压保持稳态。当环境中某些刺激引起动脉血压变化时，通过压力感受性反射的调节作用，可缓冲血压的变化，因此，将窦神经和主动脉神经合称为缓冲神经；切除两侧缓冲神经的动物，动脉血压不再能保持稳态，会出现大幅度波动。

2) 主要对短时间内急剧变化(如外界刺激、体位改变、进食、排便等)的血压起缓冲作用，尤其在低血压时的缓冲作用更为重要；相反，对缓慢发生的血压变化不敏感，实验观察到，切断缓冲神经的动物，一天中血压的平均值并不明显高于切除神经之前。因此，认为压力感受性反射在血压长期调节中并不起重要作用。

3) 该反射使心率减慢的传出效应十分明显，但引起各类血管舒张的作用有所不同，在人类，以内脏阻力血管舒张效应最明显，而肌肉血管舒张效应较小。

4) 当血压持续升高时，压力感受性反射可发生重调定，即引起反射的调定点上移所致。

5) 由于颈动脉窦和主动脉弓压力感受器正好位于大脑和心脏血供道路的起始部，压力感受性反射在维持大脑和心脏的正常血供中具有特别重要的意义。

2. 颈动脉体和主动脉体化学感受性反射　应急性反射调节。

(1) 存在部位：在颈总动脉分叉处和主动脉弓区域内的颈动脉体和主动脉体化学感受器。当血液中某些化学成分发生变化时，如低 O_2、CO_2 分压升高、H^+ 浓度升高等，可以刺激这些化学感受器，其传入冲动分别由窦神经(后加入舌咽神经)和迷走神经传入至延髓孤束核，影响延髓内心血管神经元和呼吸神经元的活动。

(2) 生理意义：主要是调节呼吸运动，使呼吸加深加快，但在正常情况下对心血管活动不起明显的调节作用。只有在低 O_2、窒息、血压过低或酸中毒等情况下才发生作用，以保证心、脑等重要器官血液供应，起到移缓济急的作用。该反射一般引起心率加快，心输出量增加，外周阻力增大，血压升高。

3. 心肺感受器引起的心血管反射　心肺感受器指在心房、心室和肺循环的大血管壁存在的感受器。引起心肺感受器兴奋的适宜刺激有两大类。

1) 机械牵张刺激：当心房、心室或肺循环大血管中压力升高或血容量增多时，心脏或血管壁受到牵张，引起这类感受器兴奋，故心房壁牵张感受器又称容量感受器。

2) 化学物质的刺激作用：如前列腺素、缓激肽等。

大多数心肺感受器兴奋时引起的效应是：使交感神经紧张性降低，心迷走神经紧张性增强，导致心率减慢，心输出量减少，外周阻力降低，血压下降。此外，还能抑制肾素和血管升压素的释放，使肾脏排水增多。

笔记栏

二、体液调节

(一) 肾上腺素和去甲肾上腺素

肾上腺素(E)和去甲肾上腺素(NE)在化学结构上都属于儿茶酚胺类，故也统称为儿茶酚胺类激素。循环血液中肾上腺素和去甲肾上腺素主要来自肾上腺髓质的分泌。肾上腺髓质释放的儿茶酚胺类物质中，肾上腺素约占80%，去甲肾上腺素约占20%。去甲肾上腺素主要由交感神经节后纤维末梢释放，但也有一小部分进入血液循环。其中大部分在局部发挥作用，并被酶分解而失活，或被神经末梢重摄取。

肾上腺素和去甲肾上腺素对心血管的影响是通过与受体结合而实现的。在心肌细胞膜上主要存在β_1受体；在皮肤、肾、胃肠等器官的血管平滑肌中，以α受体为主；在骨骼肌和肝脏血管中，以β_2受体为主。α受体兴奋，可使血管收缩；β受体兴奋，可使血管舒张、心率增快、心肌细胞收缩力增强等。肾上腺素和去甲肾上腺素对心血管的作用既有共性又有特殊性。这是因为去甲肾上腺素主要激活α受体，而对β受体作用小；肾上腺素既能激活α受体，又能激活β受体，但对α受体的作用不如去甲肾上腺素大，对β受体的作用远远大于去甲肾上腺素。

1. 对心脏的作用　两者均能激活心肌细胞膜上的β_1受体，引起心率加快，兴奋传导速度增快，心肌细胞收缩力增强，心输出量增加。肾上腺素对心脏的作用比去甲肾上腺素强得多，故在临床上作为强心剂使用。在完整机体内，注射去甲肾上腺素后，由于血压明显升高，可通过压力感受性反射使心率减慢，掩盖了去甲肾上腺素对心脏的直接效应。

2. 对血管的作用　去甲肾上腺素主要激活大多数血管平滑肌上的α受体，因此，去甲肾上腺素对大多数血管均有明显的收缩作用。在去甲肾上腺素的作用下血压明显升高，故在临床上去甲肾上腺素可作为升压药使用。肾上腺素对血管的作用，取决于在该血管的平滑肌上哪一种受体占优势。对以α受体占优势的血管，如皮肤和内脏的血管等，肾上腺素能使之收缩；而对以β受体占优势的血管，如骨骼肌、冠脉、肝的血管等，肾上腺素使之舒张。所以肾上腺素对外周阻力影响不大。但大剂量的肾上腺素也兴奋α受体，引起血管收缩。因此，肾上腺素主要是调节全身各器官的血液分配，特别是在运动时，可使内脏血管收缩，骨骼肌的血流量大为增加。

（二）肾素—血管紧张素系统

肾素—血管紧张素系统是维持血压、水和电解质平衡及心血管功能稳态的主要调控系统，具有长期调节动脉血压的功能。当机体交感神经兴奋或肾血流量不足或血Na^+降低时，均可刺激肾近球细胞合成和分泌肾素。肾素将血管紧张素原水解为血管紧张素Ⅰ（AngⅠ）。AngⅠ在血管紧张素转换酶（ACE）的作用下，生成血管紧张素Ⅱ（AngⅡ）。AngⅡ则可在氨基肽酶A和中性内肽酶作用下生成AngⅢ。

AngⅡ的生物学作用：① 直接使全身微动脉收缩，外周阻力增加，血压升高。② 促进交感神经末梢释放去甲肾上腺素。③ 作用于中枢神经系统内一些神经元的血管紧张素受体，使交感缩血管紧张加强，血压升高。④ 刺激肾上腺皮质球状带合成和释放醛固酮，起保钠保水排钾、增加细胞外液量的作用。⑤ 引起或增强渴觉，导致饮水行为。

（三）血管升压素

血管升压素（VP）也称抗利尿激素（ADH），由下丘脑视上核和室旁核神经元分泌，贮存于垂体，需要时释放入血。VP的作用包括：① 抗利尿效应：促进肾远端小管和集合管对水的重吸收，使血容量增加。② 升压效应：引起血管平滑肌收缩，升血压。

有利于维持体内循环血量和动脉血压的稳定。

血管内皮生成的血管活性物质、激肽释放酶-激肽系统、心房钠尿肽、组胺、前列腺素等物质均可以对血压进行一定的调节。

三、自身调节

为适应机体功能的需要，机体还具有自身调节机制，对各器官、组织的血液流量进行适当的调节，主要有以下两类。

（一）肌原性自身调节

许多血管平滑肌本身能经常保持一定的紧张性收缩，称为肌原性活动。肌源性自身调节指血

笔记栏

管平滑肌随着血压的变化而改变其紧张性，从而使器官的血流量保持相对的稳定。当某器官灌注压升高时，血管平滑肌受到牵张刺激增加，血管口径缩小，器官血流量不至增多；反之亦然，从而保持了器官血液流量的相对稳定。这种肌原性自身调节，对大脑、心脏、肾脏等重要脏器的血液供应具有重要意义。

（二）代谢性自身调节

代谢性自身调节指局部组织中代谢产物的浓度调节组织器官的血流量。当器官灌注压升高时，血液流量增多，代谢产物被过多地清除，导致局部血管收缩，以保证器官血液流量不致因血压上升而增多；反之亦然。

四、动脉血压的长期调节

肾脏在动脉血压的长期调节中发挥着重要作用，称为肾—体液控制机制。当体内细胞外液量增加时，动脉血压增高，可直接导致肾脏对水和 Na^+ 的排出增加，将过多的体液排出体外，使血压恢复到正常水平；在体内细胞外液量减少时，则可发生相反的变化。

肾—体液控制机制又受到血管升压素和肾素—血管紧张素—醛固酮系统的调节。其机制主要是通过肾对细胞外液量的调节来实现。

第五节　心力衰竭

在各种致病因素的作用下，心脏的收缩和（或）舒张功能发生障碍，使心输出量绝对或相对不足，不能充分满足机体代谢需要的病理过程称为心力衰竭（heart failure）。

一、心力衰竭的原因和分类

（一）原因

引起心力衰竭的原因包括原发性心肌舒缩障碍和心脏负荷过度。前者常见于心肌炎、心肌病、严重心肌梗死等，后者则见于高血压、慢性阻塞性肺疾病引起的压力负荷过度和心脏瓣膜关闭不全等所引起的容量负荷过度。

（二）分类

按发病部位分为左心衰竭、右心衰竭和全心衰竭；按心力衰竭病程发展速度分为急性心力衰竭和慢性心力衰竭；按心输出量高低分为低输出量性心力衰竭和高输出量性心力衰竭；按心肌收缩/舒张功能障碍分为收缩性衰竭和舒张性衰竭。

二、心力衰竭时机体的代偿反应

（一）心脏本身的代偿

1. 心率加快　这是一种见效迅速的代偿。由于心输出量＝每搏输出量×心率，所以在一定的范围内，在每搏输出量不变的情况下，心率的增快可提高心输出量。但这种代偿方式有限，且不经济。当心率过快时（成人大于 180 次/min），因心肌耗氧量增加、舒张期缩短及心脏充盈不足，心输出量反而减少。

2. 心肌收缩力增强（等长自身调节）　当心肌收缩力下降，心搏出量减少时，交感神经兴奋，血液中儿茶酚胺浓度增加，直接使心肌收缩性加强。

笔记栏

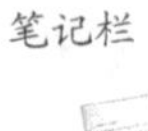

3. 心脏扩张（异长自身调节）　根据 Frank－Staring 定律，心肌收缩力和心搏出量在一定范围内随心肌纤初长度的增大而增加。当心脏泵功能下降，心室舒张末期容积增大，心肌纤维被拉长，引起心肌收缩能力增强，这种心脏扩张称为紧张源性扩张，具有代偿意义；当心室舒张期末压力

大于 2.4 kPa(18 mmHg)时，肌小节长度超过最适长度，心肌收缩力反而下降，心搏出量减少，这种心脏扩张称为肌源性扩张，为失代偿表现。

4. 心肌肥大与心室重构

(1) 心肌肥大：心肌肥大是指心肌对各种原因导致的血流动力学超负荷作出的适应性反应。根据心室舒张末期容量及心室厚度的变化，可以将心肌肥大分为两种类型：离心性肥大和向心性肥大。离心性肥大是指心脏重量增加，心室腔扩大，室壁稍厚，而室壁厚度与室腔直径的比值等于或小于正常，多由心脏长期容量负荷过度，使心室舒张末容量增加，室壁应力增加，肌节呈串联性增生所致。向心性肥大是指心脏重量增加，室壁增厚，心腔容积稍大或正常，而室壁厚度与室腔直径之比大于正常，多由心脏长期压力负荷过度，使收缩期室壁应力增加，肌节呈并联性增生所致。

(2) 心室重构：心脏的结构性适应不只是有量的增加，还伴随着质的改变，不只是心肌细胞改变，非心肌细胞及细胞外基质(胶原蛋白)也发生了深刻的变化。这种心力衰竭时为适应心脏负荷的增加，使心肌及心肌间质在细胞的结构、功能、数量及遗传表型方面都发生了适应性、增生性的变化称为心室重构或心肌改建。

(二) 心脏以外的代偿

1. 血容量增加　心力衰竭时心脏排血量减少，通激活交感—肾上腺髓质系统、肾素—血管紧张素—醛固酮系统，使肾脏肾小球滤过率降低、肾小管重吸收增加，以增加血容量。

2. 全身血流重分布　心力衰竭时由于交感—肾上腺髓质系统兴奋，可出现血液重分配，以保证重要器官供血。

3. 组织利用氧能力增强　心力衰竭时，由于周围组织的供氧减少，组织细胞通过自身调整加以代偿，以克服供氧不足。如细胞线粒体数量增多，呼吸链有关酶的活性增强。

4. 红细胞增多　心力衰竭时由于血流缓慢，机体发生循环性缺氧，刺激肾脏合成红细胞生成素增多，促进骨髓造血，使血液红细胞增多，血液携氧能力提高。

三、心力衰竭的发生机制

心力衰竭的发病机制目前尚未完全阐明，其本质是泵血功能减弱，因此，心力衰竭基本机制是心脏收缩和(或)舒张功能障碍。

(一) 心肌收缩性减弱

1. 心肌结构破坏　心肌结构的完整性是心泵功能的物质基础。任何原因引起的心肌细胞死亡，均可导致心肌结构破坏。心肌细胞死亡的原因有两种：心肌细胞坏死和心肌细胞凋亡，由心肌缺血、缺氧、中毒或炎症等因素引起。

2. 心肌能量代谢障碍

(1) 能量生成障碍：缺血、缺氧、贫血可引起有氧氧化障碍而使 ATP 生成减少，维生素 B_1 缺乏导致丙酮酸氧化脱羧障碍，不能使乙酰辅酶 A 进入三羧酸循环，使 ATP 生成减少。此外，在心肌肥大过程中，由于心肌毛细血管与心肌纤维间的血氧弥散距离增大，导致供氧障碍；线粒体所占肥大心肌细胞比例下降，能量产生减少。

(2) 能量利用障碍：心肌在由肥大转向失代偿过程中，由于肌球蛋白 ATP 酶的活性下降，使供肌丝滑行的机械能减少。

3. 兴奋—收缩偶联障碍　由于能量缺乏、酸中毒及肥大心肌的改变，使得心肌肌质网摄取、储存和释放 Ca^{2+} 障碍，Ca^{2+} 内流障碍，肌钙蛋白与 Ca^{2+} 结合障碍，造成心肌兴奋—收缩偶联障碍，心肌收缩能力降低。

笔记栏

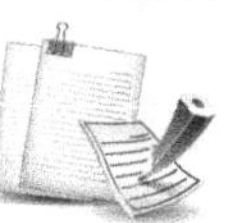

(二) 心室舒张功能异常

心室舒张功能异常，目前认为与下列因素有关。

1. Ca^{2+} 复位迟缓　心力衰竭时，由于心肌能量供应不足，ATP 减少或肌质网 Ca^{2+} 泵活性下降，使 Ca^{2+} 向胞外转移障碍或肌质网 Ca^{2+} 泵不能将 Ca^{2+} 重新摄回去，胞质中 Ca^{2+} 不能迅速下降，心肌无法舒张。

2. *肌球蛋白—肌动蛋白复合体解离障碍*　心肌舒张需肌球蛋白的横桥及时与肌动蛋白脱离，这是一个主动耗能的过程，因此，心力衰竭时，ATP 不足使肌球蛋白—肌动蛋白复合体难以解离，导致舒张能力下降。

3. *心室舒张势能减少*　心室的舒张势能来自心室的收缩，即心室收缩愈好，这种势能就越大，对心室舒张越有力。因此，心肌收缩力下降，则可使舒张势能减少，心室不能充分舒张。

4. *心室顺应性下降*　心室顺应性是指心室在单位压力下所引起容积的改变。引起心室顺应性下降的主要原因是心肌肥大引起的室壁增厚和（或）室壁组成成分的改变，心肌炎、心包填塞导致的心脏舒张受限、心室顺应性降低。

四、心力衰竭临床表现的病理生理基础

（一）肺循环淤血引起的临床表现

当左心衰竭时，左室舒张末期压力增高，肺静脉回流受阻，引起肺淤血和肺水肿，临床上表现为不同形式的呼吸困难。

1. *劳力性呼吸困难*　是左心衰竭的最早表现之一，其特征是患者在体力活动后出现呼吸困难，休息后可缓解。其发生机制为：体力活动时，回心血量增多，肺淤血加重，肺顺应性下降，呼吸道阻力增加，患者感到呼吸费力；体力活动时，心率加快，心室舒张期变短，左心室充盈受限，加重肺淤血，同时，冠脉血流不足，心肌缺血、缺氧；体力活动时，机体对氧的需求量增加，但左心不能提供与之相适应的心输出量，导致机体缺氧，出现呼吸困难。

2. *端坐呼吸*　是指患者为了减轻呼吸困难被迫采取端坐位或半卧位的状态。其机制为：端坐时，血液由于重力作用，部分转移至下半身，使回心血量减少，从而减轻肺淤血；端坐时，膈肌位置相对下移，胸腔容积相对增大，肺活量增加，减轻呼吸困难，特别是伴有腹水和肝脾肿大患者，端坐位使被挤压的胸腔得以放松；端坐呼吸减轻下半身水肿液吸收入血，减轻肺淤血。

3. *夜间阵发性呼吸困难*　指患者入睡后因呼吸困难而突然感觉憋气而被惊醒、坐起、咳嗽、喘气，症状随坐起后逐渐缓解。其发生机制：平卧位入睡后下半身静脉血回流增多，且下肢水肿液吸收入血液循环，使肺淤血、水肿加重；平卧位时，膈肌上移，胸腔容积变小，肺活量下降，发生呼吸困难；入睡后迷走神经兴奋性相对增高，支气管痉挛，呼吸道阻力增大，发生呼吸困难；入睡后中枢神经系统敏感性处于相对抑制状态，只有当肺淤血较为严重，氧分压降低到一定程度时方足以刺激呼吸中枢，使通气增强，患者也随之被憋醒，出现咳嗽、气促等症状。

（二）体循环淤血引起的临床表现

体循环淤血见于右心衰竭及全心衰竭，主要表现为颈静脉充盈或怒张、肝脾肿大及肝功能障碍、水肿及胸腹水的形成等。

（三）心输出量减少引起的临床表现

1. *动脉血压下降*　在慢性心力衰竭时，机体可通过压力感受器的刺激引起外周小动脉收缩，同时由于心脏本身及心脏以外代偿反应等活动，一般动脉血压维持正常。但急性或严重心力衰竭时，由于心输出量急剧减少，动脉血压随之下降，甚至出现心源性休克，威胁生命。

2. *尿量减少*　心力衰竭的患者，往往伴有少尿的发生，其机制为：心力衰竭时，心输出量减少，肾血流减少，GRF 降低，尿量减少；由于心输出量减少，交感神经兴奋，肾血管收缩，肾血流量进一步减少；由于交感—肾上腺髓质系统兴奋，导致肾血流重分布及近曲小管、远曲小管和集合管重吸收增强，尿量排出减少。

笔记栏

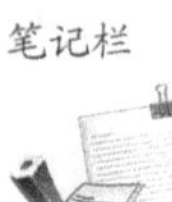

3. *脑功能改变*　轻度心力衰竭，由于脑血流重分布及脑循环自身调节，保证了脑血液的供应，没有明显脑功能障碍。由于中枢神经系统对缺氧十分敏感，如心力衰竭持续存在或代偿失调，使脑血流下降，脑组织缺血、缺氧，患者出现头痛、失眠，烦躁、神志淡漠甚至昏迷。缺氧还可以引起

脑水肿，使脑功能障碍进一步加重。

4. *疲乏无力和皮肤苍白* 心力衰竭时，由于心输出量减少，肌肉组织得不到充足的血液供应，能量代谢障碍，不能为肌肉活动提供充足的能量，患者感到无力。由于心输出量不足，加上交感神经兴奋、血流重分布及皮肤血管收缩，因而皮肤的血液灌流减少，患者皮肤苍白，皮温下降，严重者可有发绀。

五、心力衰竭的防治原则

(1) 防治病因、消除诱因。

(2) 改善心脏舒缩功能：可用各类强心药物或钙拮抗剂等。

(3) 减轻心脏前、后负荷：可使用利尿剂或扩血管药物降低心脏的前后负荷，以增加排血量。

(4) 纠正水、电解质和酸碱平衡紊乱：控制水肿、降低血容量是治疗的重要措施。应选用适当的利尿剂和限制钠盐摄入，针对电解质和酸碱平衡紊乱采取相应的措施。

【思考题】

(1) 长时间心率加快对心脏会产生哪些影响？
(2) 心肌快反应细胞与慢反应细胞有什么区别？
(3) 心脏泵血功能的评价指标有哪些？分别具有什么生理学意义？
(4) 简述组织液的生成及其影响因素。
(5) 当人从卧位突然改变为直立位，心血管活动是否会发生变化？如果发生变化，请解释产生该现象的生理机制。
(6) 心脏如何有效控制心输出量？
(7) 机体如何有效维持血压稳定？

（戴　华　张艳青）

笔记栏

第四章

呼　吸

学习要点

- **掌握：**① 肺内压的变化、胸膜腔负压的形成和意义；肺弹性阻力的概念和来源；肺泡表面活性物质的来源和意义。② 肺容量、时间肺活量、肺泡通气量的概念和意义。③ 肺气体交换的原理；O_2与血红蛋白结合的特点；氧解离曲线的概念。④ 化学感受器的分类和化学性因素调节的途径；肺牵张反射的概念和意义。⑤ 呼吸衰竭的概念及发生机制。⑥ 四型缺氧的概念、原因；血氧变化特点。
- **熟悉：**① 呼吸运动的形式和原理；气体运输的形式。② 肺顺应性和意义。③ 呼吸中枢的概念和部位。④ 呼吸衰竭时机体主要代谢功能变化。⑤ 四型缺氧的发生机制。
- **了解：**① 呼吸的概念；肺气体交换的影响因素；气体在肺和组织的交换过程；肺通气/血流比值的概念和意义；氧解离曲线的影响因素。② 呼吸衰竭防治的病理生理基础。③ 四型缺氧的防治原则。

基础状态下，机体需要不断从外环境中摄取O_2并排出CO_2，以维持新陈代谢的进行和内环境的相对稳定。机体与外界环境之间的气体交换过程称为呼吸，它由三个互相衔接且又同时进行的环节组成(图 4－1)：外呼吸、气体在血液中的运输、内呼吸。外呼吸是指外界环境与血液在肺的气体交换过程，包括肺通气和肺换气；气体在血液中的运输是指吸入的O_2经血液循环运输至组织细胞，组织细胞产生的CO_2经血液循环运输至肺的过程；内呼吸是指流经组织的血液与组织细胞之间的气体交换过程。有时也把细胞内的生物氧化过程包括在内。此三个环节相互衔接并同时进行，其中肺通气是整个呼吸过程的基础，肺通气的动力来自呼吸运动。

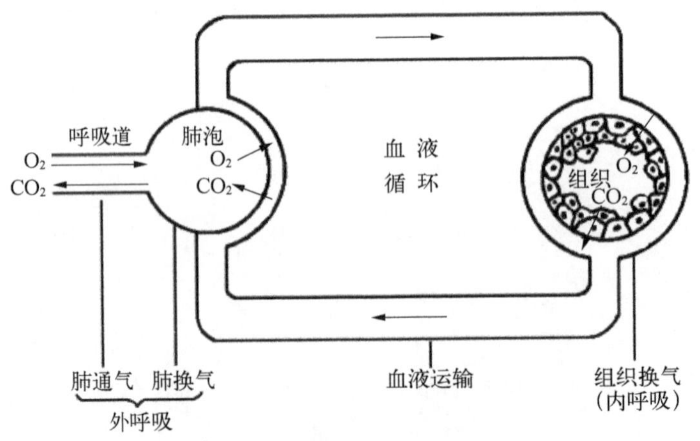

图 4－1　呼吸全过程示意图

笔记栏

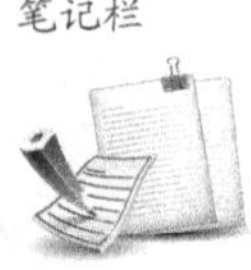

第一节 肺通气

肺通气是指肺泡与外界环境之间的气体交换过程。实现肺通气的组织结构是呼吸道、肺泡、胸廓、胸膜腔和呼吸肌等。

一、肺通气的原理

肺本身不具有主动扩张与缩小的能力,它是由于胸廓的扩大和缩小引起的,胸廓的扩大和缩小又是通过呼吸肌的收缩与舒张实现的(图 4-2)。因此,呼吸肌收缩与舒张引起的节律性呼吸运动是肺通气的原动力,肺泡气与大气之间的压力差是肺通气的直接动力。

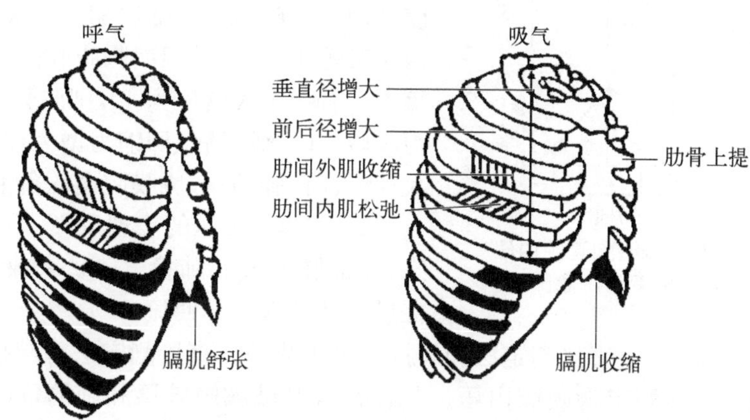

图 4-2 平静呼吸时呼气末和吸气末胸廓的状态示意图

(一) 肺通气的动力

1. 呼吸运动

(1) 呼吸运动:引起呼吸运动的肌肉称为呼吸肌。主要吸气肌为膈肌和肋间外肌,辅助吸气肌有斜角肌、胸锁乳突肌和胸背部的其他肌肉等,辅助吸气肌只有在用力呼吸时才会参加呼吸运动;主要呼气肌为肋间内肌和腹壁肌。吸气肌收缩,胸廓容积扩大,肺内压降低,当低于大气压时,空气进入肺,引起吸气;反之,吸气肌舒张时,肺依靠自身的回缩力而回位,牵引胸廓使之缩小,从而引起胸腔和肺容积减小,肺内压高于大气压,肺内气体被呼出,完成呼气过程。所以平静呼吸时的呼气过程是被动的。

(2) 呼吸运动的形式

1) 平静呼吸:在安静状态下平稳均匀的呼吸运动。平静呼吸时,吸气动作是由吸气肌收缩引起的,为主动过程;呼气动作则主要是吸气肌舒张所致,为被动过程。正常成人安静时呼吸频率为 12～18 次/min。

2) 用力呼吸:加深加快的呼吸运动。吸气由主要吸气肌、辅助吸气肌收缩引起;呼气时,除了吸气肌的舒张,呼气肌也参与了收缩过程,吸气、呼气均为主动过程。

其中,以肋间外肌为主的舒缩活动引起的呼吸运动,称为胸式呼吸;以膈肌为主的舒缩活动引起的呼吸运动,称为腹式呼吸。正常成人一般情况下是混合型呼吸运动。

2. 肺内压　指存在于肺泡内的压力,呼吸过程中肺内压呈周期性波动。安静状态下,吸气时,肺内压比大气压低 1～2 mmHg,呼气时肺内压比大气压高 1～2 mmHg;在吸气末和呼气末,肺内压与大气压相等;用力呼吸时,肺内压变化程度增大。

笔记栏

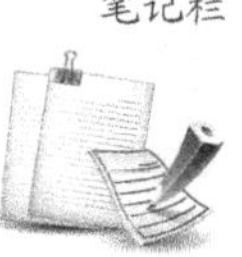

在自然呼吸停止时,用人为方式建立肺内压与大气压之间的压力差,以维持肺通气的方法,称为人

工呼吸。人工呼吸的方法有：口对口吹气的加压呼吸、节律性举臂压背或挤压胸廓的负压呼吸、不同类型呼吸机实施正压或负压呼吸等。保持患者气道通畅，是成功施行人工呼吸的前提条件。

3. 胸膜腔和胸膜腔内压

（1）胸膜腔：指由胸膜壁层与胸膜脏层围成的密闭、潜在的腔隙。胸膜腔必须保持密闭，密闭的胸膜腔以及肺本身有可扩张性，使得肺能够随着胸廓的运动而运动。胸膜腔内没有气体，有约 10 μm 厚的薄层浆液。如果胸膜腔破裂则形成气胸，导致肺通气功能受阻，应作紧急处理。

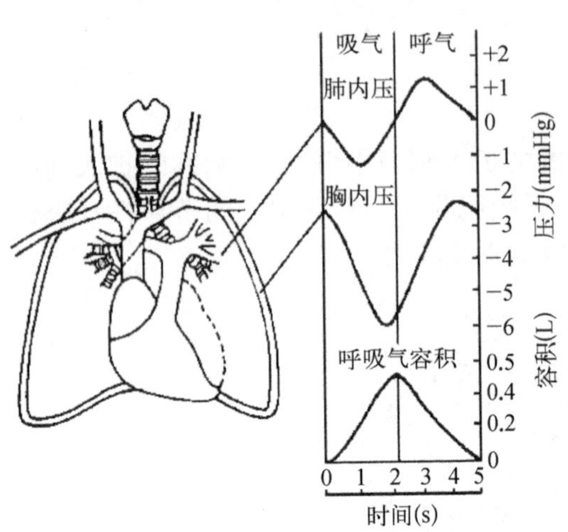

图 4-3 平静呼吸时肺内压，胸膜腔内压及呼吸气容积的变化示意图

（2）胸膜腔内压：

1）胸膜腔内压是指胸膜腔内的压力。在发育过程中，胸廓生长速度比肺迅速，胸廓的自然容积比肺的自然容积大，故肺始终处于被动扩张状态。正常情况下，通过胸膜脏层作用于胸膜腔有两种力：一是肺内压，使肺泡扩张，二是肺的回缩力，使肺泡缩小。胸膜腔内压＝肺内压－肺回缩力。吸气末和呼气末，肺内压又等于大气压，因而胸膜腔内压＝大气压－肺回缩力。若一个大气压为 40，则胸膜腔内压＝－肺回缩力。吸气时，肺扩张，回缩力增大，胸膜腔内压负值变大；呼气时，肺缩小，胸膜腔内压负值变小。

2）胸膜腔负压的生理意义：① 维持肺的扩张状态，保证肺通气和肺换气；② 有效降低中心静脉压，促进血液和淋巴的回流。

3）胸膜腔内压的测定：有直接测定法和间接测定法两种。直接测定法将与检压计相连的注射针头斜刺入胸膜腔内，直接测定胸膜腔内压。其存在着刺破胸膜脏层和肺的危险。常用的方法是间接测定法，受试者吞下带薄壁气囊的导管至食管下段 1/3 处，通过检测食管内压力来间接反映胸膜腔内压（图 4-3）。

（二）肺通气的阻力

肺通气的阻力包括：① 弹性阻力：指肺和胸廓的弹性阻力，占总阻力的 70%；② 非弹性阻力：指呼吸道阻力、惯性阻力和组织的黏滞阻力，占总阻力的 30%。

1. 弹性阻力

（1）弹性阻力（R）：指弹性组织在外力的作用下变形时，产生的对抗变形和引起回位的力。在同样大小的外力作用下，弹性阻力大者，变形程度小，弹性阻力小者，则变形程度大。

（2）顺应性（C）：指弹性组织在外力的作用下的可扩展性。顺应性（C）和弹性阻力（R）呈反比：$C=1/R$。顺应性可用单位压力（ΔP）变化所引起的容积（ΔV）变化来表示：$C=\Delta V/\Delta P$（L/cmH_2O）。

（3）肺的弹性阻力和顺应性

1）肺的弹性阻力：肺的弹性阻力是吸气的阻力。其弹性阻力来自肺组织的弹性回缩力以及肺泡液-气界面的表面张力导致的弹性回缩力。肺本身的弹性阻力仅占肺总弹性阻力的 1/3，而表面张力导致的弹性回缩力约占总阻力的 2/3。

2）肺的顺应性（CL）：肺的弹性阻力的大小用肺顺应性来度量，在外力作用下肺的可扩展性，称为肺的顺应性。正常成人两肺的总 CL 约为 0.2 L/cmH_2O。

$$\text{肺的顺应性}(CL)=\text{肺容积变化}(\Delta V)/\text{跨肺压变化}(\Delta P)(L/cmH_2O)$$

公式中，跨肺压指肺内压与胸膜腔内压之差。肺的顺应性可因肺充血、肺不张、肺纤维化等而下降，导致肺的弹性阻力增大，呼吸困难。肺的顺应性变化，均对呼吸不利。

笔记栏

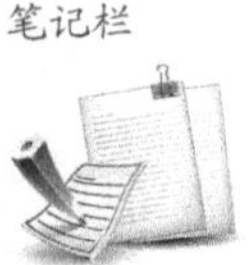

3）肺表面活性物质：由肺泡Ⅱ型细胞分泌的脂蛋白混合物，主要成分是二棕榈酰卵磷脂（DPPC），分布在肺泡液-气界面上，形成一个单分子层，并随肺泡的张缩而改变其密度。其生理作

用：① 降低肺泡表面张力，减小吸气阻力；② 维持大小肺泡容积的稳定性，防止大肺泡的过度膨胀、小肺泡因回缩而塌陷；③ 防止肺水肿。肺泡表面活性物质可减小表面张力对肺毛细血管中的液体的吸引作用，防止液体渗入肺泡。

(4) 胸廓的弹性阻力和顺应性：胸廓的弹性回缩力既可为吸气的阻力，也可为吸气的动力。当胸廓处于自然位置(肺容量相当于67%左右的肺总量)时，此时的胸廓不表现有弹性回缩力；小于(大于)肺总量的67%，其弹性回缩力向外(向内)，成为吸气的动力和呼气的弹性阻力(吸气阻力)。

正常人胸廓顺应性约为0.2 L/cmH_2O。胸廓畸形、肥胖、胸膜增厚或腹内占位性病变，均可引起胸廓顺应性降低。胸廓和肺的总顺应性为0.1 L/cmH_2O。

2. 非弹性阻力　非弹性阻力包括惯性阻力、黏滞阻力和气道阻力。平静呼吸时，惯性阻力和黏滞阻力较小，可以略而不计；呼吸道阻力是由气体流经呼吸道时，气体分子之间及气体分子与呼吸道壁之间的摩擦力，它是非弹性阻力的主要成分，占非弹性阻力的80%～90%。

影响呼吸道阻力的因素有：气流速度、气流形式和气道口径大小等，而呼吸道阻力与气道半径4次方成反比，其口径大小又受下列因素影响：跨壁压、肺实质受呼吸道壁的外向放射状牵引、自主神经系统对呼吸道壁平滑肌舒缩活动的调节以及化学因素。

二、肺通气功能的测定

(一) 肺容积

1. 潮气量　指平静呼吸时每次吸入或呼出的气量。正常成人为400～600 mL。

2. 补吸气量(或称吸气贮备量)　指平静吸气末，再尽力吸气所能吸入的气体量。正常成人为1 500～2 000 mL。

3. 补呼气量(或称呼气贮备量)　指平静呼气末，再尽呼气所能呼出的气体量。正常成人约为900～1 200 mL。

4. 余气量(或称残气量)　指最大呼气末，肺内仍残留的气体量。正常成年男性约1 500 mL，女性约1 000 mL(图4-4)。

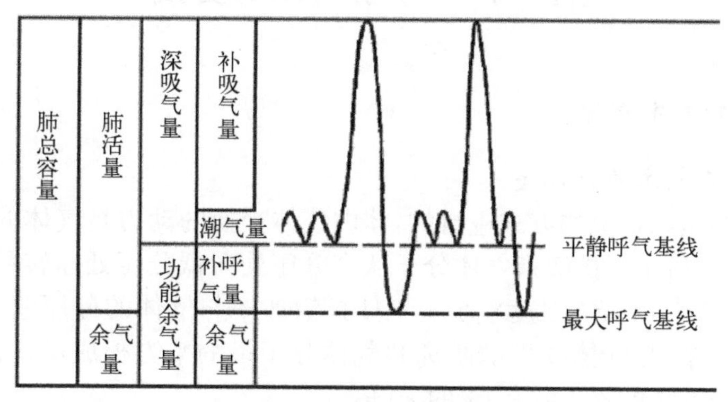

图4-4　肺容积曲线

(二) 肺容量

1. 深吸气量　指平静呼气末做最大吸气，所能吸入的总气体量。深吸气量是潮气量与补吸气量之和，是衡量最大通气潜力的重要指标。

2. 功能余气量　指平静呼气末，肺内所存留的气体量，是余气量、补呼气量之和。正常成人男性约2 500 mL，女性约2 000 mL。

3. 肺活量　指尽力吸气后，所能呼出的最大气体量，是补吸气量、潮气量和补呼气量三者之和。正常成年男性约为3 500 mL，女性约为2 500 mL。肺活量可作为检测肺通气功能的指标之一。

笔记栏

4. 用力肺活量和用力呼气量

(1) 用力肺活量：指一次最大吸气后，尽力尽快呼气，所能呼出的最大气体量。正常时，用力肺活量略小于在没有时间限制条件下测得的肺活量。

(2) 用力呼气量(或称时间肺活量)：指一次最大吸气后，再尽力尽快呼气时，在一定时间内所能呼出的气体量，分别计算第 1 秒、第 2 秒、第 3 秒末所占用力肺活量的百分数。正常成人各为 83%、96%和 99%。用力呼气量能反映肺通气阻力的变化，是评价肺通气功能的较好指标。肺纤维化和哮喘病患者时间肺活量显著降低。

5. 肺总容量　指肺所能容纳的最大气体量，等于肺活量与余气量之和。正常成年男性约 5 000 mL，女性约 3 500 mL。

6. 肺通气量

(1) 肺通气：指平静呼吸时，每分钟吸入或呼出的气量。它等于潮气量与呼吸频率的乘积，正常成人为 6～9 L。

(2) 无效腔和肺泡通气量：

1) 无效腔：① 解剖无效腔：从鼻腔至呼吸性细支气管以前的呼吸道不参与肺泡与血液之间的气体交换的容量，约 150 mL。② 肺泡无效腔：气体进入肺内而未能进行交换的肺泡容量。

上述二者合称生理无效腔。正常情况下，进入肺泡的气体几乎都能全部交换，肺泡无效腔视为 0，故解剖无效腔可代表生理无效腔。

2) 肺泡通气量：指每分钟吸入肺内的新鲜空气量，也就是肺泡实际更新的气量。肺泡通气量=(潮气量－无效腔容积)×呼吸频率

潮气量和呼吸频率影响着肺通气和肺泡通气。从气体交换的效率看，深而慢的呼吸比浅而快的呼吸更有利于气体交换。

评价肺通气功能的常用的指标有肺活量、用力肺活量、肺泡通气量等，从气体交换的角度来说，最好的指标是肺泡通气量。

第二节　呼吸气体的交换

一、气体的交换的基本原理

气体交换的动力是气体的分压差

机体内的气体交换是以扩散的方式进行的，体内气体交换的动力是气体的分压差，体内各部位的气体的分压如表 4-1 所示。扩散指气体分子从高分压处向低分压处净转移的过程。分压差大，扩散快，气体交换的速率大，反之，则速率小。气体扩散速率与气体的分压差、气体的溶解度、温度和扩散面积均成正比关系，与气体的扩散距离和气体分子量的平方根成反比；溶解度/分子量的平方根，称为扩散系数，CO_2的扩散系数是 O_2的 20 倍。

表 4-1　安静状态下肺泡气、血液和组织中气体的分压差(mmHg)

气体分压	肺泡气	动脉血	静脉血	组　织
$p(O_2)$	102	100	40	30
$p(CO_2)$	40	40	46	50

二、肺换气

笔记栏

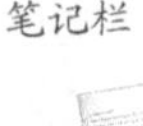

(一) 肺泡与血液之间的气体交换过程

肺泡与血液之间的气体交换称为肺换气。肺泡内 PO_2高于静脉血 PO_2，而其 PCO_2则低于静脉血 PCO_2。所以，O_2由肺泡向静脉血扩散；而 CO_2则由静脉血向肺泡扩散(图 4-5)。

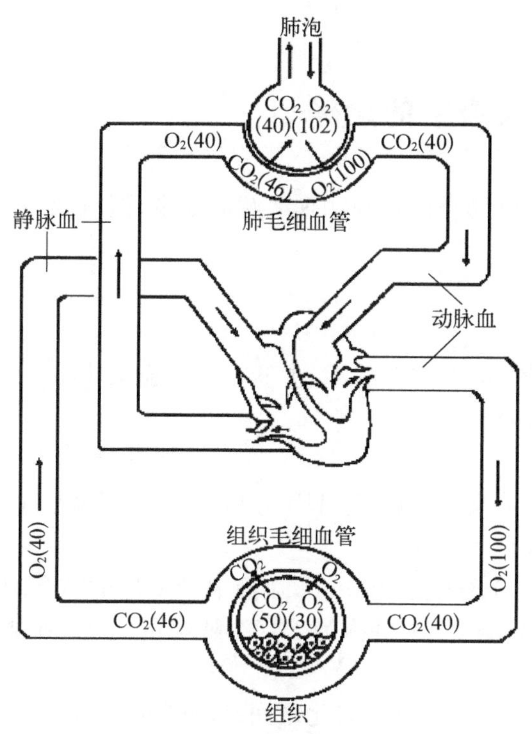

图 4-5 肺换气和组织换气示意图数字为气体分压(mmHg)

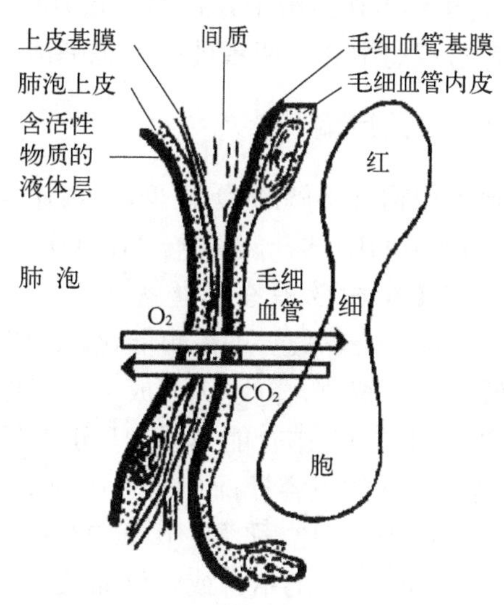

图 4-6 呼吸膜结构示意图

(二) 影响肺换气的因素

1. 气体扩散速率　气体扩散速率快则气体交换快;反之则气体交换慢。气体分子的扩散速率与分压差、溶解度呈正相关,而与分子量的平方根成负相关。CO_2的扩散速率则是O_2的2倍。故在肺内,CO_2的换气速度比O_2快。

2. 呼吸膜(肺泡膜)的厚度　气体扩散速率与呼吸膜厚度呈负相关,与扩散面积呈正相关。肺泡膜由6层结构构成(图4-6):① 肺泡表面活性物质和肺泡液体层;② 肺泡上皮层;③ 肺泡上皮基底膜层;④ 组织间质层;⑤ 毛细血管基底膜层;⑥ 毛细血管内皮细胞层,其总厚度不到1 μm,通透性大,气体易于扩散通过。病理情况下,如肺纤维化、肺水肿使呼吸面积增厚,扩散距离增大,从而降低气体扩散的速率。

3. 呼吸膜(肺泡膜)的面积　正常成人安静状态下,呼吸膜的扩散面积约40 m^2,运动时则增加,肺泡膜总扩散面积可增加至70 m^2。肺泡膜面积减少,将降低气体扩散速率。

4. 通气/血流比值(V/Q)　指每分肺泡通气量与每分肺血流量(心输出量)的比值。正常成人安静时为4.2/5.0=0.84,两者匹配最合适,肺换气效率最高。比值大于0.84,提示肺通气过多或肺血流量不足;若比值小于0.84,意味着肺通气不良或肺血流量过剩,表明肺泡通气不足,有部分血液得不到充分的气体交换,犹如增加了动—静脉短路。比值增大或减小均降低有效的气体交换,导致缺O_2和CO_2潴留,但主要是缺O_2。

三、组织换气

组织换气指血液与组织细胞间的气体交换。组织内PO_2低于动脉血PO_2,而其PCO_2则高于动脉血PCO_2。因此,O_2由血液向组织扩散,而CO_2则由组织向血液扩散。这样,动脉血失去O_2,得到CO_2而变成静脉血。

笔记栏

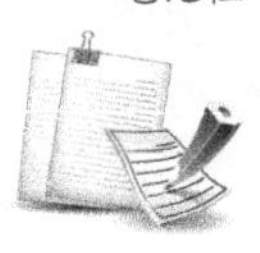

第三节 气体在血液中的运输

O_2和CO_2在血液中存在的形式有物理溶解和化学结合两种。物理溶解的量少，但重要，它是气体运输过程的中介。两者处于动态平衡。

一、氧的运输

血液中物理溶解的O_2很少，仅占血氧总量1.5%，化学结合的O_2占98.5%。血液中的O_2主要与血红蛋白(Hb)结合，以氧合Hb(HbO_2)的形式运输。

(一) Hb与O_2结合的特点

(1) 反应快，可逆，不需酶催化，受PO_2的调节。在肺部PO_2高，Hb与O_2结合成HbO_2；在组织PO_2低，HbO_2解离，释放O_2而成为去氧血红蛋白。

(2) Hb与O_2结合能力强。1分子Hb可结合4分子O_2。100 mL血液中，Hb所能结合的最大O_2量称为Hb的氧容量；而100 mL血液中，Hb实际结合O_2量称为Hb的氧含量。Hb氧含量占Hb氧容量的百分比，称为Hb氧饱和度。

(3) Hb与O_2的结合或解离曲线呈S形。Hb的4个亚单位彼此之间有协同效应，当1个亚单位与O_2结合后，可促使其余的亚单位与O_2结合，反之亦然。此现象又称为变构效应。

(二) 氧解离曲线及其特点

氧解离曲线是反映Hb氧饱和度与PO_2关系的曲线，呈S形(图4－7)。

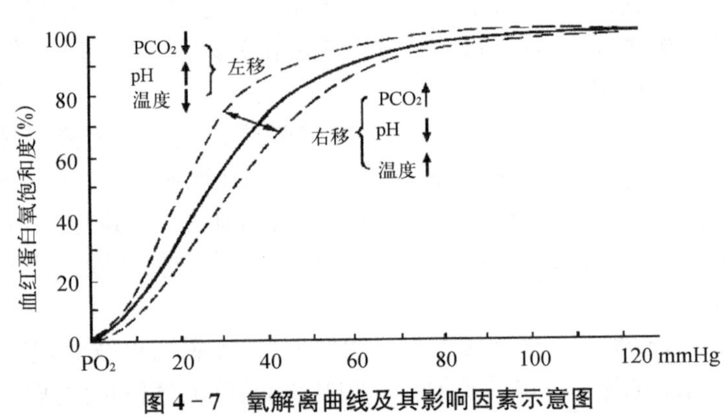

图4－7 氧解离曲线及其影响因素示意图

1. 曲线上段　相当于血液PO_2在60～100 mmHg之间，比较平坦。表明即使外界或肺泡中PO_2有所下降，血氧饱和度仍可维持于较高的水平，保证了全身组织O_2的供应。研究表明，只要PO_2不低于60 mmHg，Hb氧饱和度仍能保持在90%以上，不会发生明显的低氧血症，但易掩盖早期缺O_2，应予警惕。

2. 曲线中段　较陡，相当于PO_2在40～60 mmHg之间。血液PO_2稍下降，即有较多的O_2解离出来，使血氧饱和度下降很多。当PO_2较高的动脉血流经PO_2较低的组织时，便可释放较多的O_2供组织需要。

3. 曲线下段　最陡，相当于PO_2在15～40 mmHg之间。表明PO_2稍有降低，HbO_2就释放大量O_2，以满足运动时组织所需的O_2。

笔记栏

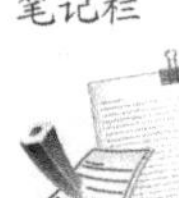

(三) 影响氧解离曲线的因素

Hb对O_2的亲和力通常用P_{50}来表示。P_{50}指：血氧饱和度达50%时的PO_2，正常为26.5 mmHg。P50增大，表示Hb对O_2的亲和力降低，氧离曲线右移；P50减小，表示Hb对O_2的亲和力增加，氧解离曲线左移。影响氧解离曲线的因素有：血液 pH↓、PCO_2↑、温度↑、2,3-二磷酸甘油酸(2,3-DPG)↑等均使曲线右移，可释放 O_2 供组织利用；反之，曲线左移，O_2 不易释放。另外，Hb 本身的性质直接影响其与 O_2 的结合。Hb 分子中的 Fe^{2+} 被氧化成 Fe^{3+} 后，即失去运 O_2 能力。CO 中毒既妨碍 Hb 与 O_2 的结合，又妨碍 Hb 与 O_2 的解离，危害很大。但 CO 与 Hb 的结合是可逆的，在 O_2 充足的环境中，O_2 可把 CO 逐渐置换出来。贫血患者体内 Hb 量减少，血液总的运 O_2 能力降低，机体安静状态下不缺 O_2，但活动增强时可出现 O_2 供不足。

pH 和 $p(CO_2)$ 对氧合 Hb 解离曲线的影响称为波尔效应。波尔效应具有重要的生理意义，既有利于肺毛细血管血液的氧合，又有利于组织毛细血管血液释放 O_2。

二、二氧化碳的运输

血液中物理溶解运输的 CO_2 量仅占总运输量的 5%，化学结合占 95%，其中以碳酸氢盐形式运输的约占 88%，以氨基甲酰血红蛋白形式运输的约占 7%。

(一) 以碳酸氢盐形式运输

碳酸氢盐是 CO_2 在血液中运输的最主要形式。从组织扩散进入血液中的大部分 CO_2，在红细胞内丰富碳酸酐酶作用下生成 H_2CO_3，随后解离成 HCO_3^- 和 H^+。HCO_3^- 通过红细胞膜上特异性的 HCO_3^-/Cl^- 载体，便顺浓度梯度扩散进入血浆，同时，血浆中的 Cl^- 扩散进入红细胞，这一现象称为氯转移(图 4-8)。

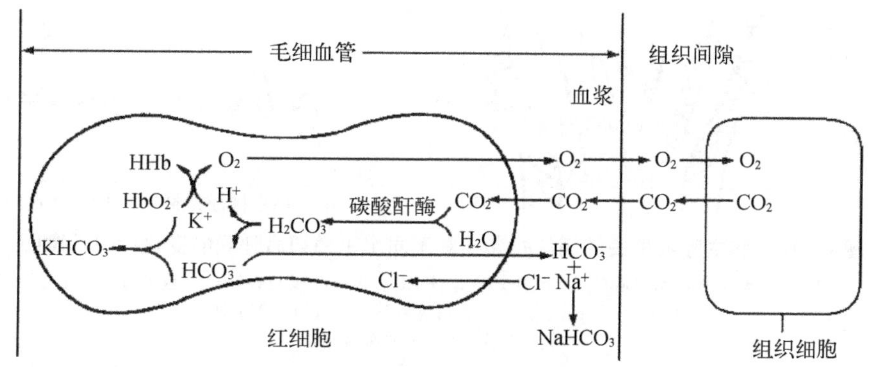

图 4-8 CO_2 在血液中的运输示意图

(二) 以氨基甲酰血红蛋白形式运输

CO_2 从组织经血浆进入红细胞后，可直接与 Hb 结合，生成氨基甲酰血红蛋白：

$$HbNH_2O_2 + H^+ + CO_2 \underset{\text{在肺内}}{\overset{\text{在组织}}{\rightleftharpoons}} HHbNHCOOH + O_2$$

此反应迅速可逆，不需酶参加。

(三) CO_2 解离曲线及其影响因素

反映血中 CO_2 含量与 PCO_2 之间相互关系的曲线称为 CO_2 解离曲线(图 4-9)。血液中 CO_2 含量随 PCO_2 的升高而增加，两者几乎呈线性关系。O_2 与 Hb 结合将促使 CO_2 释放，这一效应称为何尔登效应。

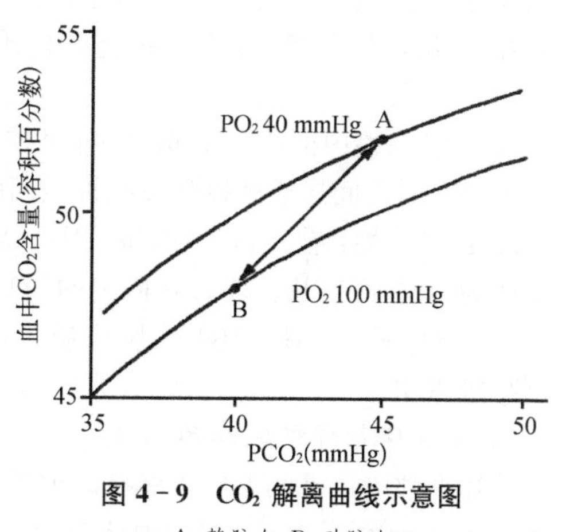

图 4-9 CO_2 解离曲线示意图

A. 静脉血；B. 动脉血

笔记栏

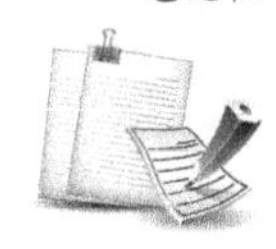

第四节 呼吸运动的调节

一、呼吸中枢与呼吸节律

在中枢神经系统内，产生和调节呼吸运动的神经细胞群称为呼吸中枢。它们分布于大脑皮质、间脑、脑桥、延髓和脊髓等部位。

（一）呼吸中枢

1. 脊髓　　脊髓是联系脑和呼吸肌的中间环节，是整合某些呼吸反射的初级中枢。

2. 低位脑干　　1923 年，英国生理学家 Lumsden 用横断不同水平的猫的脑干进行实验（图 4－10），从而证明哺乳动物的基本呼吸节律产生于低位脑干。低位脑干分为以下几个部分。

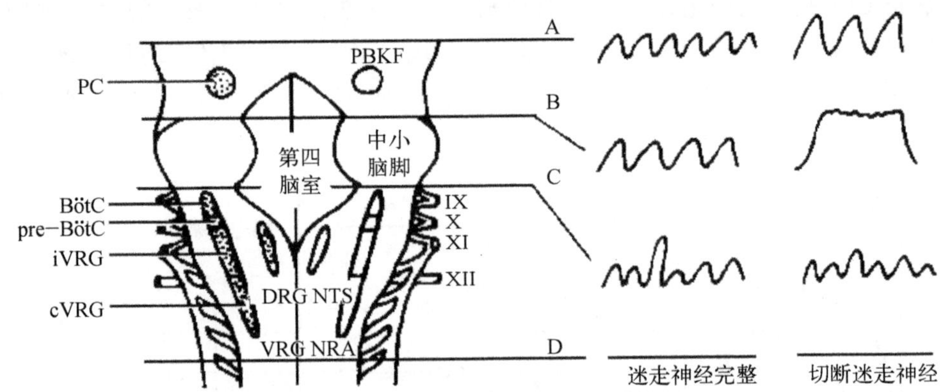

图 4－10　脑主呼吸相关核闭（左）和在其不同水平横切后呼吸的变化（右）示意图

PC：呼吸调整中枢；BötC：包饮格复合体；DRG：背侧呼吸组；cVRG：腹侧呼吸组；NRA：后疑核；Ⅸ、Ⅹ、Ⅺ、Ⅻ分别为第 9、10、11、12 对脑神经
A、B、C、D 为不同平面横切

（1）延髓：延髓是调节节律性呼吸运动的基本中枢。有吸气神经元、呼气神经元、吸气-呼气神经元和呼气-吸气神经元。这些呼吸神经元群主要集中在：① 延髓背侧的孤束核腹侧部；② 延髓腹侧的疑核、后疑核和面神经后核附近的包氏复合体内。

（2）脑桥：

1）呼吸调整中枢：脑桥部位的呼吸神经元主要集中于臂旁内侧核和相邻的 KF 核内，与延髓的呼吸神经元群之间形成调控呼吸的神经回路。其作用是限制吸气，促使吸气向呼气转换。

2）长吸中枢：曾经认为，脑桥的中下部具有加强延髓吸气神经元活动的结构，称为长吸中枢。目前认为，脑桥在结构上不存在固定的长吸中枢。

（3）高位脑区：呼吸还受大脑皮质、边缘系统和下丘脑等高位中枢的调节，大脑皮质可以随意控制呼吸运动。

（二）节律性呼吸运动的形成

节律性呼吸运动的形成可能有两种机制。

1. 起步细胞学说　　该学说认为，节律性呼吸是由延髓内具有起步点样活动神经元的节律性兴奋引起的。前包钦格复合体中就存在着类似的电压依赖性的起步神经元。

笔记栏

2. 神经网络学说　　该学说认为，呼吸节律的形成有赖于延髓内呼吸神经元之间的复杂的网络联系和相互作用，从而提出中枢吸气活动发生器和吸气切断机制学说。认为在延髓内，有一个中枢吸气活动发生器，可自发放电引起吸气过程；同时，延髓还有一个吸气切断结构，可切断吸气而转为呼气

过程。在呼气过程中,吸气切断机制神经元因接受的兴奋性影响减少而活动减弱,中枢吸气活动发生器神经元的活动便逐渐恢复,导致吸气活动再次发生。如此周而复始,形成节律性呼吸运动。

二、呼吸的反射性调节

(一) 肺牵张反射

1. 概念 由肺的扩张或缩小引起的吸气抑制或兴奋的反射,称为肺牵张反射或黑-伯反射。包括因肺扩张引起吸气抑制的肺扩张反射和由肺缩小引起吸气的肺萎陷反射。

2. 反射弧 其感受器为牵张感受器,分布在从气管到细支气管的平滑肌层中,其阈值低、适应慢。冲动经迷走神经纤维传入,反射中枢在延髓,是一种负反馈调节机制。

3. 生理意义 防止吸气过长、过深,促使吸气及时转入呼气,从而加速吸气和呼气活动的交替,调节呼吸的频率和深度。

正常人肺扩张反射的中枢阈值较高,故平静呼吸时不参与呼吸调节。仅在病理情况下发挥作用。

(二) 化学感受性呼吸反射

1. 化学感受器 其适宜刺激是化学物质的感受器。分为外周与中枢化学感受器。

(1) 外周化学感受器:指主动脉体和颈动脉体。它们能感受血液中 PO_2降低、PCO_2和 H^+浓度升高的刺激,冲动分别经窦神经(后加入舌咽神经)和迷走神经传入延髓呼吸中枢,反射性地引起呼吸加深加快和血液循环的变化。颈动脉体的调节作用更为重要。

生理意义:在低 O_2时能维持对呼吸的驱动。颈动脉体的Ⅰ型细胞起着化学感受器的作用。

(2) 中枢化学感受器:位于延髓腹外侧的浅表部位。其适宜刺激是脑脊液中的 H^+↑,而不是 O_2和 CO_2的变化。血液中的 CO_2易通过血-脑屏障进入脑脊液,在碳酸酐酶作用下与水反应形成碳酸,解离出 H^+,从而刺激中枢化学感受器而引起兴奋。

生理意义:中枢化学感受器对 H^+(CO_2)变化的敏感性高,不感受缺 O_2的刺激。其作用可能是调节脑脊液的 H^+浓度,稳定中枢神经系统内的 pH 环境。

2. CO_2、H^+和 O_2对呼吸的调节

(1) CO_2对呼吸的调节:CO_2对呼吸有很强的刺激作用,是调节呼吸的最重要的体液因子,一定水平的 CO_2是维持正常呼吸的必需刺激。血液中 PCO_2降低,可引起呼吸暂停;血液中 PCO_2在一定范围内升高,则呼吸加强,肺通气量增加;当吸入气 CO_2含量超过一定水平时,肺通气不再增加,并出现头昏、头痛,产生 CO_2麻醉,抑制呼吸。

一定水平下,CO_2↑通过刺激中枢和外周化学感受器,兴奋呼吸中枢,使呼吸加深加快,在这两条途径中,中枢化学感受器的作用要比外周化学感受器更为重要。但当动脉血 PCO_2突然增加或中枢化学感受器受到抑制,对 CO_2反应降低时,外周化学感受器便发挥重要作用。

(2) H^+对呼吸的影响:血液中 H^+↑主要刺激外周化学感受器,使呼吸加深加快。由于血中 H^+不易透过血-脑屏障,限制了它对中枢化学感受器的作用。脑脊液中的 H^+才是中枢化学感受器的有效刺激

(3) 低 O_2对呼吸的影响:由于吸入气中 PO_2低,可引起呼吸加强。动脉血 PO_2降低对呼吸的刺激作用完全依赖于外周化学感受器,颈动脉体起主要作用。低 O_2对呼吸中枢的直接作用则是抑制,严重低 O_2时,当外周化学感受性反射兴奋呼吸中枢的作用,不足以克服低 O_2对呼吸中枢的抑制作用时,则可发生呼吸衰竭。

正常情况下,CO_2是维持正常呼吸的必要刺激。但当动脉血 PCO_2突然增加或中枢化学感受器受到抑制时,CO_2不再是维持呼吸的始动因素。此时,低 O_2对外周化学感受器的刺激,便成为维持呼吸的重要始动因素。

笔记栏

3. 防御性呼吸反射、呼吸肌本体感受性反射及其他 除了上述呼吸反射外,机体还具有其他类型的呼吸反射,如防御性呼吸反射,包含喷嚏反射、咳嗽反射;肺毛细血管旁感受器引起的呼吸反

射;呼吸肌本体感受性反射。气压、运动等均对呼吸反射具有影响作用。

第五节 呼吸系统病理生理

一、呼吸衰竭

由于外呼吸功能严重障碍,在海平面静息状态下吸入空气时,动脉血氧分压(PaO_2)低于 8 kPa (60 mmHg),伴有或不伴有二氧化碳分压($PaCO_2$)高于 6.67 kPa(50 mmHg)的病理过程称为呼吸衰竭。呼吸衰竭发生、发展常有一个过程,如果外呼吸功能障碍所导致的 PaO_2降低或 $PaCO_2$升高没有达到上述水平,通常称为呼吸功能不全。呼吸衰竭分为Ⅰ型呼吸衰竭和Ⅱ型呼吸衰竭,Ⅱ型呼吸衰竭又称低氧血症型呼吸衰竭,PaO_2降低,但 $PaCO_2$正常;Ⅱ型呼吸衰竭又称高碳酸血症型呼吸衰竭,PaO_2降低,且伴有 $PaCO_2$升高。

(一)原因和发病机制

1. 肺通气功能障碍

(1) 限制性通气不足:吸气时肺泡的扩张受限引起的肺泡通气不足称为限制性通气不足。其原因有以下几个方面。

1) 呼吸肌活动障碍:中枢或周围神经的器质性病变,如脑外伤、脑血管意外、脑炎、脊髓灰质炎、多发性脊神经炎等;由过量镇静药、安眠药、麻醉药所引起的呼吸中枢抑制;呼吸肌本身功能障碍,如重症肌无力、低钾血症等。

2) 胸廓的顺应性降低:严重的胸廓畸形、胸膜纤维化、肋骨骨折、胸腔积液等可限制胸廓的扩张,从而限制肺的扩张。

3) 肺的顺应性降低:如严重的肺纤维化或肺泡表面活性物质减少可降低肺的顺应性,使肺泡扩张的弹性阻力增大而导致限制性通气不足。

(2) 阻塞性通气不足:因呼吸道狭窄或阻塞所致的通气障碍称为阻塞性通气不足。呼吸道阻力是通气过程中主要的非弹性阻力,生理情况下呼吸道阻力 80%以上发生于直径大于 2 mm 的支气管与气管。因此,气管痉挛,管壁肿胀或纤维化,管腔被黏液、渗出物、异物等阻塞,均可使气道内径变窄而增加气流阻力,引起阻塞性通气不足。

根据阻塞部位可分中央性气道阻塞与外周性气道阻塞:

1) 中央性气道阻塞:指气管分叉处以上的气道阻塞。若阻塞位于胸外,如声带麻痹、喉头炎症、水肿等,吸气时气体流经病灶时气道内压显著降低,明显低于大气压,可使气道狭窄加重;呼气时则因气道内压大于大气压而使狭窄减轻,患者表现为吸气性呼吸困难。若阻塞位于胸内,由于吸气时胸膜腔内压降低使气道内压大于胸膜腔内压,所以病灶部位阻塞减轻;呼气时由于胸膜腔内压升高而压迫气道,使气道阻塞加重,患者表现为呼气性呼吸困难。

2) 外周性气道阻塞:指阻塞位于内径小于 2 mm 的小支气管或细支气管部分。细小支气管管壁痉挛、增厚、分泌物阻塞,患者表现为呼气性呼吸困难。常见于慢性支气管炎、支气管哮喘和阻塞性肺气肿。

上述原因引起的肺通气功能障碍使流经肺泡壁毛细血管的血液得不到足够 O_2,CO_2排出障碍,导致 PaO_2降低和 $PaCO_2$升高,常表现为Ⅱ型呼吸衰竭。

笔记栏

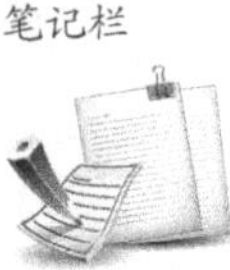

2. 肺换气功能障碍

(1) 弥散障碍:弥散障碍是指肺泡气和肺泡壁毛细血管血液间气体交换障碍。弥散障碍的原因包括以下几点。

1) 肺泡膜面积减少:肺实变、肺不张、肺叶切除均使参与气体交换的肺泡膜面积减少。只有当弥散面积减少一半以上时，才可能发生换气功能障碍。

2）肺泡膜厚度增加：肺泡膜由肺泡上皮细胞、肺泡上皮毛细血管膜之间很小的间隙、毛细血管内皮细胞及两层基底膜构成，其总厚度不到 1 μm。肺水肿、肿泡透明膜形成、肺纤维化时，气体弥散距离增大，导致气体弥散时间延长。

3）血液与肺泡气接触时间过短：正常静息时，血液流经肺泡毛细血管的时间约为 0.7 s，而血液氧分压只需 0.25 s 就可升至肺泡气氧分压水平。但伴有弥散障碍和肺泡膜厚度增加患者在快速活动或感染等情况下，心输出量增加、心率加快，使肺血流加快，血液流经肺泡时间缩短，使得弥散膜面积、厚度的改变对肺换气影响更加突出，导致气体交换不充分而发生低氧血症。由于 CO_2 的弥散能力比氧大 20 倍，故弥散障碍一般不影响 CO_2 的弥散，引起的呼吸衰竭一般是Ⅰ型呼吸衰竭。

(2) 肺泡通气与血流比例失调：肺泡通气与血流比例（VA/Q）是指肺泡每分钟肺通气量（VA）与每分钟肺血流量（Q）之间的比值。适宜的 VA/Q 保证血液流经肺泡时获得足够的 O_2 和充分地排出 CO_2，进行动脉化。健康成人在静息状态下，VA 约为 4 L/min，Q 约为 5 L/min，两者比例约为 0.8。引起肺泡通气与血流比例失调的原因包括以下几点。

1）部分肺泡通气不足：VA/Q 比例小于 0.8，肺泡通气不足，使流经这部分肺泡的静脉血液未经充分动脉化便掺入动脉血内（图 4－11）。这种情况类似动—静脉短路故称静脉血掺杂，吸氧可有效地提高 PaO_2，故又称功能性分流。见于阻塞性肺气肿、慢性支气管炎、支气管哮喘等引起的阻塞性通气障碍和由肺纤维化、肺水肿等引起的限制性通气障碍。病变重的部分肺泡通气明显减少，而血流未相应减少，甚至还可因炎性充血等使血流增多，使 VA/Q 显著降低。由于肺泡可代偿排出 CO_2，故 CO_2 分压可正常或稍低，此时可发生Ⅰ型呼吸衰竭。

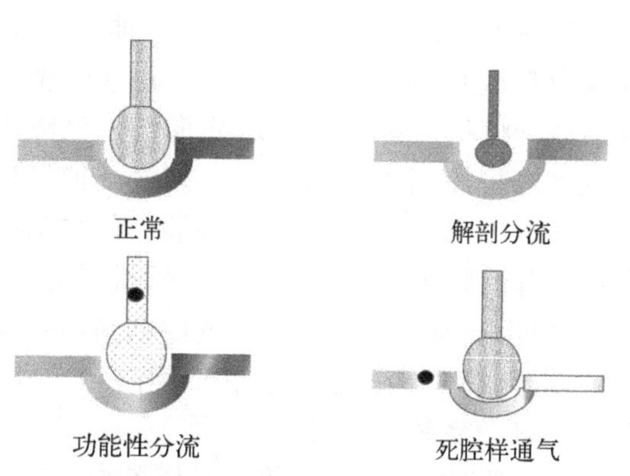

图 4－11 肺泡通气与血液分流

2）部分肺泡血流不足：VA/Q 比例大于 0.8，患部的肺泡血流少而通气多，肺泡通气不能充分被利用，称为死腔样通气（图 4－11）。见于肺动脉栓塞、弥散性血管内凝血、肺动脉炎、肺血管收缩等。此时，一般仅为Ⅰ型呼吸衰竭，当死腔样通气量达潮气量 60%～70%时，导致Ⅱ型呼吸衰竭。

(3) 解剖分流增加：解剖分流指静脉血未经肺部的气体交换直接进入动脉。在生理情况下，肺内存在少量静脉血经支气管静脉和极少的肺内动—静脉交通支直接流入肺静脉。某些肺的严重病变，如肺实变和肺不张等，使该部分肺泡完全失去通气功能，但仍有血流，流经的血液完全未进行气体交换而掺入动脉血，类似解剖分流。这种分流与解剖分流被称为真性分流。吸入纯氧对提高真性分流的 PaO_2 无明显作用，用这种方法可鉴别功能性分流与真性分流。在某些病理过程中，如支气管扩张症常伴有支气管血管扩张和肺内动—静脉短路开放，使解剖分流量增加，静脉血掺杂增多，导致呼吸衰竭。解剖分流一般引起低氧血症（Ⅰ型呼吸衰竭），$PaCO_2$ 一般不增高。

在呼吸衰竭的发病机制中，单一因素导致的呼吸衰竭并不多见，往往是几个因素同时或相继发生作用。例如急性呼吸窘迫综合征引起急性呼吸衰竭时，既有由肺不张引起的肺内分流，有微血栓形成和肺血管收缩引起的死腔样通气，还有由肺水肿引起的气体弥散障碍。慢性支气管炎合并阻塞性肺气肿时，发生呼吸衰竭的机制有通气障碍、弥散障碍和肺泡通气与血流比例失调。

（二）呼吸衰竭时主要的功能代谢变化

1. 酸碱平衡紊乱及电解质紊乱　Ⅱ型呼吸衰竭时，大量 CO_2 潴留，可引起呼吸性酸中毒。此时血液电解质变化包括血清钾浓度升高、血清氯浓度降低。呼吸衰竭时的低氧血症引起的无氧酵解可使酸性代谢产物增多，引起代谢性酸中毒，此时血清钾浓度升高，而血清氯浓度亦增高。Ⅰ型呼吸衰竭时，因缺氧引起肺代偿性过度通气，有时可引起呼吸性碱中毒，患者可出现血钾降低、血氯升高。个别呼吸衰竭病例可因治疗不当如纠酸过度而出现代谢性碱中毒。

笔记栏

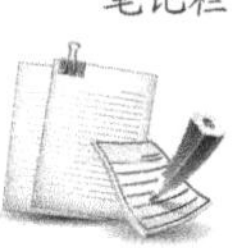

2. 呼吸系统变化

(1) 代偿适应性反应：缺氧可刺激颈动脉体和主动脉体化学感受器，兴奋呼吸中枢，使呼吸加深、加快；二氧化碳潴留直接兴奋呼吸中枢，引起呼吸加深、加快，增加肺泡通气量。

(2) 失代偿表现：呼吸衰竭失代偿时患者可表现为吸气性呼吸困难、呼气性呼吸困难、浅快或浅慢呼吸。

3. 循环系统变化

(1) 代偿适应反应：一定程度的 PaO_2 降低和 PCO_2 升高可兴奋心血管中枢，使心率加快，心肌收缩力增强，外周血管收缩，加上呼吸运动增强使静脉回流增加，导致心排血量增加，在急性呼吸衰竭时具有一定代偿意义。

(2) 失代偿表现：呼吸衰竭累及心脏，主要引起右心肥大与衰竭，即肺源性心脏病，其发生机制较复杂：① 严重缺氧和 CO_2 潴留可引起肺小动脉收缩，肺循环阻力增加，使肺动脉压升高，加重心脏后负荷。② 慢性缺氧可致外周血中红细胞增多，血黏度增加，血流阻力增大，加重心脏后负荷。③ 缺氧和酸中毒可抑制心肌收缩能力，造成心肌损伤。

4. 中枢神经系统变化　中枢神经系统对缺氧最敏感，当 PaO_2 降至 8 kPa(60 mmHg)时，可出现智力和视力轻度减退。如 PaO_2 迅速降至 5.33～6.67 kPa(40～50 mmHg)以下，就会引起一系列神经精神症状，如头痛、不安、定向与记忆障碍、精神错乱、嗜睡，以致惊厥和昏迷。CO_2 潴留可引起脑血管舒张，使中枢神经系统出现多种神经精神功能紊乱，可引起头痛、头晕、烦躁不安、言语不清、扑翼样震颤、精神错乱、嗜睡、抽搐、呼吸抑制等，称为二氧化碳麻醉。由呼吸衰竭引起的脑功能障碍称为肺性脑病。肺性脑病的发病机制为：① 对脑血管的影响：无论是酸中毒还是 CO_2 潴留都使脑血管扩张、血管内皮使其通透性增高，导致脑间质水肿。② 缺氧使脑血管细胞内 ATP 生成减少，影响 Na^+-K^+ 泵功能，可引起细胞内 Na^+ 及水增多，形成细胞水肿。

5. 其他系统功能变化

(1) 肾功能变化：缺氧与高碳酸血症能反射性地通过交感神经使肾血管收缩，肾血流量严重减少，轻者尿中出现蛋白、红细胞、白细胞及管型等，严重时可发生急性肾衰竭，出现少尿、氮质血症和代谢性酸中毒。若肾结构无明显改变，为功能性肾衰竭，只要外呼吸功能好转，肾功能就可较快地恢复正常。若患者合并有心力衰竭、弥散性血管内凝血或休克，则肾的血液循环和功能障碍更严重。

(2) 消化系统的变化：呼吸衰竭时可出现胃肠黏膜糜烂、坏死、出血与溃疡形成等病变，主要见于慢性呼吸衰竭的患者。发生机制有：① 严重缺氧可使胃壁血管收缩，能降低胃黏膜的屏障作用；② 二氧化碳潴留可增强胃壁细胞碳酸酐酶活性，使胃酸分泌增多；③ 若患者合并有弥散性血管内凝血、休克等，会进一步加重消化系统的缺血缺氧状态。

(三) 呼吸衰竭防治的病理生理学基础

1. 防治原发病　针对引起呼吸衰竭的原发疾病进行预防，或在发病后进行及时处理。

2. 提高 PaO_2　呼吸衰竭时必定存在严重缺氧，应尽快将 PaO_2 提高到 50 mmHg 以上，动脉氧饱和度升至 80%左右。Ⅰ型呼吸衰竭只有缺氧而无 CO_2 潴留，可吸入较高浓度的氧(一般不超过 50%)。Ⅱ型呼吸衰竭既有缺氧又有 CO_2 潴留，患者的吸氧浓度不宜超过 30%，并控制流速在 1～2 L/min，使 PaO_2 上升到 50～60 mmHg 即可。Ⅱ型呼吸衰竭的患者氧疗如果浓度过高，易致氧中毒，导致患者死亡。

3. 降低 $PaCO_2$　改善肺通气，解除呼吸道阻塞；增强呼吸动力，视病情使用呼吸中枢兴奋剂；人工辅助呼吸。

笔记栏

二、缺氧

当组织细胞得不到充足的氧或不能充分利用氧时，组织细胞的代谢、功能和形态结构发生异常变化的病理过程成为缺氧。

(一)常用缺氧指标

1. 氧分压(PO_2) 是指溶解在血液中的氧产生的张力。正常值:动脉血为80～110 mmHg,静脉血为37～40 mmHg。影响PaO_2因素包括吸入气的氧分压和肺呼吸功能。

2. 血氧容量($CO_{2\,max}$) 是指100 mL血液中的血红蛋白所能结合氧的最大毫升数,成人正常血氧容量为20 mL/dl。影响因素是血红蛋白的质和量。

3. 血氧含量(CO_2) 指100 mL血液中实际含有的氧量,包括物理溶解的和化学结合的氧量,但因正常时物理溶解的氧量很少(0.3 mL/dl),常可忽略不计。正常动脉血氧含量(CaO_2)约为19 mL/dl,静脉血氧含量(CvO_2)约为14 mL/dl。动—静脉氧含量差($DavO_2$)约为5 mL/dl。影响因素包括血红蛋白的质和量及血氧分压。

4. 血氧饱和度(SO_2) 是指血液中已经与氧结合的血红蛋白占血液总血红蛋白的百分比。正常动脉血氧饱和度(SaO_2)为93%～98%,混合静脉血氧饱和度(SvO_2)为70%～75%。影响血氧饱和度的因素是PaO_2。

(二)缺氧的类型、原因和特点

1. 乏氧性缺氧 其中心环节是动脉血氧分压降低,血氧含量减少,组织供氧不足,又称低张性缺氧。

(1) 原因:① 吸入气氧分压过低,见于高海拔地区或通风不良的环境下。② 外呼吸功能障碍,见于肺的通气、换气功能障碍。③ 静脉血分流入动脉,多见于某些先天性心脏病,如室间隔缺损,由于右心的压力高于左心,出现右向左的分流,静脉血掺入左心的动脉血中,氧分压降低。

(2) 血氧变化特点:动脉氧分压、血氧含量和血氧饱和度均降低,血氧容量正常。当毛细血管血液中脱氧血红蛋白浓度达到或超过5 g/dl时,可使皮肤和黏膜呈青紫色,称为发绀,常见于乏氧性缺氧。

2. 血液性缺氧 由于血红蛋白含量减少或性质改变,使血液携带或释放氧能力降低导致供氧不足。此时动脉血的氧分压和血氧饱和度均正常,故又称等张性低氧血症。

(1) 原因:

1) 血红蛋白含量减少,见于各种原因引起的严重贫血。

2) 血红蛋白性质改变,见于① 一氧化碳(CO)中毒:CO可以与Hb结合,形成碳氧血红蛋白(HbCO),使Hb失去携带氧的能力,属竞争性抑制。CO与血红蛋白的亲合力比氧与血红蛋白的亲合力高210倍。当吸入CO后,它迅速与血红蛋白结合形成HbCO,失去携氧能力。而且,可造成氧离曲线左移,使HbO_2中的O_2不易释放,从而加重组织缺氧。患者皮肤、黏膜呈HbCO的樱桃红色。② 高铁血红蛋白血症:血红蛋白中二价铁被强氧化物如亚硝酸盐氧化成三价铁,形成高铁血红蛋白,失去携氧能力,造成组织缺氧。常见于亚硝酸盐中毒。如食用大量含硝酸盐的腌菜后,硝酸盐在肠道细菌作用下还原为亚硝酸盐,导致高铁血红蛋白血症。当血液中$HbFe^{3+}OH$达到1.5 g/dl时,皮肤、黏膜可出现青紫颜色,称为肠源性发绀。③ 血红蛋白与氧的亲合力异常增高:某些因素如输入大量库存血、碱性液体等可增强血红蛋白与氧的亲合力,氧离曲线左移,氧不易释放。

(2) 血氧变化的特点:动脉血氧分压正常,血氧含量降低,血氧容量在贫血及高铁血红蛋白血症时降低,血氧饱和度在CO中毒和高铁血红蛋白血症时降低。单纯贫血时,患者皮肤、黏膜呈苍白色;CO中毒时,皮肤、黏膜呈樱桃红色;O_2与Hb的亲和性增高时,皮肤、黏膜呈鲜红色;高铁血红蛋白血症患者,皮肤、黏膜呈棕褐色或类似发绀的颜色。

3. 循环性缺氧 是指因组织血流量减少使组织供氧量减少所引起的缺氧。

(1) 原因:

1) 全身性循环障碍见于心力衰竭和休克。

2) 局部性循环障碍见于动脉硬化、血管炎、血栓形成和栓塞、血管痉挛或受压等。

(2) 血氧变化的特点:动脉血氧分压、血氧容量、血氧含量和血氧饱和度均正常。但因血流缓

笔记栏

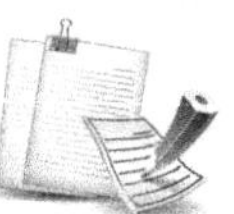

慢，血液通过毛细血管的时间延长，组织、细胞从单位容积血液中摄取的氧量相对较多，静脉血氧含量降低，动静脉氧含量差增大。但单位时间内流过毛细血管的血量减少，组织仍然缺氧。缺血性缺氧时，组织器官苍白。淤血性缺氧时，组织从血液中摄取的氧量增多，毛细血管中还原血红蛋白含量增加，易出现发绀。

4. 组织性缺氧　是指因组织、细胞利用氧的能力减弱而引起的缺氧。

(1) 原因：

1) 组织中毒：各种氰化物等物质进入体内可使细胞色素氧化酶不能还原，失去传递电子的功能，呼吸链中断，生物氧化受阻，细胞不能利用氧产 ATP。

2) 呼吸酶合成减少：维生素 B_1、维生素 B_2、维生素 PP 等多是线粒体中生物氧化酶的辅酶或辅基，上述维生素缺乏时，可影响氧化磷酸化过程。

3) 线粒体损伤：高温、大量放射线辐射和细菌毒素等可损伤线粒体，引起线粒体功能障碍，细胞不能利用氧。

(2) 血氧变化的特点：动脉血氧分压、血氧含量、血氧容量和血氧饱和度均正常。由于组织利用氧减少，静脉血氧分压高于正常，动—静脉血氧含量差降低。皮肤黏膜呈现鲜艳的玫瑰红色。

(三) 缺氧时机体的功能、代谢变化

缺氧时，机体的代谢变化会因缺氧的程度不同而不同。轻中度缺氧(30～60 mmHg)，机体反应以代偿为主；重度缺氧(30 mmHg 以下)，机体反应以损伤为主。

1. 呼吸系统　动脉血氧分压降低(60 mmHg 以下)，可刺激颈动脉体和主动脉体化学感受器，反射性兴奋呼吸中枢，使呼吸加深加快，肺泡通气量增加。重度缺氧时呼吸中枢受到抑制，出现周期性呼吸，呼吸减弱甚至呼吸停止。

2. 循环系统　轻中度缺氧时，交感神经兴奋，心率加快、心肌收缩力增强以增加心排血量。严重缺氧，心肌受损，心肌舒缩功能降低，出现心律失常，回心血量减少。

3. 血液系统　慢性缺氧时红细胞增多，主要是由骨髓造血增强所致。红细胞增多，提高了血液携带氧的能力。缺氧时，红细胞内 2,3 二磷酸甘油酸(2,3 - DPG)增加，可使血红蛋白与氧亲和力降低，氧离曲线右移，有利于血液流经组织时血红蛋白释放氧。

4. 神经系统　脑组织的能量主要来源于葡萄糖的有氧氧化，而脑内葡萄糖和氧的储备量很少，因此脑组织对缺氧极为敏感。

1) 急性缺氧：头痛、乏力、动作不协调、思维能力减退、多语好动、烦躁或欣快、判断能力和自主能力减弱、情绪激动和精神错乱等。

2) 慢性缺氧：可表现出精力不集中，容易疲劳，轻度抑郁等。

3) 严重缺氧：中枢神经系统功能抑制，表现为表情淡漠、反应迟钝、嗜睡，甚至意识丧失。

5. 组织细胞　慢性缺氧可促使组织中毛细血管增生，以增加氧的运输；骨骼肌肌红蛋白含量增多，以增加氧储备；细胞线粒体数目增多，氧化磷酸化酶活性增强，提高细胞利用氧的能力。

(四) 氧疗和氧中毒

1. 氧疗　吸入氧分压较高的空气或高浓度氧对各种类型的缺氧均有一定的疗效，这种方法称为氧疗。乏氧性缺氧，吸氧能提高肺泡气氧分压，促进氧在肺中的弥散与交换，提高动脉血氧分压和血氧饱和度，增加动脉血氧含量，疗效甚好。右向左分流所致乏氧性缺氧及血液性缺氧、循环性缺氧和组织性缺氧，高压氧疗可使血浆中物理溶解的氧量增加，缓解缺氧。吸入纯氧特别是高压氧可使血液氧分压增高，O_2 与 CO 竞争与血红蛋白结合，可促使碳氧血红蛋白解离，因而对 CO 中毒性缺氧的治疗效果较好。

笔记栏

2. 氧中毒　氧是生命所必需的，但吸入气氧分压过高(超过 0.5 个大气压的纯氧)，则可引起细胞损害、器官功能障碍，即氧中毒。

知识拓展

继发性肺动脉高压

继发性肺动脉高压(secondary pulmonary hypertension)是一临床常见病症,可由许多心、肺和肺血管疾病引起,远比原发性肺动脉高压多见,呼吸系统的任何主要部分如气道、肺实质、胸廓和神经肌肉病变均可导致肺动脉高压。其中慢性阻塞性肺疾病(COPD)、肺血栓栓塞症是产生肺动脉高压和肺源性心脏病最常见的原因。此外,肺水肿、急性呼吸窘迫综合征、肺血管损害、麻痹性脊髓灰质炎等均可引起肺动脉高压。

继发性肺动脉高压的早期临床表现以基础性疾病如慢性支气管炎、COPD等的临床表现为主,

例如,慢性咳嗽、咳痰、气短或呼吸困难、喘息和胸闷,晚期以右心功能不全的表现为主,如气促明显,心悸、食欲缺乏、发绀、体静脉淤血,下肢水肿,胸腔积液、颈静脉怒张、肝脾肿大等。

治疗上以治疗基础性疾病为主,多数情况下,继发性肺动脉高压可随基础疾病的改善而得到控制;晚期的治疗应以抗感染、氧疗、控制心衰和心律失常及抗凝为主。

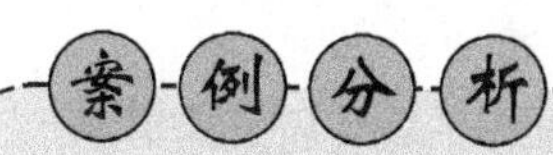

一医学生在实验室做实验时突然打开一高腐蚀气体容器,吸入了大量气体。他立即去急诊检查。体检发现该学生呼吸困难,呼吸频率加快,听诊肺区弥漫性啰音、心率加快。

【问题】

(1) 该学生发生了哪种病理过程?

(2) 该病理过程的发生机制是什么?

【思考题】

(1) 胸膜腔内负压是如何形成的?有何生理意义?

(2) 试述肺泡表面活性物质的来源、生理作用及其临床意义。

(3) 为什么深而慢的呼吸比浅而快的呼吸换气效率高?

(4) 为什么临床上多见患者缺 O_2 而 CO_2 潴留不明显?

(5) 动脉血中 CO_2 增多、低 O_2 和 pH 降低对呼吸有何影响?作用途径及机制如何?

(6) 引起限制性通气不足的原因及机制?

(7) 试述肺泡通气与血流比例失调的表现形式、原因及其血气变化。

(8) 试分析各种类型缺氧的血氧变化特点。

(戴 华 张艳青)

笔记栏

第五章

消化和吸收生理

学习要点

● **掌握**：① 消化道平滑肌的一般生理特性和电生理特性；消化系统的神经支配；胃肠激素概念。② 唾液的成分、作用及分泌调节。③ 胃内消化的原理和过程；胃液分泌的调节；胃的运动形式和作用；胃的排空及其控制。④ 肝性脑病的概念、发病机制。

● **熟悉**：① 几种主要胃肠激素及其作用。② 神经和体液因素的调节。③ 肝性脑病的诱因。

● **了解**：① 吞咽及其过程，食管的蠕动。② 肝性脑病的分类及分期、防治。

第一节　概　述

人和高等动物的消化器官已发展分化到了非常精细的程度。消化系统由长 8～10 m 的消化道及与其相连的许多消化腺组成，其主要生理功能是对食物进行消化和吸收，从而为机体的新陈代谢提供必不可少的物质和能量来源，以完成多种生理活动。同时，消化器官还有重要的内分泌功能和免疫功能。

食物中含有人体需要的六大营养物质：蛋白质、脂肪、糖类、维生素、无机盐和水。消化(digestion)是食物在消化道内被分解为小分子物质的过程。消化的方式有两种：① 机械性消化(mechanical digestion)，即通过消化道肌肉的舒、缩活动，将食物磨碎，并和消化液充分搅拌、混合，最后将食物不断地向消化道远端推送的过程；② 化学性消化(chemical digestion)，即通过消化腺分泌的消化液中含有的各种消化酶，对食物进行化学性分解，将食物中的大分子物质分解成为结构简单的小分子物质的过程。二者紧密配合、互相促进、同时进行，共同完成对食物的消化过程。食物经过消化后，透过消化道的黏膜进入血液循环的过程，称为吸收(absorption)。未被吸收的食物残渣和消化道脱落的上皮细胞等，进入大肠后形成粪便经肛门排出体外。消化和吸收是两个相辅相成、紧密联系的过程。

一、胃肠道平滑肌的生理特性

消化道中，除口、咽、食管上端的肌肉和肛门外括约肌是骨骼肌外，其余部分的肌肉都是平滑肌。它们除了具有肌肉组织的共同特性，如兴奋性、传导性和收缩性以外，因其结构、生物电活动和功能的不同，所以还有着其自身的特性。

笔记栏

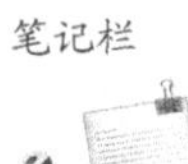

（一）胃肠道平滑肌的一般生理特性

胃肠道平滑肌有其自身的生理特点：① 兴奋性较低、收缩弛缓；② 富有伸展性；③ 具有紧张性；④ 缓慢而不规则的节律性收缩；⑤ 对不同刺激的敏感性不同。

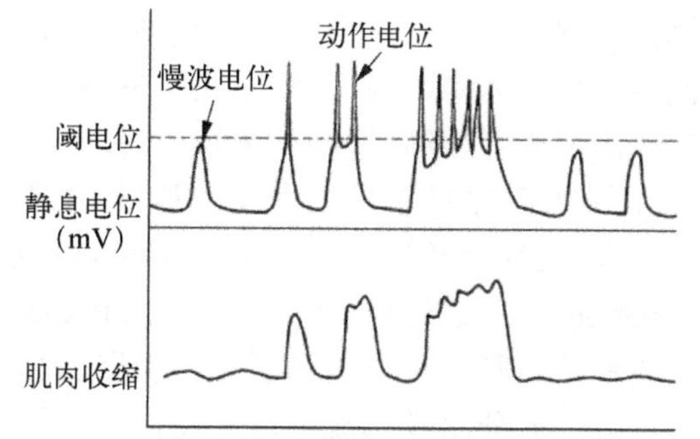

图 5-1 消化道平滑肌的电活动示意图

（二）胃肠道平滑肌的电生理特性

胃肠道平滑肌细胞之间存在缝隙连接（gap junction），其生物电活动比骨骼肌复杂，表现为 3 种形式：静息电位、慢波电位和动作电位（图 5-1）。

1. 静息电位　胃肠道平滑肌细胞静息电位特点是电位较低、静息电位不稳定。

2. 慢波电位　胃肠道平滑肌可在静息电位基础上，自动产生节律性地去极化和复极化的缓慢而低振幅的电位波动，称为慢波电位（slow wave potential）。因其决定着消化道平滑肌的收缩节律，故称为基本电节律（basic electrical rhythm，BER）。慢波的幅度为 5～15 mV，持续时间为数秒到十几秒。慢波电位的频率可因部位而异。

3. 动作电位　在慢波电位的基础上，胃肠道平滑肌受到各种理化因素刺激后，膜电位可进一步去极化，达到阈电位，暴发一个至数个动作电位，随之出现肌肉收缩。消化道平滑肌动作电位为单相波，又称快波，重叠在慢波的顶峰上，振幅低，为 60～70 mV。动作电位的升支由 Ca^{2+} 内流产生，而降支主要由 K^{+} 外流产生。

综上所述，胃肠道平滑肌的慢波电位、动作电位和肌肉收缩之间的关系为：平滑肌收缩是继动作电位之后产生的，而动作电位则是在慢波电位去极化的基础上产生的。而位于环行肌和纵行肌交界处的 Cajal 间质细胞（ICC）是慢波的起搏细胞，慢波电位控制着平滑肌收缩的节律，是决定肌肉收缩频率、传播速度和方向的重要因素。

二、消化腺的分泌功能

胃肠道的黏膜内含有许多大小不等的腺体，包括唾液腺、胃腺、胰腺、肝脏、小肠腺和大肠腺。人每日由各种消化腺分泌的消化液总量达 6～8 L。消化液由水、无机盐和少量的有机物组成，其中最重要的成分是多种消化酶，他们对不同的食物进行化学性消化。

消化液的主要功能是：① 稀释食物，便于消化。② 调节消化道内的 pH，以适应酶分解作用的需要。③ 水解复杂的食物成分，使其可被吸收。④ 消化液中含有黏液、抗体和大量液体，可保护胃肠道黏膜免受损伤。

三、胃肠道的神经支配及其作用

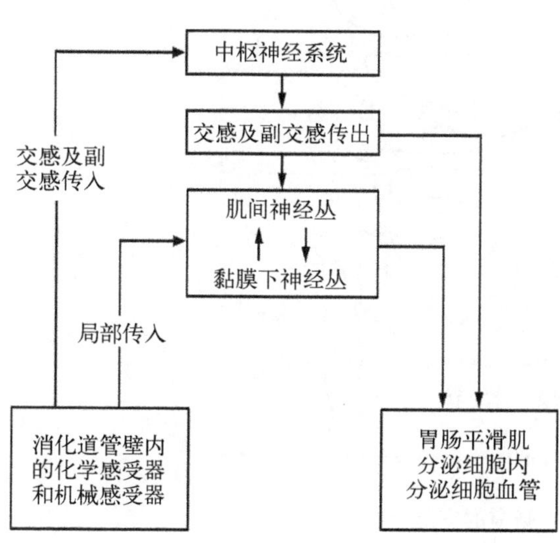

图 5-2 消化系统的局部和中枢反射通路

支配胃肠道的神经有内在神经系统（intrinsic nervous system）和外来神经系统（extrinsic nervous system）两大部分。它们相互协调，共同调节胃肠的功能（图 5-2）。

（一）内在神经系统

胃肠道的内在神经系统又称为肠神经系统（enteric nervous system），是由存在于胃肠道壁内无数的、不同类型的神经元（包括感觉神经元、中间神经元和运动神经元）和无数的神经纤维（包括进入壁内的外来神经纤维和内在神经纤维）组成的神经网络，又称为壁内神经丛（intramural plexus）。其神经元的数量约为 108 个，相当于脊髓内的神经元的总数。其中有感觉神经元，感受胃肠道内化学、机械和温度等刺激；有运动神经元，支配胃肠道

笔记栏

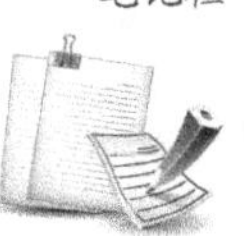

平滑肌、腺体和血管；还有大量的中间神经元。各种神经元之间通过短的神经纤维形成网络联系，行使着感觉、运动、分泌和中间联络的各种功能，组成了一个结构与功能十分复杂而独立的网络整合系统，因而有“肠脑”(gut brain)之称。

内在神经系统包括两大神经丛，即位于纵行肌和环行肌之间的肌间神经丛(myenteric plexus)或称为欧氏神经丛(Auerbach plexus)，以及位于环行肌和黏膜层之间的黏膜下神经丛(submucosal plexus)或称为麦氏神经丛(Meisser plexus)(图 5－3)。这些神经丛在消化道的壁内有着广泛的分布，它们将胃肠道管壁内的各种感受器、效应细胞、外来神经和壁内神经元紧密地联系在一起，在调节胃肠运动、分泌及血流中起重要作用。

(二) 外来神经系统

除口腔、咽、食管上端肌肉及肛门外括约肌由躯体神经支配外，消化道主要接受自主神经系统(交感神经和副交感神经)的双重支配(图 5－3、图 5－4)

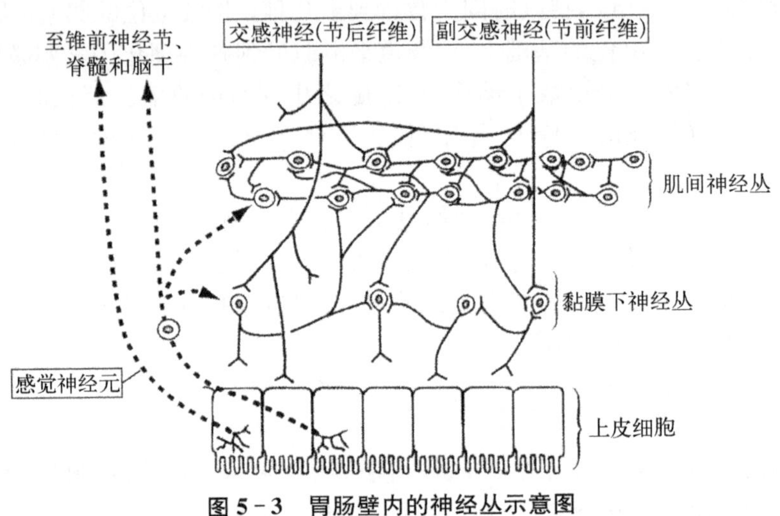

图 5－3　胃肠壁内的神经丛示意图

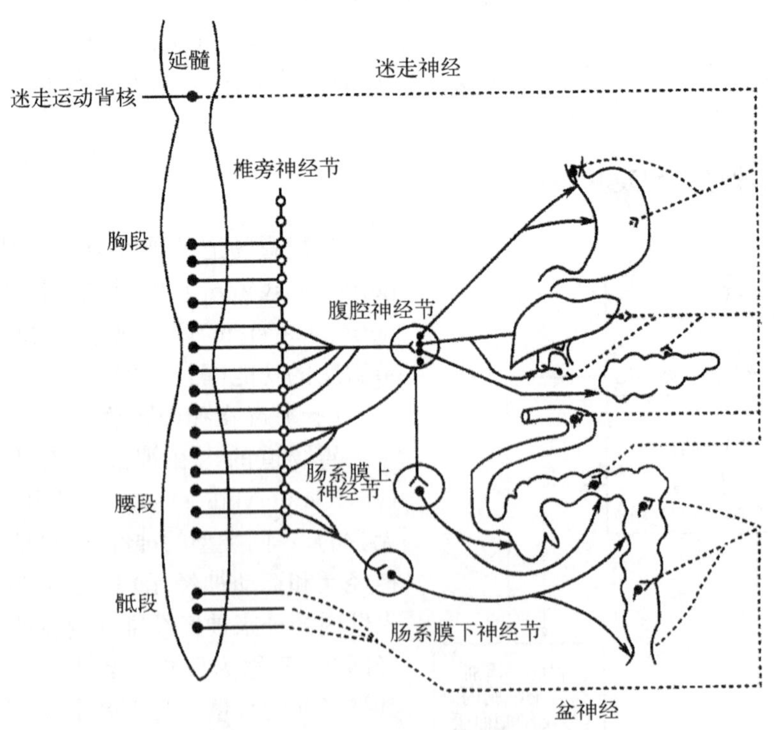

图 5－4　外来神经对胃肠道的支配

图中实线显示交感神经；虚线显示副交感神经

笔记栏

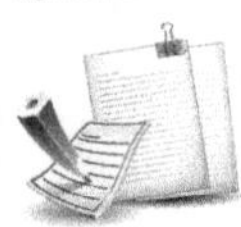

四、胃肠道的内分泌功能

在胃肠道的黏膜层内，不仅存在多种外分泌腺体，还含有数十种内分泌细胞，这些细胞分泌的激素统称为胃肠激素（gastrointestinal hormone）。这类激素在化学结构上都是由氨基酸残基组成的肽类，故又称为胃肠肽（gastrointestinal peptides）。它们的分子质量大多是在 5 000 Da 以内，并都具有多种分子形式，如促胃液素就有 9 种大小不同的形式。一般大分子形式的激素比小分子形式的活性小，但半衰期较长。

迄今已被鉴定的胃肠肽大约有 40 余种。其中最重要的有促胃液素、缩胆囊素、促胰液素、抑胃肽、胃动素等。近年来发现的胃肠激素有瘦素（leptin）、促生长素（ghrelin）、增食欲素（orexin）等，它们的共同特点是与摄食和胃肠运动有关。

（一）胃肠道的内分泌细胞的形态和数量

目前已经发现，从胃到大肠的黏膜层内均有内分泌细胞分布。这些内分泌细胞数量大，种类多，远远超过体内所有内分泌腺细胞的总和。在某种意义上可以认为，胃肠道不仅是人体内的消化器官，而且也是体内最大、最复杂的内分泌器官；胃肠道的内分泌细胞并不聚集在一起，而是分散地分布于广大黏膜层的非内分泌细胞之间。

（二）胃肠激素的作用方式

胃肠激素由胃肠内分泌细胞释放后，作用于相应的靶细胞而产生生理学效应。其作用方式有内分泌（endocrine）、旁分泌（paracrine）、腔内分泌（luminal secretion）、神经分泌（neurocrine）等几种（图 5－5）。

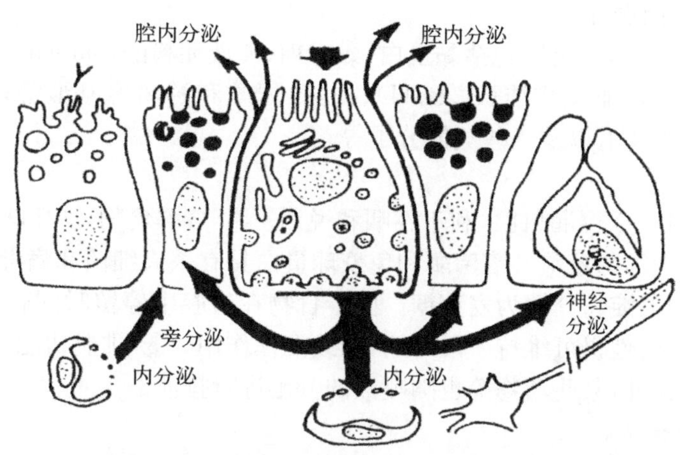

图 5－5　胃肠激素（或肽）的作用途径示意图

（三）胃肠激素的生理作用

胃肠激素的主要作用是调节消化器官的功能，并对体内其他器官的活动具有广泛的影响：① 调节消化腺的分泌和消化道的运动；② 营养作用；③ 调节其他激素的释放；④ 参与调节机体的免疫功能；⑤ 参与调节肠黏膜对水和电解质的吸收。

（四）脑—肠肽的概念

研究证明，一些最初在胃肠道发现的肽，也存在于中枢神经系统中；而原来认为只存在于中枢神经系统的神经肽，也在胃肠道发现。因此，把这些双重分布的肽称为脑—肠肽（brain-gut peptide）。已知的脑—肠肽有：促胃液素、缩胆囊素、P 物质、生长抑素、血管活性肠肽、神经降压素等 40 余种。这些肽类物质双重分布的生理意义正在研究中。

五、胃肠道血液循环的特点

笔记栏

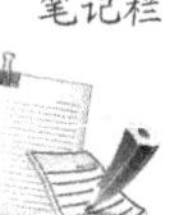

（一）胃肠道血供的特点

胃肠道血供主要有以下特点：① 胃肠道的血流量丰富；② 胃肠道的血流量与局部组织的活动

水平密切相关;③ 绒毛血流存在逆流交换机制(countercurrent exchange mechanism)。

(二) 影响胃肠道血流量的因素

胃肠道血流量主要受三个主要因素影响:① 局部代谢产物;② 体液的调节;③ 神经的调节(包括交感神经调节及副交感神经调节两个方面)。

第二节 口腔内消化

消化过程从口腔开始。食物在口腔停留的时间为 15~20 s。在这里,食物被咀嚼、磨碎并与唾液混合,形成食团,而后吞咽。由于唾液中淀粉酶的作用,食物中的淀粉发生了初步的分解。

一、唾液及其分泌

人的口腔内有 3 对主要的唾液腺,即腮腺、颌下腺和舌下腺,以及众多散在的小唾液腺。唾液就是这些大小腺体分泌的混合液。

(一) 唾液的性质和成分

唾液(saliva)是无色、无味、近于中性(pH 6.6~7.1)的低渗液体,比重 1.002~1.012。正常成人每日分泌量为 1.0~1.5 L,最高分泌量达 4 mL/min,这些唾液几乎全被吞下,其中的水分和离子在胃肠道中被重吸收回血液循环。

唾液中,水分约占 99%,有机物包括黏蛋白、黏多糖、唾液淀粉酶(salivary amylase)、溶菌酶、免疫球蛋白(IgA、IgG、IgM)、血型物质(A、B、H)、尿素、尿酸和游离氨基酸等;无机物有 Na^+、K^+、Ca^{2+}、I^-、Cl^-、HCO_3^- 和 NH_3 以及一些气体分子等。

(二) 唾液的作用

唾液具有如下作用:① 湿润口腔,利于吞咽和说话。② 溶解食物,产生味觉。③ 保护口腔,冲洗和清除食物残渣,减少细菌繁殖。溶菌酶和免疫球蛋白具有杀灭细菌和病毒作用。④ 消化作用,唾液淀粉酶可把食物中的淀粉分解为麦芽糖。由于食物在口腔中停留时间较短,食团在入胃后,食团内部的唾液淀粉酶的活性仍可维持一段时间,继续发挥作用。⑤ 排泄功能,进入体内的某些异物随唾液排出,如铅等。此外,某些药物等也随唾液的分泌进行排泄。

(三) 唾液分泌的调节

安静情况下,唾液腺不断分泌少量唾液,分泌量约为 0.5 mL/min,以润湿口腔,称为基础分泌(basic secretion)。进食时唾液的分泌完全是神经反射性的,包括非条件反射和条件反射。

在平日的进食活动中,食物的形状、颜色及进食的环境乃至语言文字的描述,都能形成条件反射,引起唾液分泌,称为条件反射性分泌,这是在大脑皮质的参与下实现的;进食时,食物对口腔黏膜机械的、化学和温度的刺激所引起的唾液分泌,称为非条件反射性分泌。这些刺激使口腔黏膜和舌的感受器兴奋,传入神经在第Ⅴ、Ⅶ、Ⅸ、Ⅹ对脑神经中,唾液分泌的初级中枢在延髓,高级中枢在下丘脑和大脑皮质,然后通过副交感神经和交感神经的传出纤维到达唾液腺,引起唾液分泌。在睡眠、疲劳、失水、恐惧等情况下,可通过抑制延髓唾液分泌中枢的活动使唾液分泌减少。

支配唾液腺的传出神经有副交感神经和交感神经,以副交感神经为主。刺激副交感神经,其末梢释放 ACh,与腺细胞膜上的 M 受体结合,引起唾液大量分泌;此外,当副交感神经兴奋时,还可引起其肽能神经末梢释放血管活性肠肽,使腺体血管扩张,增加腺体的血流量,进一步促使唾液分泌。

笔记栏

二、咀嚼和吞咽

(一) 咀嚼

咀嚼(mastication)是通过咀嚼肌群的顺序收缩和舒张来完成的。咀嚼的作用是:① 将食物切碎、研磨、搅拌，使食物与唾液混合形成食团，便于吞咽。② 使食物与唾液淀粉酶充分接触而产生化学性消化作用。③ 咀嚼动作能反射性地引起胃、肠、胰、肝和胆囊等消化器官的活动，为后继的消化和吸收做好准备。

咀嚼受意识控制，是随意运动，但是大部分动作是反射性的。

（二）吞咽

吞咽（deglutition）是指口腔内容物通过咽部和食管进入胃内的过程，它是口腔及咽、喉各部分密切配合的复杂而有顺序的反射活动。吞咽动作可分为 3 期：① 口腔期（oral phase）；② 由咽到食管上端；③ 沿食管下行至胃。其中第 3 期由食管的蠕动（peristalsis）这一胃肠道的基本运动形式完成。

安静时，食管中段的内压相当于胸膜腔内压，而食管两端的内压高于食管中段的内压。在食管和胃连接处的上方并不存在括约肌，但这一区域有一段长 3～6 cm 的高压区，其内压比胃内压高 5～10 mmHg，成为阻止胃内容物逆流入食管的一道屏障，起到类似生理性括约肌的作用，此段食管称为食管-胃括约肌（esophageal-gastric sphincter, EGS）。食物经过食管时，刺激食管壁上的机械感受器，通过迷走神经的抑制性纤维释放 VIP 或 NO，使 EGS 舒张，便于食物顺利入胃；食物入胃后可引起的促胃液素和胃动素的释放，加强 EGS 的收缩，防止胃内容物逆流入食管。EGS 张力减弱，可造成胃内容物返流入食管，损伤食管黏膜；食管失弛缓症患者由于 EGS 舒张障碍，导致食团入胃受阻，则会引起吞咽困难、胸骨下疼痛、食物反流等症状。

第三节　胃 内 消 化

胃（stomach）是消化道中最膨大的部分，具有暂时贮存食物和消化食物的功能。进食时，成人胃的容量为 1～2 L。食物进入胃后，经胃壁肌肉运动的机械性消化和胃液中酶的化学性消化，使胃内食物同胃液充分混合形成食糜（chyme），并对食物中的蛋白质做初步的分解。此后，逐次少量地通过幽门排入十二指肠。

一、胃液及其分泌

胃分为泌酸腺区和幽门腺区。泌酸腺区相当于胃底和胃体部分，占全胃的 2/3～4/5；幽门腺区相当于胃窦。胃黏膜是一个复杂的分泌器官，含有三种管状外分泌腺和多种内分泌细胞。

胃的外分泌腺主要有三种：① 贲门腺（cardiac gland），分布在胃与食管连接处的宽 1～4 cm 的环状区，属黏液腺，分泌黏液。② 泌酸腺（oxyntic gland），分布在胃底和胃体部，约占全胃黏膜的 2/3。泌酸腺由壁细胞、主细胞和颈黏液细胞组成，分别分泌盐酸（hydrochloric acid, HCl）、胃蛋白酶原（pepsinogen）和黏液（mucus）。③ 幽门腺（pyloric gland），分布在幽门部，分泌碱性黏液。胃液就是由这三种腺体的分泌物和胃黏膜上皮细胞的分泌物构成的。

胃黏膜内含有多种内分泌细胞，如 G 细胞分泌促胃液素（gastrin）、D 细胞分泌生长抑素（somatostatin, SS）、肠嗜铬样细胞（enterochromaffin-like cell, ECL 细胞）分泌组胺（histamine）等。

（一）胃液的性质、成分和作用

纯净的胃液是无色酸性的液体，pH 为 0.9～1.5。正常人每日分泌量为 1.5～2.5 L。胃液的成分除水外，主要有盐酸、钠和钾的氯化物等无机物，以及胃蛋白酶原、黏蛋白及内因子等有机物。

1. 盐酸　盐酸（HCl）也称为胃酸（gastric acid），是由壁细胞（parietal cell）分泌的。

（1）盐酸的分泌：壁细胞分泌盐酸的过程是逆着巨大的浓度梯度主动转运的过程，需要消耗大量的能量。H^+ 的主动分泌与镶嵌在壁细胞顶端膜内陷而形成分泌小管（secretory canaliculus）上的质子泵（proton pump），即 H^+-K^+-ATP 酶（简称 H^+ 泵）和 Cl^- 通道的作用有关，H^+ 泵兼有转运 H^+、K^+ 和催化 ATP 水解的功能（图 5-6），可被其选择性抑制剂如奥美拉唑（omeprazole）所阻断。

笔记栏

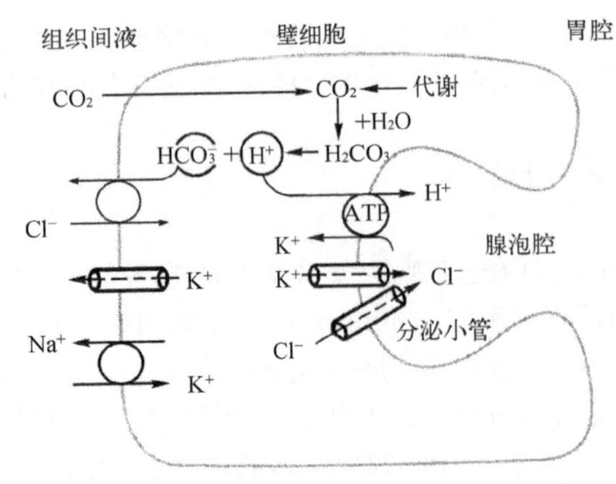

图 5-6　胃的壁细胞分泌盐酸的基本过程示意图

(2) 胃酸的作用：① 激活胃蛋白酶原，使之转变成有活性的胃蛋白酶，并为其提供适宜的酸性环境。② 促使食物中蛋白质变性。③ 杀灭随食物进入的细菌。④ 维持钙、铁于离子状态，形成可溶性盐，促进它们的吸收。⑤ 胃酸进入十二指肠可促进胰液和胆汁的分泌及促胰液素、缩胆囊素的释放。

2. *胃蛋白酶原*　胃蛋白酶原(pepsinogen)主要由泌酸腺的主细胞和黏液细胞分泌，无活性，并以酶原形式贮存在细胞内。安静情况下，主细胞可少量分泌胃蛋白酶原。迷走神经兴奋、进餐及受到其他刺激时，可引起其释放增多。

胃蛋白酶原进入胃腔后，在胃酸作用下，变为有活性的胃蛋白酶(pepsin)。已被激活的胃蛋白酶对胃蛋白酶原也有激活作用，即自身催化(正反馈)。胃蛋白酶只在较强的酸性环境中才能发挥作用，最适 pH 为 1.8～3.5，当 pH＞5.0 时便完全失活。

胃蛋白酶的功能是水解蛋白质，生成䏡和胨及少量多肽和氨基酸。

3. *黏液和碳酸氢盐*　胃的黏液(mucus)是由胃黏膜表面上皮细胞、泌酸腺中的黏液细胞、贲门腺和幽门腺共同分泌的。主要成分是糖蛋白，具有较高的黏滞性和形成凝胶的特性。黏液对胃黏膜具有润滑作用，有利于食糜在胃内的往返移动；保护胃黏膜免受坚硬食物的损伤；黏液呈中性或弱碱性，可降低胃液的酸度，减弱胃蛋白酶的活性；由于黏液具有较高的黏滞性，在胃黏膜表面形成的黏液层能减慢胃腔中 H^+ 向胃壁扩散速度。

而胃内 HCO_3^- 主要是由胃黏膜内的非泌酸细胞分泌的，仅有少量的 HCO_3^- 是从组织间液渗入胃内的。基础状态下，其分泌速率仅为 H^+ 分泌速率的 5%，进食时，分泌速率增加。

黏液和碳酸氢盐的分泌两者联合作用形成黏液-碳酸氢盐屏障(mucus-bicarbonate barrier)(图 5-7)，可有效地阻挡 H^+ 的逆向扩散，保护胃黏膜免受 H^+ 的侵蚀。黏液-碳酸氢盐屏障与胃上皮细胞的顶端膜和相邻细胞之间存在的紧密连接(tight junction)共同构成胃黏膜屏障(gastric mucosal barrier)。同时，胃黏膜合成和释放的前列腺素(prostaglanadin, PG)和表皮生长因子(epidermal growth factor, EGF)，以及胃黏膜细胞的快速更新修复，都进一步给胃黏膜提供了保护作用。

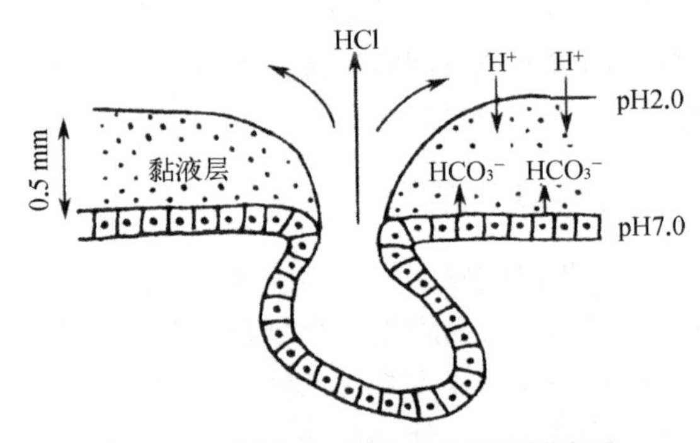

图 5-7　胃黏液-碳酸氢盐屏障模式图

4. *内因子*　内因子(intrinsic factor)是壁细胞分泌的一种糖蛋白。它有两个活性部位：一个部位与进入胃内的维生素 B_{12} 结合，形成内因子-维生素 B_{12} 复合物，保护维生素 B_{12} 不被小肠内水解酶破坏；另一部位与远侧回肠黏膜上的受体结合，促进维生素 B_{12} 的吸收。

(二) 胃液分泌的调节

空腹时胃液不分泌或很少分泌。进食是胃分泌的自然刺激，它通过神经和体液因素调节胃的分泌。

1. *刺激胃液分泌的内源性物质*　主要有 ACh、促胃液素(gastrin)及组胺(histamine)等三种(图 5-8)。此外，Ca^{2+}、低血糖、咖啡因和酒精等因素也可刺激胃酸分泌。

2. *抑制胃液分泌的内源性物质*　主要有生长抑素(somatostatin)、缩胆囊素(cholecystokinin, CCK)、血管活性肠肽(vasoactive intestinal peptide, VIP)、表皮生长因子(epidermal growth factor, EGF)、神经降压素(neurotensin)、甘丙肽(galanin)、抑胃肽、P 物质、肠高血糖素和降钙素基因相关肽(CGRP)等。

笔记栏

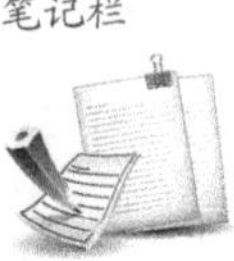

3. 消化期内胃液的分泌及调节　进食后胃液分泌及调节，可按感受食物刺激部位，将消化期胃液分泌分成头期、胃期和肠期三个时期，实际上这三个时期几乎是同时开始，互相重叠的。

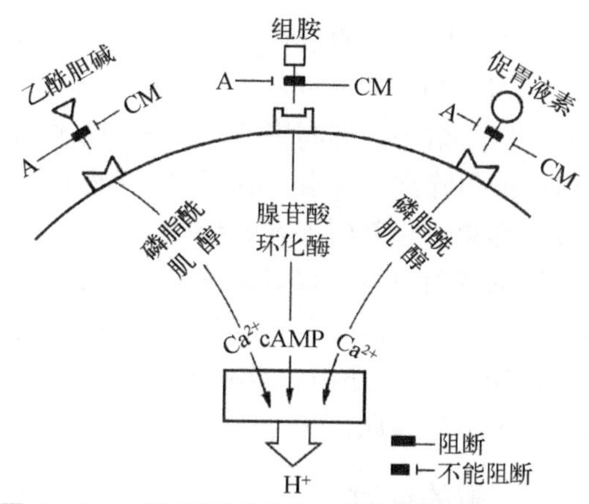

图 5-8　三种刺激胃酸分泌的内源性物质的作用及其相互关系示意图

A：阿托品；CM：甲氰咪胍

(1) 头期胃液分泌及调节：头期(cephalic phase)胃液分泌是指食物入胃前，位于头部的感受器(眼、耳、鼻、口腔、咽、食管)受到刺激，反射性引起胃液分泌的增加。头期的胃液分泌包括条件反射性和非条件反射性两种。前者是由和食物有关的形象、气味、声音等刺激视、嗅、听感受器而引起的；后者则是当咀嚼和吞咽时，食物刺激口腔和咽喉部的化学和机械感受器而引起的；反射中枢包括延髓、下丘脑、边缘叶和大脑皮质等；迷走神经是这些反射共同的传出神经。

迷走神经除了直接作用于壁细胞刺激其分泌外，还可作用于胃窦黏膜内的 G 细胞，使其释放促胃液素间接地刺激胃液分泌。头期胃液分泌是一种神经-激素调节的过程(图 5-9)。

头期胃液分泌的特点是：潜伏期为 5～10 min，分泌可持续 2～4 h，胃液分泌的量占整个消化期分泌量的 30%，胃液的酸度和胃蛋白酶含量都很高，消化力强，主要受食欲的影响，可口的食物引起胃液分泌较高；情绪抑郁或惊恐时，此期胃液分泌受到明显抑制。

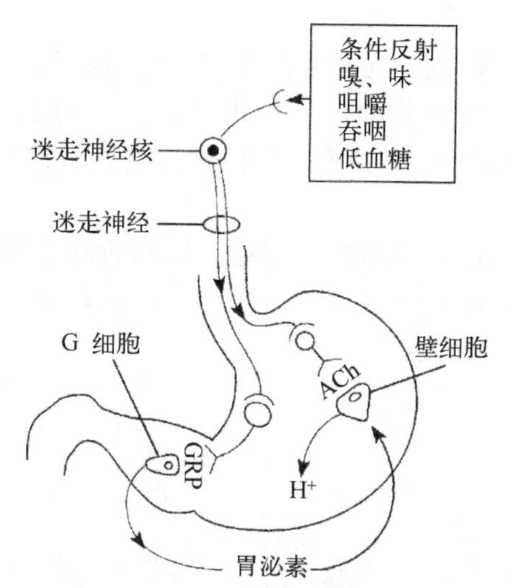

图 5-9　头期胃酸分泌调节示意图

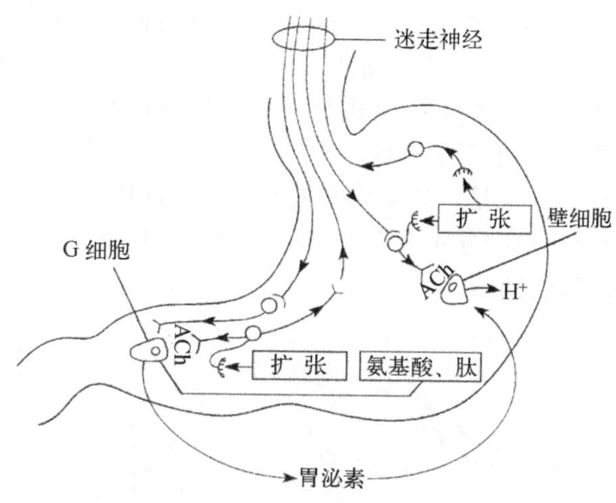

图 5-10　胃期胃酸分泌调节示意图

(2) 胃期胃液分泌及调节：胃期(gastric phase)的胃液分泌是指食物入胃后，对胃的机械性和化学性刺激，继续引起胃液的分泌。其主要途径为：① 食物的机械性扩张刺激胃底、胃体部感受器，通过迷走-迷走长反射和壁内神经丛的短反射，直接或间接通过促胃液素引起胃腺分泌。② 机械性扩张刺激胃幽门部，通过壁内神经丛作用于G 细胞，促进促胃液素释放。③ 食物的化学成分直接作用于幽门部 G 细胞，引起促胃液素释放(图 5-10)。

胃期胃液分泌的特点是：可持续 3～4 h，胃液分泌的量占整个消化期分泌量的 60%，胃液的酸度亦很高，但胃蛋白酶含量比头期低。

(3) 肠期胃液分泌及调节：肠期(intestinal phase)胃液分泌是指食糜进入十二指肠后，继续引起胃液分泌的轻度增加。与胃期相似，食物也是通过机械扩张和化学刺激两方面发挥作用的。

肠期胃液分泌的特点是：胃液的分泌量少(占胃液分泌总量的 10%)，总酸度和胃蛋白酶含量均较低。

在胃液分泌的 3 个时期中，头期和胃期的胃液分泌最重要，肠期的胃液分泌相对较为次要，但它

笔记栏

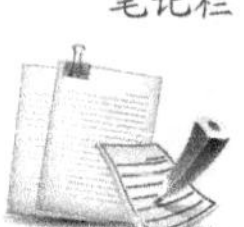

们是一个密切相关的过程。

4. 消化期内胃液分泌的抑制性调节　在正常消化期内，胃液的分泌是兴奋性和抑制性因素共同作用的结果。抑制胃液分泌的因素除精神、情绪因素外，主要有盐酸、脂肪和高渗溶液。此外，胃内的前列腺素对进食、组胺和促胃液素引起的胃液分泌均有明显的抑制作用，迷走神经兴奋和促胃液素都能引起前列腺素的释放。

5. 食物对胃液分泌的影响　进食是引起胃液分泌的自然刺激物，不同食物对胃液分泌的影响是不同的。蛋白质食物具有强烈的刺激作用，糖类食物也有一定的刺激作用，而脂肪则抑制胃液分泌；胃液分泌量还与食欲有很大关系，对喜爱的食物机体可产生很强的分泌反应，而对厌恶的食物几乎不引起反应。

二、胃的运动

根据胃壁肌层的结构和功能特点，胃底和胃体的上 1/3 主要功能是暂时贮存食物；胃体其余的 2/3 和胃窦的主要功能是磨碎食物，使食物与胃液充分混合，形成食糜，并向幽门方向推进，逐步地排至十二指肠。

（一）胃的运动形式

1. 容受性舒张　咀嚼和吞咽食物时，进食动作和食物对口、咽和食管等处感受器的刺激，可反射性地引起胃底和胃体平滑肌的舒张，胃容积扩大，这种舒张称为容受性舒张（receptive relaxation）。其生理意义是使胃能容纳和贮存较多的食物，同时胃内压基本保持不变，从而防止食糜过早排入小肠，有利于食物在胃内的充分消化。

2. 紧张性收缩　胃壁平滑肌经常保持一定程度的缓慢而持续的收缩状态，称为紧张性收缩（tonic contraction）。这是消化道平滑肌共有的运动形式。这种收缩使胃腔内具有一定的压力，有助于胃液渗入食物内部，促进化学性消化；协助推动食糜移向十二指肠；同时还可以使胃保持一定的形状和位置，不至于出现胃下垂。

3. 蠕动　是胃肠运动的重要形式。食物入胃后约 5 min，胃即开始蠕动。蠕动波起于胃体中部，逐步地向幽门方向推进。人胃蠕动波的频率为 3 次/min，约需 1 min 到达幽门，通常是一波未平，一波又起（图 5-11）。

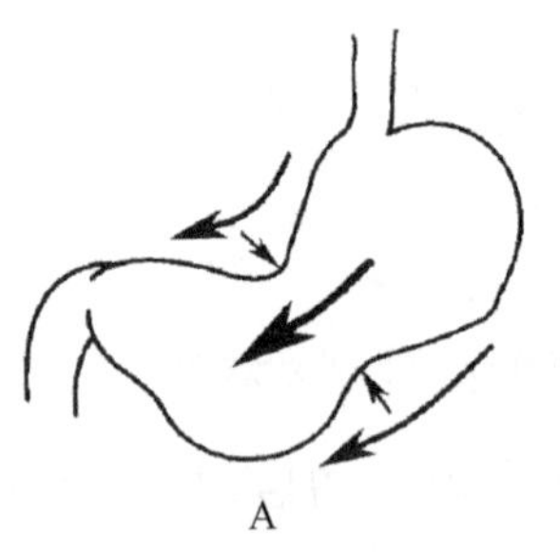

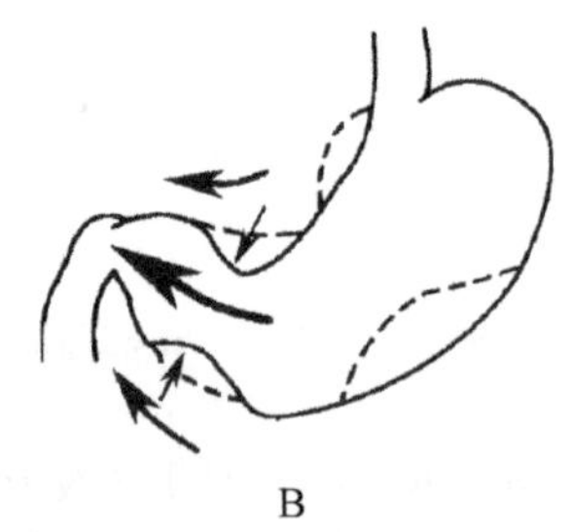

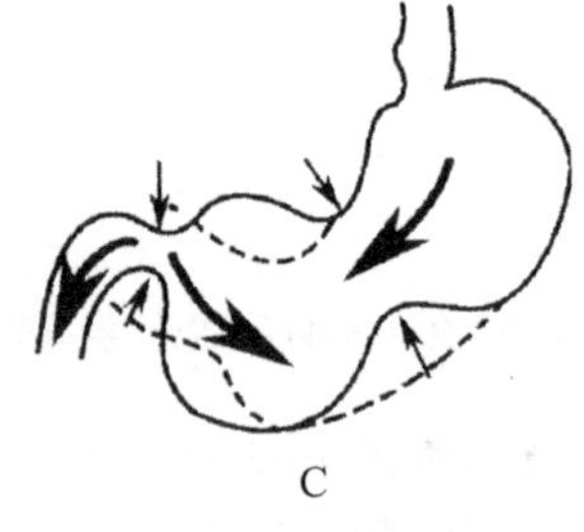

图 5-11　胃的蠕动模式图

A. 胃的蠕动由慢波触发，起始于胃的中部，向幽门方向推进；B. 将部分食糜排入十二指肠；C. 强有力的收缩波还可将食糜反向推回到近侧胃窦或胃体，使食糜进一步被磨碎

胃蠕动的生理意义：使食物和胃液充分混合，以利于胃液发挥消化作用；有利于块状食物进一步被磨碎和粉碎，并推进胃内容物通过幽门排入十二指肠。

4. 消化间期胃的运动　胃在空腹状态下，除存在紧张性收缩外，也可出现以间歇性强力收缩伴有较长时间的静息期为特征的周期性运动，称为消化间期移行性复合运动（migrating motor complex，MMC）。MMC 使整个胃肠道即使在非消化间期仍有断断续续的运动，可将胃肠内容物包括上次进食后遗留的残渣、脱落的细胞碎片和细菌等清除干净，因而起着“清道夫”的作用。

笔记栏

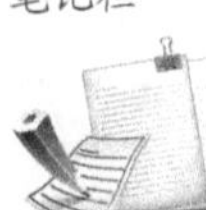

(二) 胃运动的调节

胃的运动受神经和体液因素的调节，而且胃的运动与胃分泌之间有密切的联系，当胃的运动增强时，胃的分泌也增加。

1. 神经性调节　迷走神经末梢释放的 ACh，可使胃的慢波和动作电位的频率增加，胃蠕动加强、加快。交感神经末梢释放 NE，可减慢慢波的频率和传播速度，减低胃肌收缩力，抑制胃运动。正常情况下，交感神经对胃运动的影响较小。

食物对胃壁的机械性或化学性刺激，可通过壁内神经丛引起胃壁平滑肌的紧张性收缩加强，蠕动波的传播速度加快。

2. 体液性调节　许多胃肠激素在调节胃肠运动中具有重要作用。ACh 使胃运动加强，肾上腺素和去甲肾上腺素抑制胃运动；胃动素(motilin)具有刺激胃电活动和胃运动的作用；促胰液素、缩胆囊素和抑胃肽等可使胃运动减弱。

(三) 胃的排空及其控制

1. 胃的排空　食物由胃排入十二指肠的过程称为胃排空(gastric emptying)。一般在食物入胃后 5 min 即有部分食糜被排入十二指肠。食糜的理化性状和化学组成不同，胃排空的速度也不同。在 3 种主要营养物质中，糖类排空最快，蛋白质次之，脂肪最慢；通常稀的、流体食物比稠的、固体食物排空快；碎的、颗粒小的食物比大块食物排空快；等渗溶液比高渗溶液排空快。混合性食物由胃完全排空的时间通常为 4～6 h。

胃排空的动力是胃运动及其产生的胃内压。当胃内压超过十二指肠内压，并足以克服幽门部阻力时，胃的排空才能进行。因此，凡能增强胃运动的因素都能促进胃的排空；反之，则延缓胃的排空。

2. 影响胃排空的因素　胃排空的特点是逐次而间断进行的。影响胃排空的因素有多种。

(1) 胃内促进排空的因素：① 神经的调节；② 促胃液素的参与。

(2) 十二指肠内抑制胃排空的因素：① 肠—胃反射作用。进入小肠内的含酸、脂肪、脂肪酸、高渗溶液等的食糜，可刺激十二指肠壁上的化学和机械感受器，反射性地抑制胃运动，使胃排空减慢，此称肠—胃反射(entero-gastric reflex)。② 胃肠激素的调节。

第四节　小肠内的消化

食糜由胃进入小肠即开始小肠内消化过程，小肠是食物消化和吸收的最重要部位。在小肠内，食物受到胰液、胆汁和小肠液的化学性消化和小肠运动的机械性消化。在这里食物的消化基本完成，并且许多物质都是在这里被吸收，余下的食物残渣则进入大肠。食物在小肠内所经历的时间，随其性质不同而有差异，一般混合性食物在小肠内停留的时间为 3～8 h。

一、胰液的分泌

胰腺兼有外分泌和内分泌双重功能。胰液(pancreatic juice)由胰腺腺泡细胞和小导管的管壁上皮细胞分泌，经胰腺导管排入十二指肠。具有很强的消化能力，是人体内最重要的消化液。

(一) 胰液的性质、成分和作用

胰液是无色、无臭的碱性液体，pH 7.8～8.4，渗透压与血浆相等。正常人每日分泌量为 1～2 L。胰液的成分包括大量水分(占 97.6%)、无机物和有机物。无机物主要是碳酸氢盐，还有 Na^+、K^+、Cl^- 等，由胰腺小导管的上皮细胞分泌；有机物主要是各种消化酶，由胰腺腺泡细胞分泌的。

1. 碳酸氢盐　胰液中 HCO_3^- 的主要作用是中和进入十二指肠的胃酸，保护肠黏膜免受强酸的侵蚀。此外，HCO_3^- 可造成一个弱碱的环境，为小肠内多种消化酶的活动提供了适宜的 pH 环境。

笔记栏

2. 胰酶　胰液中含有分解三大营养物质的多种酶，如碳水化合物水解酶、蛋白质水解酶、脂肪酶等。

(1) 碳水化合物水解酶：主要是胰淀粉酶(pancreatic amylase)，无须激活就具有活性，其最适pH为6.7～7.0，可将淀粉、糖原及大多数其他碳水化合物水解为糊精、麦芽糖及麦芽寡糖，但不能水解纤维素。

(2) 蛋白质水解酶：胰液中的蛋白质水解酶主要有胰蛋白酶(trypsin)、糜蛋白酶(chymotrypsin)等。它们刚分泌出来时，均以无活性的酶原形式存在于胰液中，所以它们不会消化胰腺组织的本身。进入小肠后，则在肠液中的肠激酶(enterokinase)的作用下，胰蛋白酶原被激活为有活性的胰蛋白酶。此外，盐酸、组织液和胰蛋白酶本身也能激活无活性的胰蛋白酶原(trypsinogen)。随后胰蛋白酶又可激活糜蛋白酶原(chymotrypsinogen)为糜蛋白酶。两者的作用相似，都能将蛋白质分解为脲和胨，当两者一同作用于蛋白质时，则可使蛋白质进一步分解成小分子的多肽和氨基酸。

此外，胰腺腺泡细胞还能分泌少量胰蛋白酶抑制因子(trypsin inhibitor)，能与胰蛋白酶和糜蛋白酶结合，抑制酶的活性，从而可防止胰腺自身被消化。

(3) 脂肪酶：胰脂肪酶(pancreatic lipase)是消化脂肪的主要消化酶，最适pH 7.0～8.5，能在胆盐和辅脂酶(colipase，也由胰腺分泌)的协同下，将中性脂肪分解为脂肪酸、一酰甘油及甘油。此外，胰液中还有一定量的胆固醇酯水解酶和磷脂酶A2，分别水解胆固醇酯和磷脂。

(4) 其他酶类：胰液中还有核糖核酸酶、脱氧核糖核酸酶、羧基肽酶等。它们分别水解多肽为氨基酸，水解核糖核酸和脱氧核糖核酸为单核苷酸。

由于胰液中含有消化3种主要营养物质的消化酶，因而胰液是所有消化液中消化食物最广泛、消化力最强的、最重要的一种消化液。当胰液分泌缺乏时，即使其他消化液的分泌都很正常，食物中的脂肪和蛋白质仍然不能完全被消化和吸收。如果大量的蛋白质和脂肪不能消化、吸收而随粪便排出，可引起胰性腹泻；同时，因脂肪吸收障碍，使脂溶性维生素A、维生素D、维生素E、维生素K等的吸收受到影响，产生相应的维生素缺乏症；但对糖的消化和吸收影响不大。

(二) 胰液分泌的调节

在非消化期间，胰液几乎不分泌或很少分泌。进食开始后，胰液开始分泌或分泌增加，食物是刺激胰液分泌的自然因素。进食时，胰液分泌受神经和体液因素双重控制，但以体液调节为主。

1. 神经调节　食物的形象、气味以及食物对口腔、咽、食管、胃和小肠的刺激，都可通过神经反射(包括条件反射和非条件反射)引起胰液分泌。反射的传出神经主要是迷走神经，其作用包括：① 通过其末梢释放ACh直接作用于胰腺。② 通过引起胃窦和小肠释放促胃液素，经血液循环作用于胰腺的腺泡细胞，引起胰液分泌，但对小导管上皮细胞作用较弱。

迷走神经兴奋引起胰液分泌的特点是：水分和碳酸氢盐含量很少，而酶的含量却很丰富。交感神经对胰液分泌的影响不明显。

2. 体液调节　调节胰腺分泌的体液因素主要有促胰液素、缩胆囊素和促胃液素等其他激素。

(1) 促胰液素：促胰液素(secretin)是由小肠上段黏膜内的S细胞分泌的、由27个氨基酸组成的直链多肽，其需要完整分子才能表现最强的作用。

(2) 缩胆囊素：缩胆囊素(cholecystokinin, CCK)又称缩胆囊素—胰霉素，是由小肠黏膜Ⅰ细胞释放的、由33个氨基酸组成的多肽。引起CCK释放的因素，按强弱顺序，依次为蛋白质分解产物、脂肪酸、HCl、脂肪。糖类对其释放无作用。

(3) 其他激素：促胃液素也促进胰液中胰蛋白酶原、糜蛋白酶原和淀粉酶的分泌；血管活性肠肽可促进胰腺分泌水分和碳酸氢盐；胰高血糖素、生长抑素、胰多肽等则有抑制胰腺分泌的作用。

3. 胰液分泌的反馈性调节　当食糜进入小肠后，对CCK和胰酶的分泌具有正、反两种机制：一方面食糜刺激CCK释放肽(CCK - releasing peptide, CCK - RP)释放，引起CCK和胰酶的分泌；另一方面，分泌的胰蛋白酶又可使CCK - RP失活，反馈性的抑制CCK和胰蛋白酶进一步分泌。胰蛋白酶分泌的反馈性调节的生理意义在于防止胰蛋白酶的过度分泌。

笔记栏

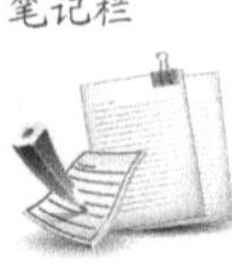

二、胆汁的分泌和排出

胆汁(bile)由肝细胞不断生成，由肝管流出，经胆总管排入十二指肠，或由肝管转入胆囊管而贮存于胆囊，当消化时再由胆囊排至十二指肠。

(一) 胆汁的性质、成分

胆汁是一种味苦的有色液汁，由肝细胞直接分泌的胆汁(肝胆汁)呈金黄色或橘棕色，pH 约 7.4，比重 1.009；在胆囊中贮存过的胆汁(胆囊胆汁)因被浓缩而颜色变深，并因碳酸氢盐被胆囊吸收而呈弱酸性(pH 6.8)。胆囊能贮存 40～70 mL 胆汁，成人每日分泌的胆汁为 800～1 000 mL。

胆汁的成分很复杂，除水分和 Na^+、K^+、Cl^-、Ca^{2+}、碳酸氢盐等无机成分外，还有胆汁酸、胆色素、脂肪酸、胆固醇、卵磷脂和黏蛋白等有机成分，以及少量重金属离子如 Cu^{2+}、Zn^{2+}、Mn^{2+}、Al^{3+} 等。胆汁中不含消化酶。

1. 胆盐　胆盐(bile salt)是由肝细胞分泌的胆汁酸与甘氨酸或牛磺酸结合形成的钠盐或钾盐。它是胆汁参与脂肪的消化和吸收的主要成分。胆盐随肝胆汁排至小肠后，绝大部分在回肠末端被吸收入血，经门静脉进入肝脏，再合成胆汁，排入肠内。这个过程称为胆盐的肠—肝循环(enterohepatic circulation of bile salt)(图 5-12)。

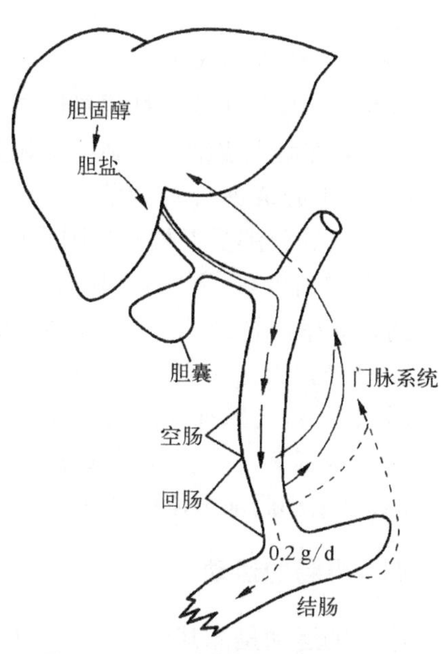

图 5-12　胆盐的肝盐循环示意图

2. 胆固醇　胆固醇(cholesterol)是体内脂肪代谢的产物，占胆汁固体成分的 4%。正常情况下，胆汁中的胆盐(或胆汁酸)、胆固醇和卵磷脂之间有适当的比例，这是维持胆固醇成溶解状态的必要条件。

3. 胆色素　胆色素(bile pigment)占胆汁固体成分的 2%，是血红蛋白的分解产物。

(二) 胆汁的作用

胆汁的作用主要是胆盐的作用，它对脂肪的消化和吸收具有重要影响。其作用主要为：① 乳化脂肪。② 促进脂肪的吸收。③ 促进脂溶性维生素 A、维生素 D、维生素 E、维生素 K 的吸收。④ 其他作用，如胆汁在十二指肠内可中和胃酸；通过肠—肝循环而被重吸收后的胆盐，可直接刺激肝细胞合成和分泌胆汁。

(三) 胆汁的分泌、排放及其调节

1. 胆汁的分泌和排放　肝细胞是不断分泌胆汁的，但在非消化期间，胆汁大部分流入胆囊内贮存。在消化期，胆汁可直接由肝脏以及由胆囊经胆总管大量排至十二指肠，这一过程称为胆汁的排放。在胆汁排出的过程中，胆囊和 Oddi 括约肌的活动具有相互协调的关系，在非消化期，Oddi 括约肌收缩，胆汁不能流入肠腔，胆囊便舒张而容纳胆汁，使胆管内压力不至过高；进食后，胆囊收缩，Oddi 括约肌舒张，胆汁被排至十二指肠。胆囊在贮存、浓缩以及排放胆汁中具有重要作用。

2. 胆汁分泌与排放的调节　受神经和体液因素调节，以体液调节为主。

(1) 神经调节：进食动作或食物对胃和小肠的刺激都可通过神经反射引起肝胆汁分泌的增多，胆囊收缩也轻微加强。其传出途径是迷走神经。

(2) 体液调节：促胃液素、促胰液素、缩胆囊素以及胆盐都对胆汁的分泌起到了重要的调节作用。

三、小肠液的分泌

笔记栏

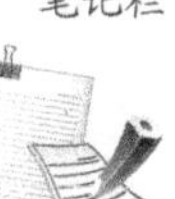

(一) 小肠液的性质和成分

小肠液是由小肠腺(又称李氏腺，Lieberkuhn crypt)和十二指肠腺(又称勃氏腺，Brunner

gland)分泌的一种弱碱性等渗液体，pH 为 7.6，其分泌量是消化液中最多的一种，但其变动范围较大，成人每日分泌量为 1～3 L。

小肠液的成分，除大量水分外，尚含有一些无机离子如 Na^+、K^+、Ca^{2+}、Cl^- 等，以及一些有机物质如黏蛋白和多种酶。从小肠腺分泌入肠腔的消化酶可能只有一种肠激酶(enterokinase)。但在小肠上皮细胞的刷状缘和细胞内，却存在多种消化酶，如分解多肽的肽酶，分解双糖的蔗糖酶、麦芽糖酶和乳糖酶等。当营养物质被吸收进入小肠上皮细胞后，这些酶可以对消化不完全的产物在细胞内继续进行消化，从而阻止没有完全分解的消化产物被吸收入血；这些酶可随脱落的上皮细胞进入肠腔内，但是这些酶在小肠液中则不发挥消化食物的作用。因此，小肠液本身可能只对食物的消化起辅助作用。

(二) 小肠液的作用

小肠液的作用主要包括稀释作用、保护作用、消化作用等。小肠液对食物的消化作用很小，进一步的消化主要在肠上皮细胞的刷状缘和上皮细胞内进行。食物的消化进行到小肠阶段已基本结束。

(三) 小肠液分泌的调节

小肠液的分泌受下列几种因素的影响。

1. 局部因素　食物及其消化产物对肠黏膜局部的机械和化学刺激，尤其对扩张刺激最为敏感。通过肠壁内神经丛的局部反射，引起小肠液分泌。

2. 神经因素　刺激迷走神经引起十二指肠腺的分泌，但对其他部位的肠腺作用不明显。人在应激状态下，交感神经活动增强可抑制小肠腺分泌。

3. 体液因素　胃肠激素中，如促胃液素、促胰液素、缩胆囊素、血管活性肠肽和胰高血糖素等，都有刺激小肠液分泌的作用。

四、小肠的运动

小肠的运动是靠其肠壁内外两层平滑肌的舒缩运动来完成的。外层是较薄的纵行肌，内层是较厚的环行肌。空腹时，小肠运动很弱，进食后才逐渐增强，与胰液、胆汁和小肠液的化学性消化协同活动。

(一) 非消化期小肠的运动

与胃相似，小肠在消化期也存在周期性移行性复合运动(MMC)。MMC 的生理功能是：① 清除作用；② 阻止结肠内的细菌向末端回肠迁移。

(二) 消化期小肠的运动

1. 紧张性收缩　小肠平滑肌的紧张性收缩(tonic contraction)是小肠其他运动形式有效进行的基础。

2. 分节运动　分节运动(segmental motility)是一种以环行肌为主的节律性收缩和舒张运动，在小肠各个部位均可发生(图 5-13)。分节运动的作用：① 使食糜与消化液充分混合，有利于化学性消化的进行。② 增强食糜与小肠黏膜的接触，有利于营养物质的吸收。③ 挤压肠壁，有助于血液和淋巴液的回流。

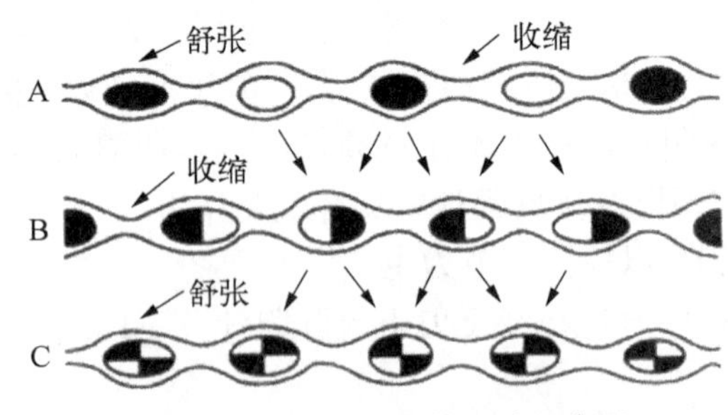

图 5-13　小肠的分节运动示意图

A、B、C 为肠管纵切面观，表示不同阶段的食糜节段分割和合拢组合情况

3. 蠕动　小肠的蠕动与食管和胃相似，在小肠任何部位均可发生蠕动，进食后，蠕动大大增强。蠕动的作用使经过分节运动的食糜向前推进，到达新的肠段，再开始分节运动。

笔记栏
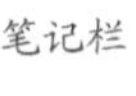
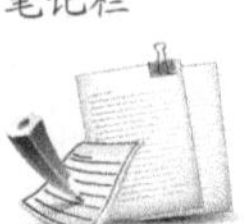

(三) 回盲括约肌的活动

回肠末端与盲肠交界处的环行肌显著加厚，起着括约肌的作用，称为回盲括约肌(ileocaecal sphincter)。由于回肠末端突入盲肠中形似瓣膜，所以又称回盲瓣(ileocaecal valve)。静息时，回盲

瓣是关闭的，瓣内有一长约 4 cm 的高压区，其内压比结肠内高 15～20 mmHg。进食后，食物入胃，引起胃-回肠反射，使回肠蠕动加强，当蠕动波到达回肠末端时，回盲括约肌舒张，回肠内容物进入结肠；当结肠以及盲肠和阑尾充满时，则引起回盲括约肌收缩和回肠运动减弱，延缓回肠内容物通过。故回盲括约肌的作用是：阻止盲肠内容物倒流入回肠，也可防止小肠内容物过快地进入大肠，以便小肠内容物充分消化和吸收。

（四）小肠运动的调节

1. 内在神经丛的作用　肌间神经丛对小肠运动起重要调节作用。食糜对肠管的机械性和化学性刺激，以及肠管被扩张，均可通过局部神经丛反射引起小肠蠕动加强。

2. 自主神经的作用　副交感神经的兴奋能加强小肠的收缩运动，交感神经兴奋则抑制小肠运动。它们的作用一般是通过小肠的内在神经丛实现的。同时，小肠的运动还受神经系统高级中枢的影响，如情绪的波动可改变肠的运动功能。

3. 体液因素的作用　ACh、5－HT、P 物质、促胃液素、CCK 和前列腺素（PGE、PGF）等都有促进小肠运动的作用。抑制小肠运动的物质有肾上腺素、内源性吗啡样物质（内啡肽和甲硫脑啡肽）、促胰液素、生长抑素和胰高血糖素等。

第五节　大肠的功能

人类的大肠内没有重要的消化活动。大肠的主要功能是：① 吸收水分和无机盐，参与机体对水、电解质平衡的调节。② 吸收由结肠内微生物产生的维生素 B、维生素 K。③ 完成对食物残渣的加工，形成并暂时贮存粪便。

一、大肠液的分泌及大肠内细菌的活动

（一）大肠液的分泌

大肠液是由大肠黏膜表面的柱状上皮细胞及杯状细胞分泌的。大肠的分泌物富含黏液和碳酸氢盐，其 pH 为 8.3～8.4。大肠液中可能含有少量二肽酶和淀粉酶，但它们对物质分解作用不大。大肠液的主要作用在于其中的黏液蛋白，它能保护肠黏膜和润滑粪便。

大肠液的分泌主要是由食物残渣对肠壁的机械性刺激所引起的。副交感神经可促进大肠液的分泌，交感神经则抑制其分泌；大肠黏膜内存在高浓度的血管活性肠肽，它可能参与大肠内水和电解质的转运。

（二）大肠内细菌的活动

大肠内有许多细菌，主要是大肠杆菌、葡萄球菌等。它们主要来自空气和食物，大肠内的酸碱度和温度适合于一般细菌的活动和繁殖；细菌内含有能分解食物残渣的酶。细菌对糖和脂肪的分解称为发酵（fermentation），能产生乳酸、醋酸、CO_2、沼气等。细菌对蛋白质的分解称为腐败（corruption），其结果产生氨、硫化氢、组胺、吲哚等，其中有的成分由肠壁吸收后到肝脏中解毒。

大肠内的细菌能利用肠内较为简单的物质合成 B 族维生素和维生素 K，它们在肠内吸收，对人体有营养作用。

据估计，粪便中死的和活的细菌约占粪便固体重量的 20%～30%。

二、大肠的运动和排便

大肠的运动少而缓慢，对刺激的反应也较迟缓，这些特点有利于粪便在大肠内暂时贮存。

笔记栏

（一）大肠运动的形式

1. 袋状往返运动　是在空腹和安静时最多见的一种运动形式，只能对内容物起缓慢搓揉作用，并不向前推进，但可促进水分的吸收。

2. 分节或多袋推进运动　是人在饭后最常见的运动形式，是一个结肠袋的内容物被推移到邻近肠段，并继续向更远部位而不返回原处的推移运动，称为分节推进运动；如果在一段较长的结肠壁上同时发生许多袋状收缩，并使其内容物向下推移，称为多袋推进运动。

3. 蠕动　结肠的蠕动也是由收缩波及其前方的舒张波组成，结肠蠕动的推进力很大，降结肠尤其明显，这可能与其内容物比较干燥有关。

4. 集团蠕动　集团蠕动(mass peristalsis)是一种行进速度快而行程远的蠕动。通常开始于横结肠，可将大肠内一部分内容物推送到乙状结肠和直肠。这种蠕动每日发生3～4次，常见于餐后或胃内充满食物时，这种餐后结肠运动的增强称为胃—结肠反射(gastro-colon reflex)。

（二）排便

正常人的直肠内通常是没有粪便的。当肠蠕动将粪便推入直肠，刺激直肠壁内的感受器，冲动经盆神经和腹下神经传至脊髓腰骶段的初级排便中枢，同时上传到大脑皮质，引起便意。当条件许可时，即可发生排便反射(defecation reflex)。此时，传出冲动通过盆神经，使降结肠、乙状结肠和直肠收缩，肛门内括约肌舒张。同时，阴部神经的冲动减少，肛门外括约肌舒张，将粪便排出体外；支配膈肌和腹肌的神经兴奋，膈肌和腹肌收缩，腹内压升高，促进粪便排出。

第六节　胃肠道的吸收

一、胃肠道的吸收过程概述

（一）胃肠道吸收的部位

胃肠道内的吸收(absorption)是指食物经过消化后，一些营养物质包括水和无机盐类等通过消化道上皮细胞进入血液和淋巴的过程。由于吸收为机体提供了营养物质，因而具有重要的生理意义。

胃肠道不同部位对各种物质的吸收能力和速度是不同的，这主要取决于胃肠道各部位的组织结构和食物在各部位被消化的程度以及停留的时间。食物在口腔和食管内是不被吸收的，只有某些脂溶性药物，如硝酸甘油能够通过口腔黏膜进入血液；在胃内，食物被吸收的也很少，仅可吸收乙醇和少量水分；小肠是吸收的主要部位，通常认为，糖类、蛋白质和脂肪的消化产物是在十二指肠和空肠吸收的，回肠能主动吸收胆盐和维生素 B_{12}，大部分营养成分到达回肠时，已被吸收完毕；大肠主要吸收水分和盐类，一般认为，结肠可吸收进入其中80%的水、90%的 Na^+ 和 Cl^-。

小肠作为重要的吸收部位具备了一些有利的条件：① 吸收面积大。人的小肠长4～5 m，其黏膜具有许多环状皱褶，皱褶上有大量的绒毛(villi)，在绒毛的柱状上皮细胞的顶端又有微绒毛(microvilli)。这样的结构特征，使小肠黏膜的表面积增加了600倍，总面积可达到200 m^2 左右。② 小肠内的糖类、蛋白质和脂类已消化为结构简单的可吸收的物质。③ 小肠绒毛结构特殊。小肠绒毛内部含有毛细血管、毛细淋巴管、平滑肌纤维以及神经纤维网等结构，淋巴管纵贯绒毛中央，称中央乳糜管。消化期间，小肠绒毛产生节律性的伸缩和摆动，可促进绒毛中毛细血管网和中央乳糜管内的内容物向小静脉和淋巴管流动，有利于吸收。④ 食物在小肠内停留时间较长，一般为3～8 h，这些都是小肠对食物吸收的有利条件。

笔记栏

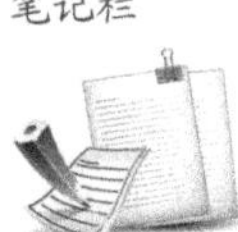

（二）吸收的途径和机制

小肠内的吸收主要通过跨细胞和细胞旁两种途径（图 5－14）。吸收的机制有被动转运、主动转运、胞饮和胞吐等几种。

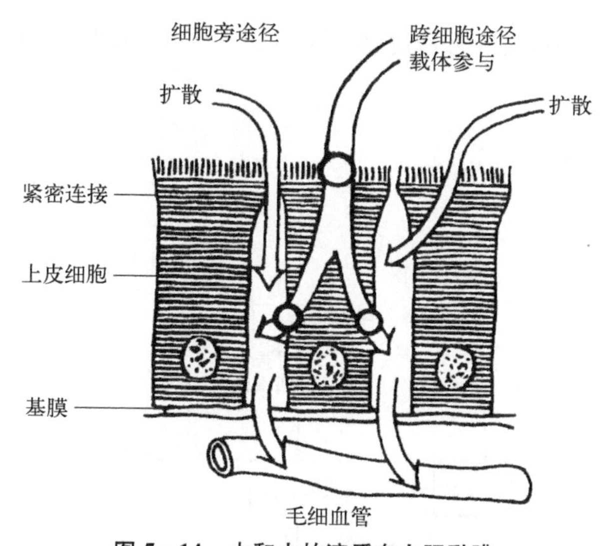

图 5－14 水和小的溶质在小肠黏膜吸收的途径示意图

二、小肠对各种主要物质的吸收

被小肠吸收的物质不仅是由口腔摄入的，还有各种体内消化腺分泌的大部分水分、无机盐和某些有机成分。

（一）水分的吸收

水分的吸收都是被动性的，各种溶质，尤其是 NaCl 的主动重吸收所产生的渗透压梯度是水分吸收的动力。

（二）无机盐的吸收

1. 钠的吸收　钠的吸收是主动的。肠上皮细胞的底侧膜上的 Na^+ 泵将胞内的 Na^+ 主动运送入血，造成胞内 Na^+ 浓度降低，肠腔内 Na^+ 借助于刷状缘上的载体，以易化扩散的形式进入细胞内（图 5－15）。

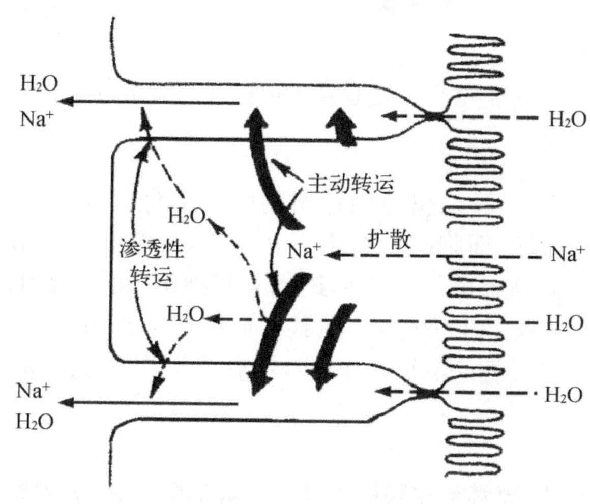

图 5－15 钠和水在小肠黏膜吸收过程示意图

2. 铁的吸收　铁的吸收量与机体对铁的需要量有关。铁的吸收主要在十二指肠和空肠上段。这些部位的肠上皮细胞释放转铁蛋白（transferrin）进入肠腔，与铁离子结合为复合物，进而以受体介导的入胞作用进入胞内；进入胞内的铁，一部分从细胞的基底侧膜以主动转运的形式进入血液，其余则与胞内的铁蛋白（ferritin）结合，留在细胞内不被吸收，后者的作用是防止铁的过量吸收。

3. 钙的吸收　小肠的各部位都有吸收钙的能力，但主要在十二指肠。钙的吸收是主动转运过程。由肠黏膜上皮细胞刷状缘膜上的 Ca^{2+} 通道进入细胞内的钙，通过位于基底侧膜上的 Ca^{2+} 泵转运入血中；另有一小部分钙在细胞的基底侧膜通过 Ca^{2+}－Na^+ 交换方式入血。影响钙吸收的主要因素是维生素 D 和机体对钙的需求量。

4. 负离子的吸收　在小肠内被吸收的负离子主要是 Cl^- 和 HCO_3^-。肠腔内 Na^+ 被吸收造成的电位变化可能促进负离子向细胞内移动。但也有证据表明，负离子可独立地转运。

（三）糖的吸收

摄入的糖类只有经过消化，分解为单糖后才能被小肠上皮细胞几乎完全吸收。

葡萄糖的吸收是逆着浓度差进行的主动转运过程，其能量来自 Na^+ 泵，属继发性主动转运（图 5－16）。

（四）蛋白质的吸收

蛋白质的消化产物主要以氨基酸的形式被吸收。其吸收的部位主要在小肠上段，在十二指肠和空肠吸收较快，在回肠较慢；吸收的途径是血液。

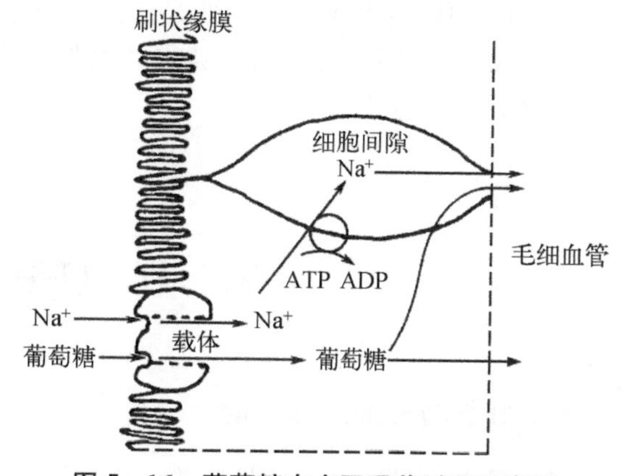

图 5－16 葡萄糖在小肠吸收过程示意图

笔记栏
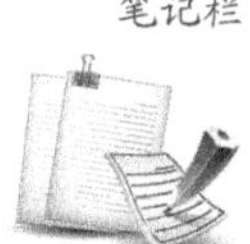

氨基酸的吸收过程与葡萄糖的吸收相似，也是与钠吸收偶联进行的、继发性主动转运过程(图5-17)。

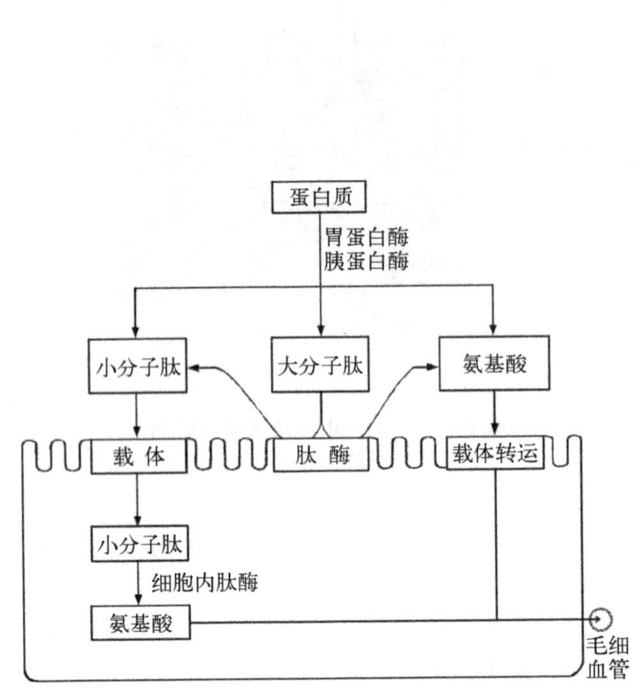

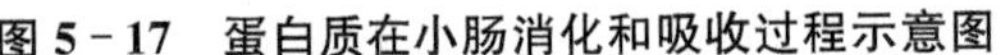

图5-17 蛋白质在小肠消化和吸收过程示意图

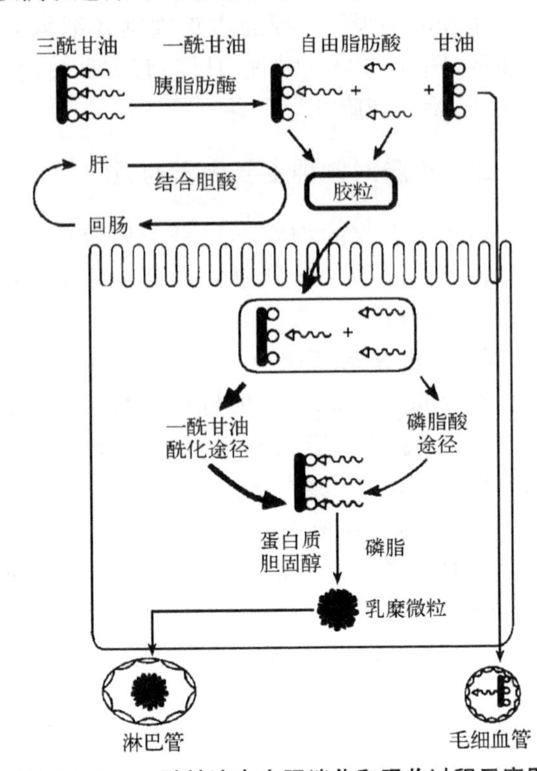

图5-18 三酰甘油在小肠消化和吸收过程示意图

(五) 脂类的吸收

在小肠内，脂类的消化产物脂肪酸、一酰甘油、胆固醇等很快与胆汁中的胆盐结合形成水溶性混合微胶粒，然后透过肠黏膜上皮细胞表面的静水层到达细胞的微绒毛。在这里，一酰甘油、脂肪酸和胆固醇等又逐渐地从混合微胶粒中释出，并通过微绒毛的细胞膜而进入黏膜细胞，而胆盐则被留于肠腔内继续发挥作用。长链脂肪酸及一酰甘油进入上皮细胞后，在其内质网中大部分被重新合成为三酰甘油，并与细胞中生成的载脂蛋白合成乳糜微粒(chylomicron)，然后以出胞的方式进入细胞间隙，再扩散至淋巴(图5-18)。

(六) 胆固醇的吸收

胆固醇主要来自食物和肝脏分泌的胆汁，酯化的胆固醇必须在肠腔中经胆固醇酯酶水解为游离胆固醇才能被吸收。游离胆固醇通过形成混合微胶粒，在小肠上部被吸收。吸收后的胆固醇大部分在小肠黏膜细胞中又重新酯化，生成胆固醇酯，最后与载脂蛋白一起组成乳糜微粒由淋巴进入血液循环。

(七) 维生素的吸收

大部分维生素在小肠上段吸收，只有维生素 B_{12} 是在回肠吸收的。大多数水溶性维生素如维生素 B_1、维生素 B_2、维生素 B_6、烟酸是通过依赖于 Na^+ 的同向转运体被吸收的。维生素 B_{12} 须先与内因子结合成复合物后，再到回肠被主动吸收。脂溶性维生素A、维生素D、维生素E、维生素K的吸收与脂类消化产物相同。

第七节 肝脏生理及肝功能不全

笔记栏

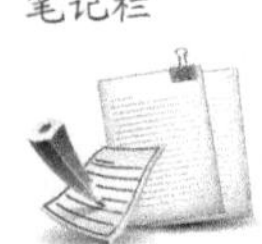

一、肝脏的主要生理功能

肝脏是人体最大的实质性脏器，担负着重要而复杂的生理功能。肝脏是人体新陈代谢最重要的器官，主要生理功能包括代谢功能、排泄功能、合成功能、解毒功能。

（一）代谢功能

1. 蛋白质代谢 肝脏利用氨基酸合成肝细胞自身的结构蛋白质，还能合成多种血浆蛋白质，其中合成的量最多的是白蛋白。肝脏合成的许多凝血因子和纤维蛋白原等，在血液凝固功能上起重要作用。肝内有十分丰富的氨基酸代谢酶，因此，氨基酸的代谢均在肝内进行。鸟氨酸循环合成尿素也是肝脏的一种特异性功能。

2. 糖代谢 肝脏是维持血糖浓度相对稳定的重要器官。进食之后，食糜自肠道吸收进入门静脉再进入肝脏，肝细胞迅速摄取葡萄糖，并合成肝糖原储存起来。相反，在空腹时，循环血糖浓度下降，肝糖原即迅速分解 6-磷酸葡萄糖，并在葡萄糖-6-磷酸酶催化下，生成葡萄糖补充血糖，所以，肝脏有较强的糖原合成、分解和储存能力。肝脏还含有一些酶，能催化某些非糖物质转化成糖原或葡萄糖，即糖异生。

3. 脂类代谢 肝脏在脂类的消化、吸收、分解、合成及运输等代谢过程中均起重要作用。肝细胞是合成胆固醇、三酰甘油和磷脂的重要器官，并能进一步合成低密度脂蛋白（LDL）、高密度脂蛋白（HDL）。肝分解三酰甘油和脂肪酸的能力很强，参与脂肪酸的β氧化，产生酮体。

4. 维生素代谢 肝脏能储存多种维生素，如维生素 A、维生素 B、维生素 D、维生素 E、维生素 K 及维生素 B_{12} 等。胡萝卜素转变成维生素 A，维生素 D 的活化，维生素 B_1、烟酸的代谢均在肝内进行。

5. 激素代谢 激素的灭活主要在肝脏进行。血浆中的类固醇激素进入肝脏，被肝细胞摄取后，进行一系列转化反应，最后生成易于排泄的代谢终末产物。许多蛋白质及多肽激素灭活和氨基酸衍生的激素（肾上腺素及甲状腺素等）分解代谢主要是在肝脏进行。

（二）解毒功能

肝脏对来自体内和体外的许多非营养性物质如各种药物、毒物以及体内某些代谢产物，具有生物转化作用，通过新陈代谢将它们彻底分解或以原形排出体外。这种作用也被称作“解毒功能”，某些毒物经过生物转化，可以转变为无毒或毒性较小，易于排泄的物质。肝脏的生物转化方式很多，一般水溶性物质常以原形从尿和胆汁排出；脂溶性物质则易在体内积聚，并影响细胞代谢，必须通过肝脏一系列酶系统作用将其灭活，或转化为水溶性物质，再予排出。

（三）胆汁的生成

胆汁是由肝细胞生成和分泌的，有促进脂类物质消化和吸收的作用。胆汁自胆总管分泌到胆囊，并在胆囊内被储存和浓缩。正常情况下，肝脏每天分泌胆汁 600～1 000 mL，胆汁中的主要成分是胆汁酸盐、胆色素和胆固醇。胆盐进入小肠后，绝大部分被回肠末端黏膜吸收，通过门静脉又回到肝脏，再生成胆汁分泌入肠，这一过程称为胆盐的肠—肝循环。

（四）其他功能

1. 免疫功能 肝脏含有体内最大的网状内皮细胞吞噬系统，它能吞噬、隔离和清除入侵体内的外来抗原。

2. 参与血液凝固机制 大多数凝血因子在肝脏产生，如纤维蛋白原、凝血酶原等。部分抗凝物质也在肝脏合成，因此肝脏在维持人体凝血与抗凝血的平衡方面具有重要作用。

二、肝功能不全的常见原因

引起肝损害的各种病因作用于肝组织后，导致上述肝脏功能丧失，均可引起不同程度的功能代谢改变，造成肝功能不全，最终发展为肝功能衰竭。

（一）生物性因素

病毒、细菌、寄生虫（血吸虫、华支睾吸虫、阿米巴）、钩端螺旋体可造成肝损害，其中尤以病毒最常见（如病毒性肝炎）。

笔记栏

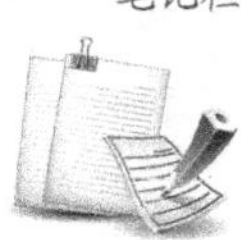

(二) 理化性因素

慢性酒精中毒可引起肝功能损伤,酒精中的乙醇可直接损害肝细胞内微管、线粒体的功能,影响蛋白质输出和脂肪代谢,是肝细胞脂肪变性和坏死的基础。有些工业毒物如四氯化碳、药物在肝脏代谢时,也可引起肝脏损害。

(三) 免疫性因素

免疫反应有利于杀灭病毒,但也可攻击感染病毒的肝细胞,使肝细胞受损。

(四) 遗传性因素

遗传性肝病较少见,某些遗传性代谢缺陷及分子病可引起肝炎、脂肪肝、肝硬化等,如肝豆状核变性。

三、肝功能不全时机体的功能、代谢变化

(一) 代谢障碍

1. 糖代谢障碍　肝细胞功能障碍导致低血糖,主要机制是肝糖原储备明显减少,肝糖原转变为葡萄糖过程障碍,肝细胞灭活胰岛素功能降低,血中胰岛素含量增加,血糖降低。

2. 脂类代谢障碍　肝功能障碍时,由于磷脂及脂蛋白的合成减少可造成肝内脂肪蓄积。胆固醇在肝内酯化障碍,转运能力降低,胆固醇转化为胆汁酸的能力下降,导致血浆胆固醇升高。

3. 蛋白质代谢障碍　肝细胞受损使白蛋白合成减少,导致低蛋白血症。

(二) 水、电解质代谢紊乱

1. 肝性腹水　由于门脉高压、血浆胶体渗透压降低、淋巴循环障碍及钠水潴留等机制,肝硬化等肝病晚期可出现腹水。

2. 电解质代谢紊乱　肝硬化晚期,醛固酮过多使肾排钾增多,引起低钾血症;有效循环血量减少引起血管升压素分泌增加,同时肝脏灭活血管升压素减少,肾小管重吸收水增多,可造成稀释性低钠血症。

(三) 胆汁分泌和排泄障碍

肝细胞损害使肝细胞对胆红素的摄取、运载、酯化和排泄等任一环节发生障碍时,可产生高胆红素血症或黄疸。

(四) 凝血功能障碍

肝功能障碍可造成凝血因子合成减少,抗凝血因子减少,纤溶系统异常及血小板数量和功能异常。临床表现为齿龈出血、鼻出血及皮下出血等。

(五) 生物转化功能障碍

肝脏生物转化功能障碍表现为药物代谢障碍、毒物的解毒障碍和激素灭活功能降低。

(六) 免疫功能障碍

免疫功能障碍容易发生细菌感染,严重肝病时,感染所致的死亡率达20%～30%。肝脏枯否氏细胞功能受到抑制,对内毒素的清除减少,产生肠源性内毒素血症。

四、肝功能衰竭

(一) 肝功能衰竭的概念

凡各种致肝损伤因素使肝细胞发生严重损害,使其代谢、排泄、合成、解毒与免疫功能发生严重障碍,机体往往出现黄疸、出血、腹水、继发性感染、肝性脑病、肾功能障碍等一系列临床表现,称为肝功能衰竭。

笔记栏

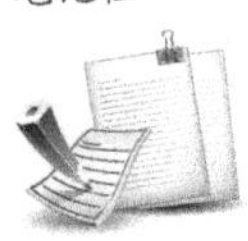

(二) 肝功能衰竭的分类

肝功能衰竭按病情进程可分为急性和慢性两类。

1. 急性肝功能衰竭　主要由病毒性肝炎或药物性肝炎等急性肝损伤病情恶化所引起。其中,起病2周内,以发生肝性脑病为突出特点者称为暴发性肝功能衰竭;起病2周以上,以发生肝性

脑病或重度黄疸和腹水为特征的称为亚急性肝功能衰竭。

2. 慢性肝功能衰竭　病情进展缓慢，病程较长，往往在某些诱因作用下病情突然加剧，反复发生慢性肝性脑病。主要由各类失代偿性肝硬化发展而来。

五、肝性脑病

肝性脑病(hepatic encephalopathy，HE)是继发于严重肝病的，以代谢紊乱为基础的中枢神经系统功能失调综合征，其主要临床表现是意识障碍、行为失常和昏迷。

(一) 肝性脑病的病因及临床分期

肝性脑病最常见病因为晚期肝硬化，其次可见于急性重型病毒性肝炎、严重急性肝中毒、晚期肝癌与门—体分流术后的患者。肝性脑病从轻微的精神异常到最后昏迷分为四期：一期有轻微的性格和行为改变(如欣快、淡漠、衣冠不整、吐词不清)；二期以精神错乱、睡眠障碍和行为失常为主(如定向障碍、语无伦次、睡眠节律颠倒、哭笑无常等)，该期会出现扑翼样震颤；三期表现为谵妄、狂躁和嗜睡；四期则意识完全丧失呈昏迷状态，临床上称为肝性脑病。

(二) 肝性脑病的发病机制

1. 氨中毒学说　该学说认为：正常情况下，血氨的生成与清除保持着动态平衡，当肝功能受损时，氨清除不足、氨生成过多，因而血氨水平升高。临床上80%以上的肝性脑病患者，其血液和脑脊液中氨含量增加。增多的血氨通过血脑屏障进入脑组织，干扰脑细胞的功能和代谢，从而引起脑功能障碍。

(1) 血氨升高的原因：

1) 氨的清除不足：肝功能障碍时，因ATP生成不足及参与肝内鸟氨酸循环的酶系统活性下降，致使鸟氨酸循环障碍，氨转化成尿素的过程受阻，导致血氨升高；另外，肝硬化时，通常存在门腔静脉间侧支循环或门—体静脉吻合术后形成门—体分流，来自肠道的氨绕过肝脏，直接进入体循环，导致血氨升高。

2) 氨的产生增多：肝功能严重障碍时，门脉血流受阻，肠黏膜淤血水肿，可使消化吸收功能降低，导致肠道细菌活跃，细菌释放的氨基酸氧化酶和尿素酶增多，导致氨生成增多；如果合并上消化道出血，血液的蛋白成分在肠道细菌的作用下，也可产生较多的氨；合并肾功能障碍时，尿素排出减少，可使弥散的尿素增加，这些均使肠道产氨增多。此外，肝性脑病患者可出现躁动不安、震颤等肌肉活动增强的症状，肌肉中的腺苷酸分解代谢增强，可使肌肉产氨增多。

(2) 氨对中枢神经系统的毒性作用：血氨增高对中枢神经系统产生毒性作用的机制包括以下几点。

1) 干扰脑细胞的能量代谢：进入脑内的氨会干扰脑细胞的葡萄糖生物氧化过程，包括抑制丙酮酸脱羧酶活性，使乙酰CoA生成减少，影响三羧酸循环的正常进行；与α-酮戊二酸结合生成谷氨酸，同时使还原型辅酶Ⅰ(NADH)转变为NAD^+，因而消耗大量α-酮戊二酸和NADH，造成ATP生成不足；氨与谷氨酸结合生成谷氨酰胺的过程中又消耗了大量ATP。

2) 影响脑内神经递质：氨增多可导致兴奋性神经递质(谷氨酸、ACh)减少，而抑制性神经递质(谷氨酰胺、γ-氨基丁酸)增多。

3) 对神经细胞膜的抑制作用：氨对神经细胞膜上的Na^+-K^+-ATP酶可能有干扰；氨可与K^+竞争进入细胞内。这些作用均可影响Na^+、K^+在神经细胞膜内、外的正常分布，从而干扰神经兴奋及传导活动。

2. 假性神经递质学说　该学说基本观点是：肝性昏迷的发生是由于假性神经递质在网状结构的神经突触部位堆积，使神经突触部位冲动的传递发生障碍，从而引起神经系统的功能障碍而导致昏迷。

(1) 假性神经递质的形成：食物蛋白中含有的芳香族氨基酸如苯丙氨酸和酪氨酸，在肠道内经细菌脱羧酶的作用，分别生成苯乙胺和酪胺。这些单胺类物质大部分在肝脏经单胺氧化酶的作用

笔记栏

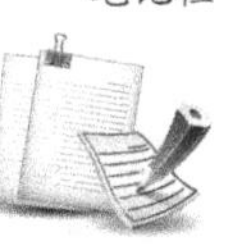

氧化解毒。肝功能障碍时，由于肝脏解毒功能降低或门—体分流形成，肠道产生的胺类如苯乙胺和酪胺，在肝内清除发生障碍，大量的苯乙胺和酪胺透过血脑屏障进入脑内，在β-羟化酶的作用下分别生成苯乙醇胺和羟苯乙醇胺。这两种物质在化学结构上与去甲肾上腺素和多巴胺十分相似，但效能却明显低于正常递质，因此被称为假性神经递质。

(2) 假性神经递质的致病机制：假性神经递质可被脑干网状结构中的肾上腺素能神经元摄取、贮存和释放，但其对突触后膜的生理效应很低。当苯乙醇胺和羟苯乙醇胺在神经突触堆积至一定程度时，则会取代正常神经递质，致使神经传导发生障碍，兴奋冲动不能传至大脑皮质，大脑因此产生抑制而出现意识障碍。

3. 氨基酸代谢失衡学说　肝性脑病患者或门—体分流术后的动物中发现，血浆氨基酸浓度明显异常。主要表现为支链氨基酸(BCAA)含量降低，芳香族氨基酸(AAA)含量升高，两者比值显著下降。

(1) 血浆氨基酸失衡的机制：支链氨基酸的代谢主要在骨骼肌中进行，胰岛素可促进肌肉组织摄取和利用支链氨基酸。芳香族氨基酸主要在肝脏代谢。正常人血浆 BCAA/AAA 的比值接近 3～3.5，而肝性脑病患者可明显降低，为 0.6～1.2。肝功能障碍时，肝细胞灭活胰岛素和胰高血糖素的功能下降，两者浓度均增高，但以胰高血糖素的增多更显著，血中胰岛素/胰高血糖素比值降低，致使体内蛋白质处于高分解状态，大量的氨基酸释放入血。高浓度的胰岛素可增加骨骼肌对 BCAA 的摄取和分解，故血浆 BCAA 水平降低；而 AAA 则因肝功能障碍致代谢速度减慢，造成血浆 AAA 浓度升高，从而使 BCAA/AAA 的比值变小。

(2) 血浆氨基酸失衡引起肝性脑病的机制：在生理情况下，芳香族氨基酸与支链氨基酸都是中性氨基酸，借同一载体转运通过血脑屏障并被脑细胞摄取。当血浆 AAA 显著增高或 BCAA 降低时，使得 AAA 大量入脑。当脑中苯丙氨酸、酪氨酸过多时，在芳香族氨基酸脱羧酶作用下生成苯乙胺，并经β-羟化酶作用生成苯乙醇胺，使假性神经递质增多；色氨酸大量进入脑内，可经羟化酶和脱羧酶的作用生成5-HT。5-HT 是重要的抑制性神经递质，且能抑制酪氨酸转变成多巴胺，5-HT 增多时可引起中枢抑制，促进肝性脑病的发生。

4. γ-氨基丁酸(GABA)学说　GABA 是哺乳动物中枢神经系统最主要的抑制性神经递质。脑内 GABA 在突触前神经元内由谷氨酸在脱羧酶催化下生成。当 GABA 从突触前神经元囊泡中释放出来后，与突触后神经元膜表面 GABA 受体结合，激发 Cl^- 通道开放，Cl^- 进入神经元胞质内，使神经元膜处于超极化阻滞状态，从而发挥突触后抑制作用。血中 GABA 主要来源于肠道，系谷氨酸经肠道细菌酶作用催化而成，并可进入肝脏进一步代谢。肝功能障碍时，一方面肝脏对来自肠道细菌产生的 GABA 摄取和灭活降低，使血液中 GABA 浓度升高；另一方面由于血脑屏障的通透性改变，致使血液中的 GABA 可以大量进入脑内并与突触后膜上的 GABA 受体结合，引起细胞外 Cl^- 内流，抑制中枢神经系统功能，引发肝性脑病。

(三) 肝性脑病的诱发因素

1. 氮负荷增加　不适当的蛋白质饮食，如一次大量进食蛋白质食物，蛋白质被肠道细菌分解，产生大量氨和芳香族氨基酸等有害物质，则可能诱发肝性脑病；肝硬化患者食管胃底部静脉曲张，食入粗糙食物或腹压升高时，曲张静脉易破裂，大量血液进入消化道，血中的蛋白质在肠道细菌作用下生成大量氨及其他毒性物质；伴有肾功能不全者，从肾脏排出尿素减少也会增加氨的产生。

2. 血脑屏障通透性增强、敏感性提高　严重肝病患者使用镇静、麻醉药品会加重脑功能的抑制，易诱发肝性脑病；感染、缺氧、电解质紊乱等可增强脑对毒性物质的敏感性，诱发肝性脑病的发生。

3. 电解质紊乱　抽放腹水及利尿等治疗可引起低血钾、低血钠及代谢性碱中毒等体液、电解质紊乱。这些状态下，体液呈碱性，有利于氨(NH_4^+)向 NH_3 转化，后者易于被吸收入血，引起血氨升高。

4. 便秘　便秘使肠道内氨和其他含氮物质产生和吸收增加。

笔记栏

（四）肝性脑病的防治原则

（1）消除诱因：① 严格控制蛋白质摄入。② 防止消化道出血。③ 保持大便通畅。④ 纠正水、电解质紊乱。⑤ 慎用镇静、麻醉药物。

（2）降低血氨：服用乳果糖降低肠道 pH，利于氨的排泄；口服新霉素抑制肠道菌群，减少氨的产生。

（3）避免不良反应：纠正氨基酸失衡及输注左旋多巴减弱假性神经递质的毒性作用。

（4）肝移植。

【思考题】

（1）胃液中有哪些主要成分？它们有何生理作用？
（2）为什么说胰液是消化液中最重要的一种？
（3）胆汁中与消化有关的成分有哪些？有何生理作用？
（4）请简述肝性脑病的发病机制。

（房　晓　张艳青）

笔记栏

第六章

能量代谢与体温

学习要点

● **掌握:** ① 能量代谢的主要影响因素。② 体温和体温调节。③ 发热、过热、发热激活物、内生致热原的概念。④ 发热的原因和基本机制。

● **熟悉:** ① 体温的维持。② 发热各期的热代谢变化特点。③ 发热机体的主要功能和代谢变化。

● **了解:** ① 机体能量的来源。② 体温的波动。③ 发热的防治原则。

第一节 能量代谢

新陈代谢是机体生命活动的基本特征之一,包括合成代谢和分解代谢两个过程。在合成代谢中贮存能量(energy),在分解代谢中释放能量。能量是体内一切生命活动的动力。在新陈代谢过程中,物质代谢与能量转变是紧密联系的。在机体物质代谢过程中所伴随发生的能量释放、转移、储存和利用,称为能量代谢(energy metabolism)。生理学上研究能量代谢,主要是从总体上把握能量的来源与去路、能量的转化和利用、能量代谢的测定和影响机体能量代谢的因素等。

一、机体能量的来源与利用

(一) 食物中的糖、脂肪和蛋白质是机体主要的供能物质

1. 体内三磷腺苷的合成与分解　是机体能量转化和利用的关键。机体所需的能量主要来源于食物,然而组织细胞并不能直接利用食物的能量从事各种生理活动,只有三磷腺苷(adenosine triphosphate, ATP)才是机体能量的直接提供者。ATP 是在人体细胞的线粒体中合成的一种高能化合物,分子中蕴藏着大量的能量,裂解后成为二磷酸腺苷(adenosine diphosphate, ADP),并可释放能量。因此,ATP 既是体内重要的储能物质,又是直接的供能物质,它释放的能量可供机体进行各种生理活动。人体在生命活动中所消耗的 ATP,由营养物质在体内氧化分解所释放的能量不断地使 ADP 氧化磷酸化重新生成 ATP 而得以补充。

体内除了 ATP 供能外,还有其他的高能化合物,如磷酸肌酸(creatine phosphate, CP)。CP 由肌酸和磷酸合成,当物质氧化释放的能量过剩时,可通过 ATP 转给肌酸,合成 CP 而贮存。当需要时,CP 又可将储存的能量转给 ADP,生成 ATP,以补充 ATP 的消耗。由此可见,在能量代谢的整个过程中,ATP 的合成与分解是体内能量转换和利用的关键。

笔记栏

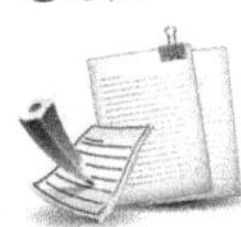

2. 机体能量的来源　人类进行生命活动所需的能量主要来源于食物中的能源物质,如糖、脂肪和蛋白质。这些能源物质分子结构中的碳氢键蕴藏着化学能,在氧化过程中碳氢键断裂,生成

CO_2和水，同时释放出所蕴藏的化学能。

(1) 糖：糖(carbohydrate)是机体重要的能源物质。一般情况下，人体所需能量的50%～70%是由糖类物质的氧化分解提供的。食物中的糖经过消化被分解为单糖，被吸收的单糖主要是葡萄糖。葡萄糖被吸收入机体后，一部分成为血糖直接供全身细胞利用，另一部分经合成代谢以肝糖原和肌糖原的形式贮存在肝脏和肌肉内，还有少部分转化为脂肪或蛋白质。糖在体内的代谢途径可因供氧情况的不同分为有氧氧化和无氧酵解两条途径，以糖的有氧氧化供能为主。葡萄糖转化供能的主要方式是产生ATP，1 mol葡萄糖完全氧化所释放的能量，可供合成38 mol ATP。

(2) 脂肪：脂肪(fat)是体内最主要的贮能和供能物质，人体所需的能量30%～50%来自脂肪。脂肪经消化分解后变为单酰甘油和脂肪酸，主要以乳糜微粒进入血液。脂肪在体内贮存量大，氧化时单位重量释放的能量多，1 mol脂肪释放的能量约为糖有氧氧化时释放能量的2倍。当机体需要时，贮存的脂肪在酶的催化下，可迅速分解为甘油和脂肪酸。甘油主要在肝脏内被利用，长链脂肪酸经活化和β-氧化逐步分解为乙酰CoA而进入糖的氧化途径，同时释放能量。由于糖也可以转化为脂肪，因此摄入过多的糖可能是导致肥胖的原因之一。

(3) 蛋白质：是构成细胞的基本物质，是机体生长及修补受损组织的主要原料。不论是肠道吸收的氨基酸，还是由机体自身蛋白质分解所产生的氨基酸，大多主要用于重新合成蛋白质，用于组织的自我更新，或用于合成酶、激素等生物活性物质。为机体提供能量，则是氨基酸的次要功能。但在某些特殊情况下，如长期不能进食或体力极度消耗时，糖和脂肪供应不足，机体将依靠组织蛋白质的分解所产生的氨基酸取得能量，以维持必要的生理活动。蛋白质分解成氨基酸后，在体内氧化的最终产物是某些含氮的有机物，如尿素、尿酸等，还有CO_2和水。

(二) 机体的能量最终以热能的形式向体外散发

各种能源物质在体内氧化时释放的能量，50%以上直接转变成热能，主要用于维持体温，并向外界散发。其余不足50%是可被机体利用的自由能，以化学能的形式贮存在ATP的高能磷酸键内，供机体用于合成代谢以及各种生理活动所需要，除骨骼肌运动时有15%～20%的能量可转化为机械功以外，其他的各种物质主动转运、生物电活动、神经传导、腺体细胞的分泌等所完成的各种化学功、转运功和机械功，最终都转化为热能，发散于体外。体内能量的释放、转移、贮存和利用之间的关系概括为图6-1。

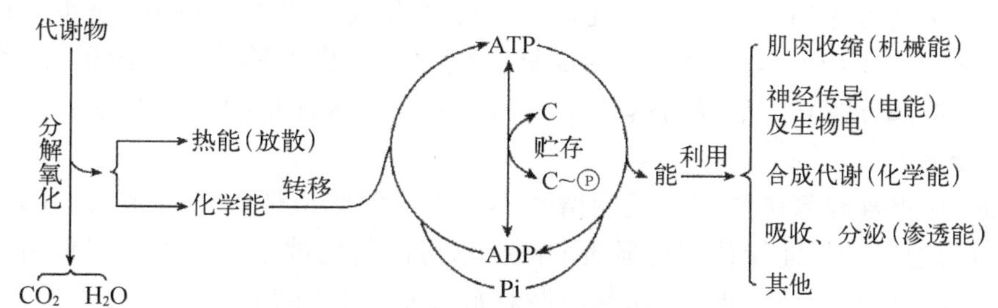

图6-1 体内能量的转移、贮存和利用

C：肌酸；C～Ⓟ：磷酸肌酸

(三) 能量平衡异常是导致肥胖或消瘦的原因之一

机体的能量平衡是指摄入的能量与消耗的能量之间的平衡。食物中的营养物质分解所释放的能量，主要用于基础代谢的能量消耗、食物的特殊动力作用、身体运动的能量消耗和其他的生理活动(包括生长发育)等耗能过程。如果能量代谢的收支平衡，则体重稳定；若能量的摄入少于消耗，机体动用贮备的能源物质，则体重减轻，出现消瘦，称为能量的负平衡；若能量的摄入大于消耗，多余的能量转变脂肪组织，则体重增加，导致肥胖，称为能量的正平衡。临床上常用体重指数(body mass index)和腰围作为判断肥胖的简易诊断指标。用体重(kg)除以身高(m)的平方所得之商即为体重指数。在我国，体重指数大于24为超重，大于28为肥胖。腰围主要反映腹部脂肪的分布，成年男性的腰围不宜超过85 cm，女性不宜超过80 cm。

笔记栏

二、影响机体能量代谢的因素

影响机体能量代谢的主要因素有：肌肉活动、环境温度、食物的特殊动力作用以及精神活动等。此外，能量代谢还受年龄、性别的影响，幼年儿童的能量代谢比成人高，男子的能量代谢比女子高。

（一）肌肉活动

全身骨骼肌的重量约占体重的40%，所以骨骼肌活动对能量代谢的影响最为显著。能量消耗与劳动或运动强度有密切关系，劳动或运动强度愈大，机体所消耗的能量就愈多。所以，肌肉活动强度与耗O_2量的增加成正比。轻微劳动比安静时的耗O_2量增加25%～60%，中等强度劳动增加1～2倍，剧烈运动或劳动时O_2耗量比安静时高10～20倍。劳动强度通常用单位时间内机体的产热量来表示。也就是说，能量代谢率还可作为评价劳动强度的指标。

（二）环境温度

人安静时的能量代谢，以在20～30℃的环境中、裸体或穿薄衣的情况下最为稳定，这主要是肌肉松弛的结果。当环境温度低于20℃时，代谢率开始增加，这主要是由于寒冷刺激使肌肉紧张性增强并反射性引起战栗的结果；当环境温度超过30℃时，代谢率也会逐渐增加，这与体内化学反应速度加快以及循环、呼吸、汗腺活动加强所致。另外，体温对代谢的影响也很大，体温每升高1℃，代谢率增加13%。因此，发热患者在测量能量代谢之前必须先测体温。

（三）食物的特殊动力作用

在进食以后一段时间内，机体虽然处于安静状态，但其产热量要比进食前有所增加，这种额外的能量消耗是由进食引起的。例如，摄入能产生100 kJ热量的蛋白质后，人体实际产热量为130 kJ。食物能使机体产生“额外”热量消耗的作用，称为食物的特殊动力作用（specific dynamic effect，SDE）。一般从进食后1 h开始增加，延续到进食后7～8 h。

在3种营养物质中，以蛋白质的食物的特殊动力作用最强，在进食蛋白质食物后，一般其产热量要超过蛋白质应产热量的25%～30%；糖和脂肪类食物的特殊动力作用较弱，其额外产热量分别约为其摄入物质应有产热量的6%和4%；混合性食物可使产热量增加10%左右。

食物的特殊动力作用产生的原因尚不清楚。实验表明，并非由于进食后消化道和消化腺的活动增强所致，因为向静脉内注射氨基酸也可引起同样的增热效应，而切除肝脏后这种效应消失。目前认为，食物的特殊动力作用可能与肝脏处理氨基酸或合成糖原等过程中“额外”消耗能量有关。所以，食物的特殊动力作用不应理解为食物能够提供比卡价更多的热量。相反，在考虑补充营养时，必须另外加上这部分“额外”消耗的热量，这样才能保持机体能量的收支平衡。

（四）精神活动

人在安静时，中枢神经系统本身的代谢增强不显著。但当机体处于紧张状态（如情绪激动、烦恼、愤怒、恐惧及焦急等）时，能量代谢可显著增高。这可能与精神紧张时无意识地引起骨骼肌紧张性增高和交感—肾上腺系统活动加强、儿茶酚胺释放增加，以及刺激代谢活动的激素（如甲状腺激素）的释放增加有关，从而使机体产热量增加。

三、基础代谢

许多因素能够影响机体的能量代谢，为了消除这些因素的影响，通常把基础代谢作为测定能量代谢的标准。基础代谢（basal metabolism）是指基础状态下的能量代谢。基础代谢率（basal metabolic rate，BMR）是指基础状态下单位时间内的能量代谢。

基础状态是指：① 空腹，排除食物的特殊动力作用的影响。一般要求在进食后12～14 h。② 静卧0.5 h以上，使肌肉处于松弛状态。③ 清醒、安静，排除精神紧张的影响。④ 环境温度保持在20～25℃之间。

笔记栏

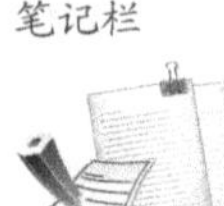

由于这种基础状态消除了各种影响能量代谢的因素，此时体内的能量消耗只用于维持一些基本的生命活动，因此，能量代谢率是比较稳定的。基础代谢率比一般安静时的代谢率要低（比清醒

安静时低 8%～10%)，但不是最低，因为熟睡时更低(做梦时又可增高)。

不同身材的个体，其能量代谢率可有较大差异。人在年龄、性别和活动状况等相同的条件下，即使体重相同，由于胖瘦的差异，其代谢率也不相同。研究表明，若以单位体表面积(body surface area)来计算，则不管个体大小，每 24 小时、每平方米体表面积的产热量几乎都是相等的。可见，能量代谢率与体表面积成正比关系。这是因为，机体所产生的热，主要是通过体表向外界发散出去的。因此，用单位时间内每平方米体表面积的产热量[kJ/(m^2 · h)]来表示能量代谢率。

体表面积的计算，有可用经验公式(Stevenson 公式)，即

$$体表面积(m^2)=0.0061\times 身高(cm)+0.0128\times 体重(kg)-0.1529$$

此外，体表面积还可根据图 6-2 直接求出，其用法是将受试者的身高点(在左侧垂线上)和体重点(在右侧垂线上)连成一直线，该连线和中间垂线交叉点的数值，便是受试者的体表面积。实验证明，我国人的体表面积按照这种计算法更符合实际情况。

一般说来，实际测得的基础代谢率的值与正常平均值比较，相差在 10%～15%之内均属正常范围。相差 20%以上时，才有可能是病理性的。如甲状腺功能亢进时，基础代谢率可高出正常均值 25%甚至达到 80%；甲状腺功能低下时，基础代谢率将低于正常均值 20%甚至达到 40%。此外，发热、糖尿病等基础代谢率将升高；而肾上腺皮质和垂体的功能低下时，基础代谢率降低。

图 6-2　体表面积测算用图

第二节　体温及其调节生理与病理生理

机体赖以生存的新陈代谢活动需要有适宜而稳定的温度。因此，体温是人体的一项重要的生命体征，维持体温的相对稳定对人类的正常生命活动至关重要。人和鸟类、哺乳类动物能通过调节保持体温的相对恒定，称为恒温动物。

一、体温及其生理波动

(一) 体温及其正常值

人体各部位的温度并不相同。机体表层的温度称为体表体温，包括皮肤、皮下组织、肌肉等部位的温度。体表各处的温度差异很大，而且易受环境温度变化的影响。机体深部温度称为体核体温，其受环境温度变化的影响较小，比较稳定。体核温度高于体表温度。

生理学所说的体温是指机体深部的平均温度。虽然机体深部各器官因代谢水平不同，其温度略有差别，但是，循环的血液使各器官的温度趋向一致。全身血液均回流于右心房，故右心房血液温度可作为机体深部温度平均值(即体温)的代表。由于右心房血温不易测量，临床上通常测量口腔、直肠和腋窝的温度来反映体温。通常直肠温度接近于深部温度，其正常值为 36.9～37.9℃，口腔温度为 36.7～37.7℃，腋窝温度为 36.0～37.4℃。

(二) 体温的生理性变动

在生理情况下，人体体温可随昼夜周期、年龄、性别、肌肉活动、环境温度以及精神活动等因素的影响而变化。

1. 体温的昼夜周期　正常人(新生儿除外)体温按昼夜变化呈周期性波动，波幅一般不超过 1℃。清晨 2:00～6:00 最低，午后 1:00～6:00 最高。体温的这种昼夜周期性波动称为体温的昼夜

笔记栏

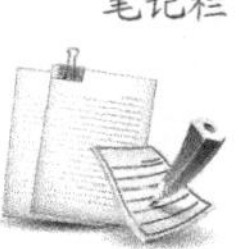

节律或日周期节律，是生物节律的一种，受体内生物钟的控制。

2. 年龄的影响　新生儿的体温调节系统尚未发育成熟，其体温不规则，易受机体活动及环境温度变化的影响。新生儿体温一般高于成人，且没有昼夜节律；老年人代谢率较低，其体温低于正常成人；新生儿和老年人对环境温度的剧烈变化耐受力差。

3. 性别影响　成年女子的体温平均比男子高 0.3℃。除体温的昼夜节律外，成年女子的基础体温还随月经周期而变动（图 6－3）。排卵前体温较低，排卵之日体温最低，排卵后体温又回升，并维持此高体温状态至下一月经周期。因此，测定成年女子的基础体温有助于了解有无排卵和排卵日期。这种周期现象与体内孕激素水平的周期性变化有关。

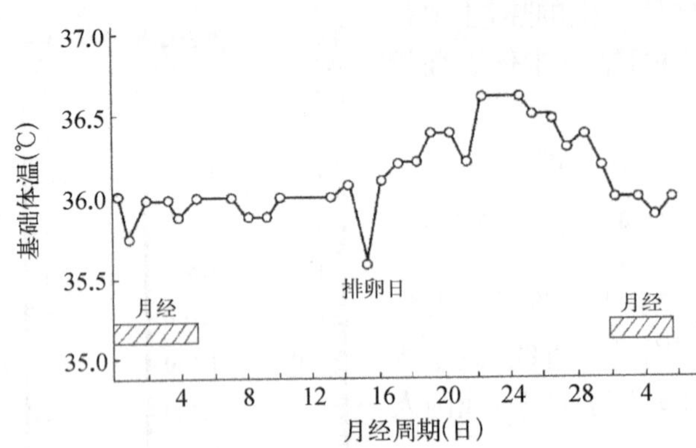

图 6－3　女性月经周期中基础体温曲线

4. 肌肉活动的影响　肌肉活动时，代谢增强，产热量明显增加，导致体温升高。所以，测量体温时应排除肌肉活动对体温的影响。测小儿体温时，应避免其哭闹。

5. 其他因素的影响　情绪激动、精神紧张、环境温度和进食等情况都会影响体温，麻醉药物能降低体温。故在测量体温时应考虑这些因素。

二、体温的维持

正常人体温维持在 37℃左右，是在体温调节系统的控制下，机体的产热与散热之间取得动态平衡的结果。机体的产热多于或少于散热将引起体温的升高或降低。

（一）机体的产热

1. 主要的产热器官　体内主要的产热器官是内脏器官和骨骼肌。安静状态下，机体的主要产热器官是内脏器官(特别是肝脏)，占总产热量的 56%；运动或劳动时，主要的产热器官是骨骼肌，占总产热量的 90%，可比安静时高 10～15 倍。

2. 机体的产热方式　当机体处于寒冷环境之中时，散热量显著增多，此时机体的产热量也相应增多，以维持正常的体温。机体主要通过战栗产热和非战栗产热来增加产热量以维持体温。

（1）战栗产热：指在寒冷环境中骨骼肌发生不随意的节律性收缩。其特点是：屈肌和伸肌的同时收缩，基本上不作外功，能量全部转化为热能。

（2）非战栗产热：又称代谢产热。机体的所有的组织器官都能进行非战栗产热，但以棕色脂肪组织的产热量最大，约占非战栗产热总量的 70%。

3. 机体产热活动的调节

（1）体液调节：主要是激素对产热活动的调节。甲状腺激素是调节产热活动的最重要的体液因素。如果机体长时间生活在寒冷环境中，甲状腺可分泌大量的甲状腺激素，使代谢率增加 20%～30%。甲状腺激素作用的特点是缓慢、持续时间长。此外，肾上腺素、去甲肾上腺素以及生长激素分泌增加，促使细胞新陈代谢率加强，使产热量迅速增加，但其维持时间短。

（2）神经调节　寒冷刺激可兴奋交感神经系统，引起肾上腺髓质活动增强，导致肾上腺素和去甲肾上腺素等激素释放增多，产热量增加。

（二）机体的散热

1. 机体的散热方式

笔记栏

（1）辐射散热：指人体以热射线的形式将体热传给外界较冷的物质一种散热方式。辐射散热量的多少主要取决于皮肤与周围环境的温度差，以此种方式散发的热量，约占机体安静时总散热量的 60%。辐射散热还与机体的有效散热面积有关，有效散热面积越大，散热量就越多，四肢的面积

较大，因而在辐射散热中起着重要作用。

(2) 传导散热：指机体的热量直接传给与机体接触的温度较低物体的一种散热方式。经此种方式散发的热量取决于皮肤温度与所接触物体的温度差、接触的面积，以及与皮肤接触的物体的导热性能，导热性能越好，散热量越大。人体的脂肪是不良导热体，因此，肥胖者通过表层的传导散热较一般人少。由于水的导热性能好，临床上常利用冰袋、冰帽给高热患者降温。

(3) 对流散热：指通过气体或液体的流动进行热量交换的一种散热方式。当人体温度高于环境温度时，皮肤把热量传导给与之接触的冷空气，通过空气流动，将体热散发到空间。此种散热方式，除取决于皮肤温度与周围环境的温度差和机体的有效散热面积外，还与风速有关，风速越大，对流散热量越多，挥扇子就是加速空气对流起到散热作用。

以上皮肤的 3 种散热方式均是在皮肤温度高于环境温度时的散热方式，当环境温度等于或高于皮肤温度时，上述 3 种散热方式将失去作用，在这种情况下，蒸发散热便成为机体散热的唯一方式。

(4) 蒸发散热：指机体通过皮肤表面的水分蒸发而散热的方式。当水分透出皮肤或黏膜(主要是呼吸道黏膜)表面，在体表由液态转化为气态时，可带走大量热量。这是一种十分有效的散热方式，每蒸发 1 g 水分可带走 2.43 kJ 的热量。临床上用酒精给高热患者擦浴，就是利用酒精的蒸发，起到降温作用。

蒸发散热分为不感蒸发和发汗两种方式。

1) 不感蒸发：指体内水分从皮肤和呼吸道黏膜不断地渗出而被蒸发，这种水分的丢失与汗腺的活动无关，不被人们所觉察。人体每天不感蒸发量约为 1 000 mL，其中通过皮肤的为 600～800 mL，通过呼吸道黏膜的为 200～400 mL。临床上给患者补液时，应注意补充由不感蒸发丢失的体液量。婴幼儿不感蒸发的速率比成人大，故更容易发生严重的脱水；有些动物如狗，在高温下不能排汗，而必须通过热喘呼吸来增加蒸发散热。

2) 发汗：指汗腺主动分泌汗液的过程。通过汗液蒸发散热，可以带走身体的热量。发汗是可以意识到的，故又称可感蒸发。汗液蒸发的速度与环境温度、湿度以及风速有关。在相同的气温条件下，空气湿度越小，风速越大，则蒸发越快；反之则蒸发越慢。

2. 机体散热的调节

(1) 皮肤血流量的调节：通过辐射、传导和对流 3 种散热方式所散发热量的多少，取决于皮肤和环境之间的温度差，而皮肤温度则受皮肤血流量的控制。人体皮肤血管的口径受交感神经控制。在寒冷环境中，交感神经活动增强，皮肤血管收缩，血流量减少，皮肤表层温度降低，使散热量减少。在炎热的环境中，交感神经兴奋性降低，皮肤血管舒张，动-静脉吻合支开放，皮肤血流量增加，促进散热。

(2) 发汗的调节：在气温高于皮肤温度、劳动或运动、空气湿度大等情况下，汗腺分泌汗液增加，通过大量汗液的蒸发散热。发汗可分为两种情况。

1) 温热性发汗：指环境温度升高刺激皮肤温度感受器，通过传入冲动使发汗中枢兴奋，促使汗腺分泌汗液。发汗的区域分布广泛，包括全身各部位的皮肤，以前额、颈部、躯干的前后面、腰部、手背和前臂等部位的发汗较明显。人体的汗腺主要接受交感神经胆碱能纤维支配，其末梢释放的递质是 ACh，可促进汗腺的分泌；其发汗中枢在下丘脑，很可能在体温调节中枢或其附近。

2) 精神性发汗：指因精神紧张或情绪激动而引起的局限于手掌、足跖、前额和腋下等部位的暂时性出汗。这些部位的汗腺主要是接受肾上腺素能纤维的支配，其中枢可能在大脑皮质的运动前区。精神性发汗在体温调节中的意义不大，温热性发汗和精神性发汗经常是以混合形式同时出现，如运动或劳动时出汗就是如此。

三、体温的调节

笔记栏

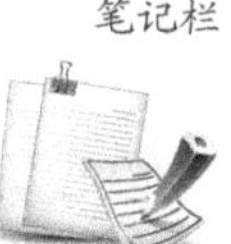

环境温度发生变化时，人和其他恒温动物维持体温的相对稳定，有赖于体温调节系统控制下的产热和散热之间的平衡。人体体温调节机制包括两个方面：① 自主性体温调节，是指机体在环境温度变化时，在下丘脑体温调节中枢的控制下，通过增减皮肤血流量、发汗、战栗等生理反应，维持

产热和散热过程的平衡，使体温维持在相对稳定的水平。② 行为性体温调节，是指机体在不同温度环境中，为了保暖或降温而有意识地采取特殊的姿势和行为，如拱肩缩背、增减衣着、改善环境等。这两种体温调节机制相互关联和补充，使人体更好地适应自然环境。

(一) 温度感受器

温度感受器分布于体表皮肤和黏膜、内脏以及中枢神经系统等部位，感受机体各部位的温度变化，在体温调节中发挥重要作用。

1. 外周温度感受器　指位于中枢神经系统以外的温度感受器，广泛存在于皮肤、黏膜、内脏、肌肉等部位。其中，对冷刺激敏感的感受器称为冷感受器，对热刺激敏感的感受器称为热感受器。人体皮肤冷感受器比热感受器的数量多 4～10 倍。外周温度感受器的实质是游离神经末梢。每个感受器只对一定范围的温度变化发生反应。例如，人体在皮肤温度为 30℃以下时产生冷觉；在皮肤温度为 35℃以上时产生热觉。值得提出的是，皮肤对温度的感觉有空间总和的特征，因此，大面积皮肤对温度的感觉比小块皮肤的感觉灵敏。

2. 中枢温度感受器　指位于脊髓、延髓、脑干网状结构、下丘脑以及大脑皮质运动前区等部位，对中枢温度变化敏感的神经元，分为以下两类。

(1) 热敏神经元：指中枢内对局部血液温度升高时敏感、放电频率增加的神经元。这类神经元在视前区/下丘脑前部(preoptic anterior hypothalamus，POAH)较多，并且能对下丘脑以外的部位(如中脑、延髓、脊髓、皮肤、内脏等)的温度变化发生反应。

(2) 冷敏神经元：指中枢内对局部血液温度降低时敏感、放电频率增加的神经元。这类神经元在脑干网状结构和下丘脑弓状核居多。

这两类温度敏感神经元数目较多，而且对其局部温度变化非常敏感。局部温度即使变动0.1℃，它们的放电频率便会反映出来，而且不出现适应现象。同时，这两类神经元可直接对致热原或 5 - HT、去甲肾上腺素以及多种肽类物质发生反应，并导致体温的改变。

(二) 体温调节的基本中枢

与体温调节有关的中枢结构，广泛地存在于中枢神经系统的各级部位。脑分段切除、部分破坏、电刺激等实验研究表明，只要保持下丘脑及其以下部位神经系统结构完整，动物便具有维持体温恒定的能力。由此认为，体温调节的基本中枢在下丘脑。现在普遍认为，应从中枢整合作用的观点来理解体温调节中枢的功能。脊髓、延髓及脑干网状结构的温度敏感神经元不仅对局部温度变化敏感，还具有接受来自皮肤等处的外周温度信息并向 POAH 输送的功能。下丘脑的 POAH 温度敏感神经元，不仅能感受局部组织温度变化的刺激，还能对由其他途径传入的温度变化信息作整合处理。因此，POAH 是体温调节中枢整合机构的中心部位。

(三) 体温调节的调定点学说

正常人体温为何能维持 37℃左右，有人提出调定点(set-point)学说加以解释。调定点学说认为，体温的调节类似于恒温器的调节。POAH 中的温度敏感神经元的感受阈值，在体温调节中起调定点的作用，决定着体温恒定的水平。如调定点的数值设定为 37℃，当体温与调定点水平一致时，机体的产热与散热取得平衡；当体温高于调定点的水平时，中枢的调节活动立即使产热活动降低，散热活动加强，使升高的体温降回到调定点，然后产热和散热达到平衡；当体温低于调定点水平时，产热活动加强，散热活动降低，使降低了的体温回升到调定点，然后产热和散热达到平衡，这样就可使体温较稳定地维持在 37℃的水平上。

四、发热

(一) 体温升高的分类

笔记栏

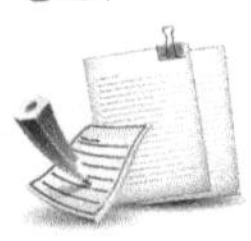

体温升高包括生理性体温升高和病理性体温升高，病理性体温升高又分为发热和过热。

1. 生理性体温升高　某些生理状况也可使体温升高。例如，剧烈运动可使体温上升至 38℃或更高，女性排卵后及妊娠期体温升高等。生理性体温升高随生理过程的结束自动消失，不对机体产生危害，也无须治疗。

2. 发热(fever) 在致热源作用下，使体温调定点上移而引起的调节性体温升高，超过正常值0.5℃即为发热。一般取腋下温度超过37.5℃作为判定发热的标准。

3. 过热(hyperthermia) 调定点未发生变化，而体温调节的其他环节异常引起的非调节性体温升高，称为过热。

(1) 产热过多，如癫痫大发作、甲状腺功能亢进、某些全麻药物(如氟烷、甲氧氟烷、琥珀酰胆碱等)可导致高热。

(2) 散热障碍，如中暑、婴幼儿包裹过严、汗腺缺陷等。

(3) 体温调节中枢功能障碍，丧失调节能力，如下丘脑的损伤、出血、炎症、肿瘤等。

过热由于是体温调节障碍导致，因此，体温可以升得很高，有时可以有生命危险。

以下，只讨论有关发热的一些问题。

(二) 发热的原因

能引起人体或动物发热的物质统称为致热原。致热原有外致热原和内生致热原，前者可激活体内细胞产生和释放内生致热原，因此又叫做发热激活物。实际上，发热激活物并不仅指外致热原，体内某些产物也可以激活机体细胞产生和释放内生致热原，因此，发热激活物包括外致热原和体内产物两大类。由外致热原引起的发热临床上叫感染性发热，由体内产物引起的发热，叫非感染性发热。

1. 外致热原

(1) 细菌及其毒素：革兰阴性菌及其内毒素、大肠杆菌、伤寒杆菌等，其中内毒素的活性成分是脂多糖，是最常见的引起发热的外致热原。革兰阳性菌及其外毒素如肺炎双球菌、链球菌、淋球菌等，其菌体及其产生的外毒素均可引起发热。

(2) 病毒和其他病原生物：病毒、真菌、分枝杆菌、螺旋体、疟原虫等均可引起发热和内生致热原释放。

2. 体内产物

(1) 抗原-抗体复合物：可激活体内细胞，使其产生内生致热原。如牛血清对正常家兔无致热作用，但对已经用牛血清致敏的家兔有致热作用，表明抗原-抗体复合物可引起发热。

(2) 某些类固醇：主要是睾酮代谢产物本胆烷醇酮，可引起发热和内生致热原生成。

(3) 组织坏死：组织坏死时也可释放发热激活物而引起发热，见于心肌梗死、大手术、严重创伤及恶性肿瘤等情况。

(4) 非感染性致炎物：如尿酸盐结晶、硅酸盐结晶、被吞噬的微粒物质等。

(三) 发热的机制

1. 产内生致热原细胞 在发热激活物作用下，体内细胞产生和释放的能使体温调定点上移的化学物质称为内生致热原(endogenous pyrogen, EP)。所有能产生EP的细胞都称为产EP细胞，包括单核细胞、巨噬细胞、淋巴细胞、内皮细胞、星形细胞以及肿瘤细胞等。

2. 内生致热原 发热激活物与这些细胞结合后，使其激活，进一步通过一系列复杂的细胞信息传递和基因表达，产生和释放EP。

现已证明具有内生致热原作用的物质多为白细胞因子，如白细胞介素-1(IL-1)，是最早发现的EP；肿瘤坏死因子(tumor necrosis factor, TNF)，包括TNF-α和TNF-β；还有干扰素(interferon, IFN)和IL-6。除此之外，IL-2、IL-8、内皮素(endothelin)、巨噬细胞炎症蛋白-1、睫状神经营养因子等也被认为与发热有关，但尚缺乏系统研究。

3. 内致热原信号进入体温中枢的途径 由EP首先出现于血液循环中，而EP基本都是大分子物质，不易透过血脑屏障。目前认为，EP的致热信息通过以下几个途径作用于体温中枢。

(1) 通过下丘脑终板血管器(organum vasculosum laminae terminalis, OVLT)。该区为一特化的神经结构，位于第三脑室的视上隐窝处。该区域的毛细血管属于有孔毛细血管，缺乏血脑屏障

笔记栏

的功能，许多血液循环中的大分子物质可通过此处的毛细血管作用于该区的神经元，将血液性信号送达中枢神经系统；该区与POAH的体温中枢紧密相邻，其神经元与POAH的体温调节神经元有纤维联系。因此，在血液中生成的EP可通过OVLT的毛细血管，首先作用于OVLT的神经元，由OVLT神经元进一步将EP的致热信息传递至POAH体温中枢。

但也有人认为，EP并不进入脑内，而是与分布在此处的一些细胞，如巨噬细胞、胶质细胞等的膜受体结合，由这些细胞产生的信息分子，将EP的致热信息传递至体温中枢。

(2) 通过血脑屏障直接进入脑内：EP虽然都是难以通过血脑屏障的大分子物质，但血脑屏障也存在对一些大分子蛋白质的饱和转运机制，可将一些EP转运进入脑内，而引起发热。特别是在某些情况下，血脑屏障的通透性可以增大，更为EP的直接入脑提供了可能，如慢性感染与颅脑的炎症、损伤等情况下，可能使此途径成为EP入脑的重要途径。

(3) 通过迷走神经：研究表明，迷走神经可将外周的致热信号转入脑内。如腹腔注射LPS可引起发热以及脑内IL-1的增多；而切断迷走神经传入纤维后，腹腔注射LPS引起的发热和脑内IL-1增多被阻断，表明腹腔内注射LPS引起的致热信号通过迷走神经传入脑内。

4. 体温中枢调节介质的释放　无论EP以何种形式将其信息传递入脑，它们均不是引起体温调定点上移的最终物质，而是EP首先将其信息传入体温中枢后，进一步引起体温中枢调节介质的释放，再由这些中枢介质引起调定点上移。这些中枢介质包括正调节介质和负调节介质两大类。

(1) 正调节介质：使调定点上移的介质，包括前列腺素E2(PGE2)、环磷酸腺苷(cAMP)、Na^{+}/Ca^{2+}比值升高、促肾上腺皮质激素释放激素(CRH)和一氧化氮(NO)。

(2) 负调节介质：负调节介质的种类包括精氨酸加压素(AVP)、α-黑素细胞刺激素(α-MSH)、脂皮质蛋白-1(lipocortin-1)等，起限制体温升高的作用。

发热时体温升高被限制在一定范围内(通常<41℃)的现象，称为热限。热限的产生机制目前认为是EP引起正调节介质释放，使调定点上移的同时，又引起负调节介质释放，两者共同控制调定点，使机体出现发热，但体温又不至于过高。

5. 体温调定点升高的机制　体温调节中枢含有热敏神经元和冷敏神经元，两者兴奋性的平衡点即体温调定点。正调节介质使调定点上移，高于身体的中心温度，体温中枢对产热和散热进行调节，体温升高。负调节介质使调定点下移，抑制正调节介质的作用，使体温保持在一定范围内，形成热限。

(四) 发热的时相及热代谢特点

发热可分为三个时相：体温上升期、高温持续期、体温下降期。

1. 体温上升期(fervescence period)　为发热的起始阶段，在致热因子作用下，体温调定点上移，使原来正常的体温成为"冷刺激"，冷敏神经元兴奋，经过一系列中枢整合，体温中枢发出指令，使体温升高，产热器官产热增加、散热器官散热减少。患者会出现骨骼肌不随意性收缩即寒战，交感神经兴奋，皮肤血管收缩散热减少，可出现皮肤苍白及皮肤"鸡皮"现象。

2. 高温持续期(persistent febrile period)　体温上升到与新的调定点水平相适应的高度后，就维持于该高度，称为高温持续期。该期有以下特点：体温与新的调定点水平相适应，产热和散热在较高水达到平衡；下丘脑不再发出"冷反应"冲动，患者不再有寒战和皮肤血管收缩；皮肤温度的升高增加了水分的蒸发，使皮肤和口唇比较干燥。血液温度升高及血管扩张使皮肤温度升高，患者产生"热"的感觉，并出现皮肤潮红。

3. 体温下降期(defervescence period)　当发热激活物、EP得到控制或清除，或依靠药物使体温"调定点"恢复至正常水平后，机体出现明显的散热反应，体温下降，称体温下降期。"调定点"下移，使血温高于调定点，是为"热刺激"，这一刺激兴奋热敏神经元，通过一系列的中枢整合，使产热减少，散热增多，导致体温下降。散热的主要方式有：皮肤血管扩张、出汗。

笔记栏

(五) 发热时机体功能、代谢变化

1. 代谢率升高　体温升高1℃，代谢率升高13%。致热因子的直接作用，特别是TNF-α和

IL－1可使组织的分解代谢明显增强。体温升高也使代谢率升高。高代谢率可引起组织消耗、血糖升高、组织的相对缺氧、乳酸升高、水与维生素等的消耗增多。

2. 急性期反应　急性期反应主要包括血浆中一些参与抗炎、抗损伤作用的蛋白质增加和细胞内参与修复蛋白质的热休克蛋白增加。

3. 中枢神经系统功能异常　发热时的主要症状集中在中枢神经系统，患者感到不适，头疼，头晕，嗜睡，呈病态表现。主要是致热因子，如PG、IL－1等的作用所致。高热惊厥多发生于6个月至4岁的幼儿，通常在高热24小时内出现，其发生与遗传、脑缺氧、EP的直接作用及高温使神经元产生痫性放电等因素有关。

4. 防御功能的变化　一定程度的发热，可增强机体的防御功能，因为高温可直接杀灭一些对热敏感的病原生物；高温可使吞噬细胞的活性升高；EP本身即是免疫调控因子，可增强免疫系统的功能。但是持续的高热也可造成免疫系统功能紊乱，导致抵抗力下降，特别是高热40℃以上时。

5. 循环系统　表现为心率加快、心缩力增强、心输出量增加，可增加组织的供氧量。但是，心率过快则会使心输出量下降，所以发热患者应安静休息，避免心率过快引起心输出量下降。另外，上述变化使心肌耗氧量增加，对原患心脏疾病者可诱发心力衰竭。

6. 呼吸系统　高温对呼吸中枢的直接刺激可引起呼吸加深加快，增加氧气的摄入和CO_2的呼出。但有可能造成呼吸性碱中毒。

7. 消化功能障碍　消化系统会出现食欲缺乏、恶心、厌食、腹胀、便秘等。

（六）发热的防治原则

（1）一般发热（如温度不是特别高，机体耐受力较强时）可不急于退热。一是充分发挥发热对机体的有利影响，二是有利于疾病的诊断。

（2）当发热的不利影响占主导地位时，应及时退热，如高热>40℃、患心脏病、妊娠妇期。

（3）关于物理降温：从发热的机制来看，物理降温有害无益，不但达不到治疗效果，反而会引起机体更加明显的产热反应，增加机体的消耗和代谢率，一般不应作为首选降温方法。病情危急时，可应用物理降温，临时降低体温。当体温过高，损害中枢神经系统时，可行头部物理降温。

（4）药物解热：可酌情选用水杨酸类、类固醇类等药物。

【思考题】

（1）请简述简介测热法的基本原理。
（2）请简述影响能量代谢的因素。
（3）请简述发热的基本环节。

（张艳青　房　晓）

笔记栏

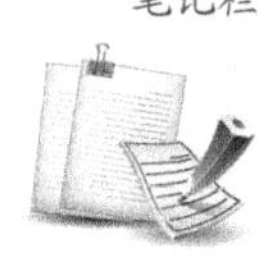

第七章

尿的生成与排放

学习要点

- **掌握:** ① 尿生成过程及其影响因素。② 急性肾衰竭的概念、发病机制和功能代谢变化。③ 慢性肾衰竭的概念和功能代谢变化。
- **熟悉:** ① 尿浓缩和稀释的机制。② 清除率概念。③ 急性肾衰竭的病因和类型。
- **了解:** ① 肾脏在机体排泄过程中的重要地位。② 逆流假说。③ 急性与慢性肾衰竭的防治原则。④ 慢性肾衰竭的原因、发病机制。

第一节 概　　述

一、排泄的概念和途径

在生理学中,排泄(excretion)是指机体将新陈代谢的终产物、过剩的物质以及进入机体的异物和药物等,经血液循环通过相应的途径排出体外的过程。未被消化吸收的食物残渣经大肠排出体外的过程不属于生理学的排泄范畴。

机体主要的排泄途径有 4 个: ① 呼吸器官,主要排出 CO_2、少量水分和挥发性药物。② 消化道,少量的铅和汞可从唾液腺及口腔黏膜排出;由胆道排入肠腔的胆色素(肝脏代谢产生的尿胆素和粪胆素)以及由大肠黏膜排出的无机盐如钙、镁、铁等,随粪便由直肠排出。③ 皮肤,以不感蒸发和出汗的形式排出水分、少量尿素和氯化钠等。④ 肾脏(kidney),以尿(urine)的形式进行排泄。尿中所含的排泄物种类多、数量大且可进行调节。肾脏通过尿的生成和排放实现其排泄功能,起到调节水和电解质平衡、酸碱平衡等作用。因而,肾脏是机体最重要的排泄器官。

二、肾脏的功能概述

(一) 泌尿功能

肾脏通过泌尿功能排泄代谢终产物、进入体内的异物和过剩的物质。正常成人 24 h 排出的尿量为 1 000~2 000 mL,一般为 1 500 mL。尿量的多少,主要取决于机体每天摄入的水量及由其他途径排出的水量。如果由其他途径排出的水量不变,则所摄入的水增多,尿量也增多。如果由其他途径(如出汗)排出水量增多,尿量则减少。在异常情况下,24 h 的尿量可显著地增多或减少,甚至无尿。24 h 尿量长期在 2 500 mL 以上,称为多尿;在 100~500 mL 之间,称为少尿;在 100 mL 以下,称为无尿。多尿会引起脱水;少尿或无尿会使代谢产物在体内堆积,破坏内环境相对恒定,严重者可引起尿毒症。

笔记栏

正常尿液呈淡黄色，当尿量减少而浓缩时，颜色变深。正常尿比重为1.015～1.025，但也随尿量而变动，最大变动范围为1.001～1.035。大量饮水后尿液被稀释，比重可大大降低。若尿液的比重长期在1.010以下，则表示尿液浓缩功能障碍，为肾功能不全的表现。尿液的渗透压一般高于血浆的渗透压，但尿液的渗透压可以随机体缺水或水过剩等不同情况而出现大幅度的变动。

由于机体代谢产物多偏酸性，故正常尿液一般呈酸性，pH在5.0～7.0之间，但可随食物性质而变动，最大变动范围为pH 4.5～8.0。荤素杂食者，尿的pH约为6.0。肉食者，尿的pH降低，这是由于蛋白质分解产生的硫酸盐和磷酸盐等随尿排出所致。素食者，尿可呈碱性，这是由于植物中所含的酒石酸、苹果酸和枸橼酸等均可在体内氧化，所以酸性产物较少，而碱基排出较多所致。

尿中含水95%～97%，固体物只有3%～5%。固体物可分为有机物和无机盐两大类。有机物中主要是尿素，还有肌酐、马尿酸、尿胆素等代谢终产物。无机盐中主要是氯化钠，还有硫酸盐、磷酸盐和钾、铵等的盐类物质。

总之，尿量及其成分，常随机体状态而改变。肾泌尿功能障碍，将破坏机体环境的相对恒定，严重者将危及生命。

（二）分泌生物活性物质功能

肾脏还具有内分泌功能，能合成和分泌一些生物活性物质。

1. 肾素　肾素（renin）由近球小体的颗粒细胞分泌，是一种蛋白水解酶，在血浆中可选择性作用于血管紧张素原，生成血管紧张素Ⅰ（AngⅠ），血液流经肺循环时，AngⅠ在转换酶的作用下，转变为血管紧张素Ⅱ（AngⅡ）。AngⅠ和AngⅡ均有缩血管作用。AngⅡ升高血压的能力比去甲肾上腺素强40～50倍。此外，它们都有刺激肾上腺皮质分泌醛固酮的作用，所以通常又把它们一起称为肾素—血管紧张素—醛固酮系统。该系统在调节全身血量、血压等方面起着重要的作用。

2. 前列腺素　肾脏许多部位均可分泌前列腺素（prostaglandin，PG），主要是PGE2和PGI2。PG具有较强的舒血管作用，可增加肾血流量和降低全身血压。

3. 活性维生素D_3　肾脏中存在1-羟化酶，可使肝脏生成的25-羟维生素D_3转变为具有高度生物学活性的1,25-二羟维生素D_3，即活性维生素D_3，其主要作用是调节体内的钙、磷代谢。

4. 促红细胞生成素　促红细胞生成素（erythropoietin，EPO）是由肾脏皮质的管周细胞分泌的。缺氧是肾脏分泌促红细胞生成素的重要刺激因素，其作用是刺激骨髓加速生成红细胞。

三、肾脏的功能解剖和血液循环特征

（一）肾脏的功能解剖

肾脏可以分为皮质（cortex）和髓质（medulla）两部分。每个肾脏的髓质形成若干个锥形部分，称为肾锥体（renal pyramid），锥体的顶部称为肾乳头（renal papilla）。在肾单位和集合管生成的尿液，经集合管在肾乳头处的开口进入肾小盏，再进入肾大盏和肾盂。肾盂内的尿液经输尿管（ureter）进入膀胱（urinary bladder）。在排尿（micturition）时，膀胱内的尿液经尿道（urethra）排出体外。

1. 肾单位　肾单位（nephron）是肾脏基本的结构和功能单位，它与集合管（collecting duct）共同完成泌尿功能。人的两侧肾有170万～240万个肾单位。肾不能再生新的肾单位，肾脏损伤、疾病和正常的老化，会引起肾单位数量的减少。

每个肾单位包括肾小体（renal corpuscle）和肾小管（renal tubule）两部分（图7-1）。肾小体包括肾小球（glomerulus）和肾小囊（renal capsule）两部分。肾小球是一团动脉性毛细血管网，其两端分别与入球小动脉（afferent arteriole）和出球小动脉（efferent arteriole）相连。肾小球的包囊称为肾小囊（bowman's capsule）。它有两层上皮细胞，内层包裹在毛细血管壁上，这种上皮细胞称为足细胞（podocyte），形成肾小囊的脏层；肾小囊的壁层（外层）与近球小管壁相连，脏层和壁层之间的腔隙称为肾小囊的囊腔，与肾小管管腔相连续。肾小球毛细血管内的血浆经滤过则进入肾小囊，然后进入近端肾小管。所以，肾小球毛细血管内皮细胞、基膜和肾小囊脏层上皮细胞，这三者共同构成了肾小球的滤过膜。

笔记栏

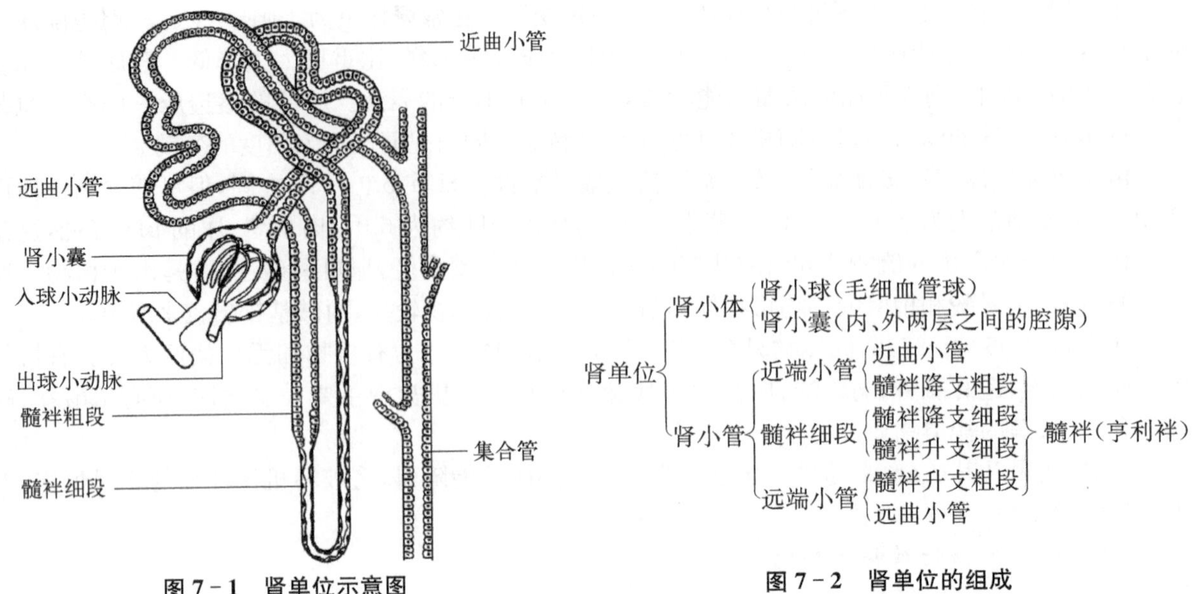

图 7-1 肾单位示意图

图 7-2 肾单位的组成

肾小管由近端小管(proximal tubule)、髓袢(loop of Henle)细段和远端小管(distal tubule)三部分组成。近端小管包括近曲小管和髓袢降支粗段;髓袢细段包括髓袢降支细段和髓袢升支细段;远端小管包括髓袢升支粗段和远曲小管。远曲小管末端与集合管(collecting duct)相连(图 7-2)。

在结构上,集合管不属于肾单位,但在功能上与肾小管密切相关,它在尿的生成过程中,特别是在尿的浓缩过程中起着重要作用。每一集合管接受多条远曲小管运来的液体。许多集合管又汇入乳头管。最后形成的尿经肾盏、肾盂、输尿管进入膀胱。

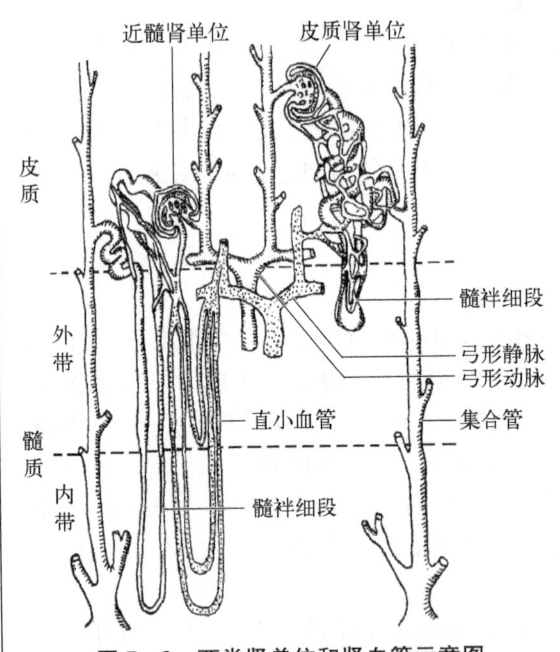

图 7-3 两类肾单位和肾血管示意图

2. 两种类型的肾单位 即皮质肾单位和近髓肾单位。肾单位按其所在部位不同,可分为皮质肾单位和近髓肾单位两类(图 7-3)。

(1) 皮质肾单位: 肾小体位于皮质的外、中层的肾单位称为皮质肾单位(cortical nephron),约占肾单位总数的 85%~90%。皮质肾单位的特征是: 肾小球体积较小;入球小动脉的口径比出球小动脉的粗,两者口径之比约为 2∶1;出球小动脉进一步形成的毛细血管几乎全部包绕于皮质部分的肾小管周围;髓袢甚短,只达外髓质层,有的甚至不到髓质。皮质肾单位的功能主要与尿的生成有关。

(2) 近髓肾单位: 近髓肾单位(juxtamedullary nephron)的肾小体位于靠近髓质的内皮质层,人肾的近髓肾单位占总数的 10%~15%。近髓肾单位的特征是: 肾小球体积较大;髓袢甚长,可深入到内髓质层,有的甚至到达乳头部;入球小动脉和出球小动脉的口径无明显差异;出球小动脉不仅再分为毛细血管网缠绕邻近的近曲小管和远曲小管,更主要的是形成细而长的 U 形直小血管。近髓肾单位的功能主要与尿的浓缩和稀释有关。

3. 肾小球旁器 球旁器(juxtaglomerular apparatus)又称近球小体,主要分布于皮质肾单位,由球旁细胞、球外系膜细胞和致密斑三者组成(图 7-4)。

笔记栏

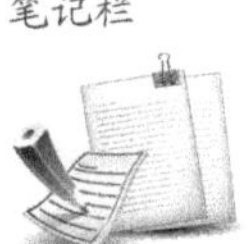

(1) 球旁细胞: 球旁细胞(juxtaglomerular cell)又称颗粒细胞,是入球小动脉和出球小动脉管壁中一些特殊分化的平滑肌细胞,由血管平滑肌细胞衍变而来,成群分布,内含肾素分泌颗粒,是合

成和分泌肾素(renin)的细胞。

(2) 球外系膜细胞：球外系膜细胞(extraglomerular mesangial cell)是指入球小动脉、出球小动脉和致密斑之间的一群细胞。其呈不规则形状，细胞表面有突起，核为长圆形，胞质清晰，细胞器较少，胞内有微丝，具有收缩和吞噬功能。

(3) 致密斑：致密斑(macula densa)位于远曲小管的起始部、靠近肾小球一侧的上皮细胞，呈高柱状，细胞核聚在一起，染色较深，局部呈现斑纹状隆起，故称为致密斑。致密斑与入球小动脉和出球小动脉相接触，其作用是：感受小管液中 Na^{+} 浓度的变化和调节肾素的分泌。通常认为致密斑是一种化学感受器。

由于肾小球旁器主要分布于皮质肾单位，因而其含肾素较多，而近髓肾单位几乎不含肾素。

图 7-4　肾小球、肾小囊和球旁器示意图

(二) 肾脏的血液循环

1. 肾脏的血液供应主要有以下特点

(1) 肾血流量大：两肾的重量约 300 g，仅占体重的 0.5%。但肾血流量却占心输出量的 20%～25%。肾血流量大，这对于保持正常尿生成过程具有重要的意义。

(2) 肾血液分布不均匀：肾皮质血流量最多，约占肾血流量的 94%，5%～6%分布在外髓，其余不到 1%供应内髓。所以，通常所说的肾血流量主要指肾皮质血流量。肾髓质血流量小是由于髓质的直小血管具有较高阻力的缘故。肾髓质血流量虽然少，但对尿的浓缩与稀释具有重要作用。

(3) 肾脏具有两套毛细血管网：即肾小球毛细血管网和肾小管周围毛细血管网(图 7-3)。肾小球毛细血管网的特点是血压高，其原因是：① 肾动脉直接从腹主动脉分出，耗能少，血压降低少。② 皮质肾单位的入球小动脉粗而短，出球小动脉细而长，即入球阻力小，出球阻力大，内压高。这一特点有利于肾小球的滤过作用。

肾小管周围毛细血管网的特点是血压低、胶体渗透压高。其原因是：血液经过入球和出球两套小动脉阻力消耗大，血浆经肾小球超滤后蛋白质浓度升高之故。这一特点有利于肾小管的重吸收。

2. 肾血流量的调节　肾血流量(renal blood flow)的调节涉及两个方面的问题：一是肾血流量要与肾脏的泌尿功能相适应；另一方面是要与全身血液循环相配合。肾血流量适应泌尿功能主要靠自身调节；而与全身情况相配合则主要靠神经和体液调节。

(1) 肾血流量的自身调节(autoregulation)：肾血流量的自身调节表现为肾动脉血压在一定范围内(80～180 mmHg)变动时，肾血流量仍然保持相对恒定(图 7-5)。这种调节排除了外来神经和体液因素的影响。关于自身调节的机制，有两种学说：① 肌源学说(myogenic hypothesis)，当肾灌注压增高时，入球小动脉管壁平滑肌因被牵张而受刺激发生收缩，动脉的口径变小，血流阻力加大，使肾血流量不至于因肾灌注压的升高而增加，保持肾血流量稳定。当肾灌注压降低时则发生相反的变化。因此，肾血流量在一定的血压变动范围内能保持相对恒定。但肾血流量的自身调节功能是有一定限度的。当平均动脉压在 80 mmHg 以下和 180 mmHg 以上时，肾血流量的自身调节便不能维持，肾血流量将随血压的变动而变化。② 管—球反馈学说(tubuloglomerular

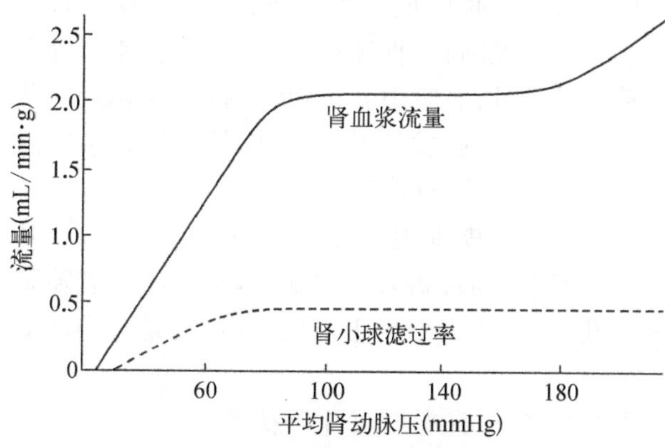

图 7-5　肾血流量和肾小球滤过率与动脉血压的关系示意图

笔记栏

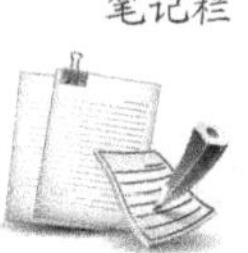

feedback hypothesis)，当肾血流量和肾小球滤过率增加时，流经致密斑的含有 Na^+、K^+、Cl^- 的小管液流量也增加，致密斑则可将信息反馈至肾小球，使入球小动脉、出球小动脉收缩，结果是肾血流量和肾小球滤过率恢复正常。这种小管液的流量变化影响肾小球滤过率和肾血流量的现象称为管—球反馈(tubuloglomerular feedback)。此外，还不能完全排除其他因素如肾内组织液压力和代谢产物(腺苷、NO)等因素在肾血流量自身调节中的作用。

(2) 肾血流量的神经和体液调节：① 肾交感神经，主要支配肾动脉(尤其是入球小动脉和出球小动脉的平滑肌)、肾小管和释放肾素的球旁细胞。其活动加强时，引起肾血管收缩，肾血流量减少。目前一般认为肾没有迷走神经支配。② 肾上腺素和去甲肾上腺素，其能使肾血管收缩，肾血流量减少；血管升压素也能使肾血管收缩；前列腺素可使肾血管扩张。

总之，在正常情况下，在一般的血压变动范围内，肾脏主要依靠自身调节来保持肾血流量的相对稳定，以维持正常的泌尿功能。在紧急情况下，如大出血、缺氧和中毒性休克等，可通过神经和体液调节来减少肾血流量，使血液较多地分配到心、脑等重要器官，使肾血流量与全身的血液循环相配合。

第二节 肾小球的滤过功能

肾小球的滤过作用(glomerular filtration)是指当血液流经肾小球毛细血管时，在有效滤过压的作用下，血浆中的水分、小分子物质透过肾小球滤过膜进入肾小囊形成原尿的过程。

肾小球的滤过决定于两个因素：肾小球滤过膜的通透性和有效滤过压。

一、肾小球滤过膜的通透性

(一) 肾小球滤过膜的结构

肾小球滤过膜(glomerular filtration membrane)由三层结构组成(图 7-6)。

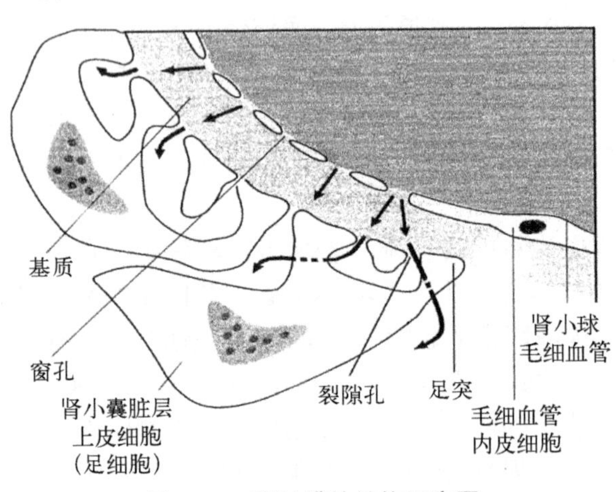

图 7-6 滤过膜的结构示意图

1. 内层——毛细血管的内皮细胞层　在毛细血管的内皮细胞层上具有许多直径 50～100 nm 的小孔，称为窗孔(fenestration)。水分和各种小分子溶质(如各种离子、尿素、葡萄糖)及小分子蛋白质等可以自由通过窗孔，但血细胞不能通过窗孔。

2. 中层——非细胞性的基膜层　基膜层是由水合凝胶构成的微纤维网结构，其上有多角形微纤维网孔，直径为 4～8 nm，水和部分溶质可以通过，血浆中分子较大的物质(如蛋白质和脂质)不能通过基膜。所以，基膜是肾小球滤过膜的主要滤过屏障。

3. 外层——肾小囊脏层的上皮细胞层　肾小囊脏层的上皮细胞又称足细胞(podocyte)。其上具有相互交错的足突，形成滤过裂隙(filtration slit)。裂隙表面覆盖着一层薄膜，称为滤过裂隙膜(filtration slit membrane)，膜上有直径 4～14 nm 的小孔，可阻止大分子蛋白质通过，它是肾小球滤过膜的最后一道屏障。

笔记栏

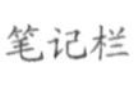

(二) 滤过膜通透作用的选择性取决于被滤物质颗粒的大小及其电荷的性质

肾小球的滤过膜具有选择性的通透作用，被滤物质是否可以通过肾小球的滤过膜取决于该物质的分子大小及其所带的电荷的性质。肾小球滤过膜起到了机械屏障和电学屏障两方面作用。总的来说，机械屏障对溶质的通透起了主要作用。当溶质分子大到不能通过滤过膜的孔道时，即使其带正电荷亦不能通过。而电学屏障只是对那些刚能通过滤过膜孔道的大分子物质，因其所带电荷而有选择性的阻挡作用。一些肾脏疾病可导致滤过膜的屏障受损，使肾小球滤过膜对血浆蛋白的通透性增加，使肾小球滤液中蛋白质含量增加，如果超过肾小管重吸收能力，便可出现蛋白尿。

二、肾小球的有效滤过压

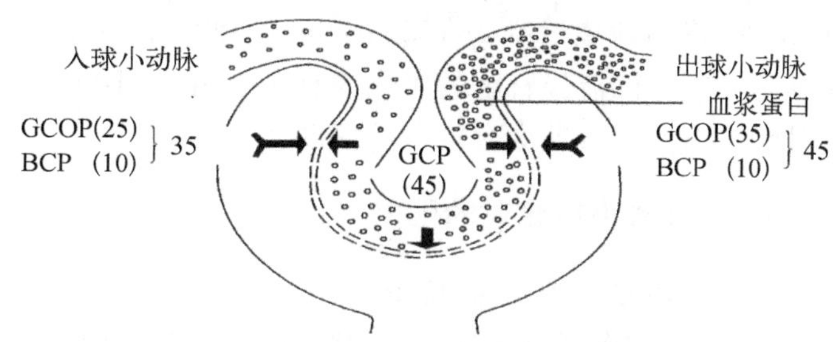

图 7-7　有效滤过压示意图

GCP：肾小球毛细血管血压；BCP：囊内压；GCOP：肾小球胶体渗透压；单位：mmHg

肾小球的滤过作用的动力是有效滤过压（effective filtration pressure, EFP），这一过程与在毛细血管处组织液的生成相似（图 7-7）。其滤过作用主要由四个因素共同所决定。即肾小球毛细血管的血压、血浆胶体渗透压、肾小囊内压和肾小囊内液体胶体渗透压。其中，肾小球毛细血管的血压是促进血浆中溶质和水透过滤过膜进入肾小囊的力量，而肾小球毛细血管的血浆胶体渗透压与囊内压则是对抗滤过作用的力量。由于肾小囊内滤液的蛋白质浓度极低，因此其胶体渗透压可忽略不计。所以，

$$肾小球有效滤过压 = 肾小球毛细血管血压 - (血浆胶体渗透压 + 囊内压)$$

皮质肾单位的入球小动脉粗而短，血流阻力较小，压力高，出球小动脉细而长，血流阻力较大。经测定，肾小球的入球小动脉端毛细血管血压平均值为 45 mmHg，而在出球端，血压下降不多；肾小囊内静水压较高，平均约为 10 mmHg；肾小球毛细血管入球端的血浆胶体渗透压约为 25 mmHg，由于对蛋白质的通透性较低，滤出少，所以从入球端到出球端血浆胶体渗透压将逐渐升高至 35 mmHg。根据肾小球毛细血管滤过作用的特点和以上数据，肾小球有效滤过压可计算如下：

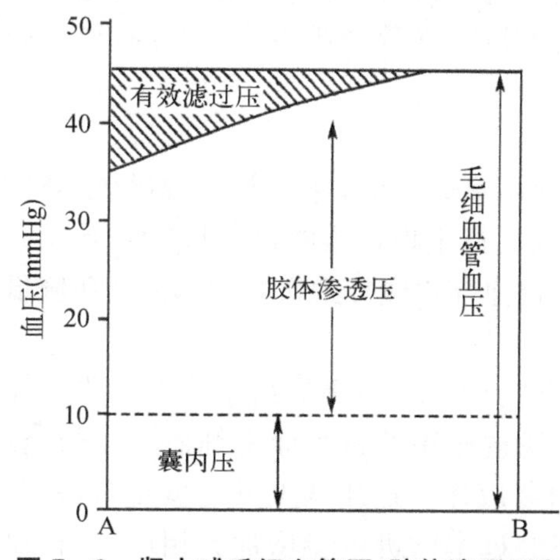

图 7-8　肾小球毛细血管压、胶体渗透压和囊内压对肾小球滤过率的影响

A. 肾小球毛细血管入球端；B. 肾小球毛细血管出球端

$$入球小动脉端有效滤过压 = 45 - (25 + 10) = 10 \text{ mmHg}$$

$$出球小动脉端有效滤过压 = 45 - (35 + 10) = 0 \text{ mmHg}$$

结果表明，入球小动脉端的有效滤过压为正值，有滤液生成；而出球小动脉端的有效滤过压为 0，无滤液生成，滤过停止。从入球端到出球端随着血浆胶体渗透压的逐渐升高，有效滤过压逐渐降低，滤液的生成也逐渐减少。当滤过阻力等于滤过动力时，有效滤过压降低到零，称为滤过平衡（filtration equilibrium），滤过则停止（图 7-8）。

由此可见，肾小球毛细血管不是全段都有滤过作用，只有从入球小动脉端到滤过平衡这一段才有滤过作用；而在靠近出球端的一段毛细血管没有滤过作用；如果达不到滤过平衡，则全段毛细血管都有滤过作用。

三、肾小球滤过率和滤过分数

（一）肾小球滤过率

肾小球滤过率（glomerular filtration rate, GFR）是指单位时间内（每分钟）两肾生成的原尿量。据测定，GFR 与体表面积成正比，正常体表面积为 1.73 m^2 的成年男性，其肾小球滤过率为 125 mL/min 左右（女子约少 10%）。照此计算，两侧肾 24 h 从肾小球滤出的血浆量高达 180 L，而全身血浆总量约 3 L，因此，每日滤过量为全身血浆总量的 60 倍，亦即全身血浆每日要通过肾脏净化处理 60 次。

笔记栏

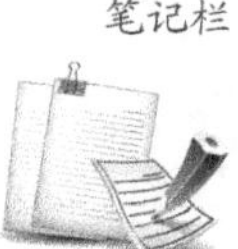

这些滤液在通过肾小管时，99%以上被重吸收，只有不到1%从尿中排出。

肾小球滤过率的大小主要取决于有效滤过压和滤过膜的通透性。

（二）滤过分数

肾小球滤过率与肾血浆流量的比值称为滤过分数（glomerular filtration fraction，GFF）。在静息情况下，肾小球滤过率为125 mL/min，则肾血浆流量为660 mL/min，那么，GFF为125/660×100%=19%。即流经肾脏的血浆约有19%由肾小球滤出到肾小囊中形成原尿。在不同的生理或病理情况下，滤过分数会有较大的变动。

四、影响肾小球滤过的因素

（一）肾小球毛细血管血压

肾小球毛细血管血压受全身动脉血压、入球小动脉口径和出球小动脉口径的影响。

1. 肾血流量具有自身调节机制　前已述及，动脉血压在80～180 mmHg范围内变动，肾小球毛细血管血压可维持相对稳定，从而使肾小球滤过率基本保持不变。

2. 肾小球毛细血管血压超出自身调节范围，肾小球滤过率即发生改变　如当全身动脉血压降到80 mmHg以下时，肾小球毛细血管血压将相应下降，于是有效滤过压降低，肾小球滤过率减少。当动脉血压降到40 mmHg以下时，肾小球滤过率将降到零，因而无尿。

由此可知，肾小球毛细血管血压的高低更主要的是决定于入球小动脉和出球小动脉的舒张、收缩状态。入球小动脉收缩时，肾小球毛细血管血压下降，有效滤过压降低，肾小球滤过率减少。例如，在高血压病晚期，入球小动脉口径由于硬化而缩小，肾小球毛细血管血压可明显降低，使肾小球滤过率减少，导致少尿；而当出球小动脉收缩时，肾小球毛细血管血压上升，有效滤过压升高，肾小球滤过率增加。

（二）囊内压

在正常情况下，肾小囊内压是比较稳定的。当肾盂或输尿管结石，或肿瘤压迫，或其他原因引起输尿管阻塞时，小管液或终尿不能排出，可引起逆行性压力升高，导致肾小囊内压升高，形成有效滤过压降低，肾小球滤过率减少。

（三）血浆胶体渗透压

正常人体血浆胶体渗透压变动不大。当血浆蛋白的浓度明显降低时，血浆胶体渗透压亦降低，使有效滤过压升高，肾小球滤过率增加。例如，快速静脉输入大量生理盐水时，尿量增加，其原因之一是由于血浆胶体渗透压降低。因肝脏、肾脏疾病引起低蛋白血症也能导致血浆胶体渗透压降低。

（四）肾血浆流量

肾血浆流量主要影响滤过平衡的位置。如果肾血浆流量加大，肾小球毛细血管内血浆胶体渗透压的上升速度就减慢，滤过平衡就靠近出球小动脉端，有滤过作用的肾小球毛细血管加长，肾小球滤过率随之增加。如果肾血浆流量增加到正常的三倍，血浆胶体渗透压的上升速度更减慢，肾小球毛细血管全长都达不到滤过平衡，全长都有滤过，肾小球滤过率就进一步增加。相反，当肾血浆流量减少时，血浆胶体渗透压的上升速度加快，滤过平衡就靠近入球小动脉端，有滤过作用的肾小球毛细血管缩短，肾小球滤过率减少。在严重缺氧和中毒性休克等病理情况下，由于交感神经兴奋，使肾血流量和肾血浆流量显著减少，肾小球滤过率因而也显著减少。

（五）滤过膜的面积和通透性

人体两侧肾脏的全部肾小球的滤过膜总面积约1.5 m^2，这样大的滤过面积有利于血浆的滤过。在正常情况下，滤过面积保持稳定。在急性肾小球肾炎时，由于肾小球毛细血管管腔变窄或完全阻塞，以致有滤过功能的肾小球数量减少，有效滤过面积因而减少，导致肾小球滤过率降低，结果出现少尿甚至无尿。

笔记栏

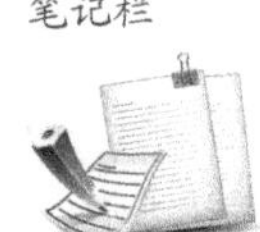

生理情况下，滤过膜的通透性较恒定。在病理情况下，肾小球滤过膜上带负电荷的糖蛋白减少或消失，就会导致带负电荷的血浆蛋白滤过量比正常时明显增加，使尿中出现蛋白，称为蛋白尿。

第三节　肾小管和集合管的物质转运功能

肾小管和集合管的物质转运功能包括：肾小管和集合管的重吸收(reabsorption)功能；肾小管和集合管的分泌(secretion)和排泄(excretion)功能。

一、肾小管和集合管的重吸收功能

原尿从肾小囊进入肾小管后称为小管液。小管液中的水和大部分溶质通过肾小管和集合管的上皮细胞的转运而进入肾小管周围毛细血管的过程，称为肾小管的重吸收作用(renal tubular reabsorption)。最终排出体外的尿称为终尿。

(一) 肾小管和集合管的重吸收作用的方式

重吸收可分为被动重吸收和主动重吸收两种方式。

1. 被动重吸收　被动重吸收(passive reabsorption)是指小管液中的成分顺着电—化学梯度、通过肾小管上皮细胞进入血液的过程。一般通过扩散(diffusion)、渗透(osmosis)、电荷吸引等机制重吸收进入组织间液和血液，不需消耗自由能，如水、Cl^-、HCO_3^-等在管腔膜侧的重吸收。

2. 主动重吸收　主动重吸收(active reabsorption)是指小管液中的溶质逆电—化学梯度通过肾小管上皮细胞进入血液的过程。这种主动转运需要细胞膜上“泵”的存在和消耗自由能。根据能量来源的不同，又可分为原发性主动重吸收(primary active reabsorption)和继发性主动重吸收(secondary active reabsorption)。

(二) 电解质和水的重吸收

1. Na^+的重吸收　滤液中的Na^+有99%以上被肾小管和集合管重吸收，不到1%的Na^+从尿中排出，这对机体维持细胞外液中的Na^+浓度和渗透压相对恒定起着重要作用。

各段肾小管对Na^+的重吸收率是不同的：近端小管重吸收能力最大，约为滤液量的67%，髓袢升支重吸收约20%，远端小管重吸收约10%，集合管重吸收约2%。

Na^+的重吸收主要以主动重吸收的方式进行，其机制通常用泵—漏模式(pump-leak model)来解释(图7-9)。其转运方式见图7-10。

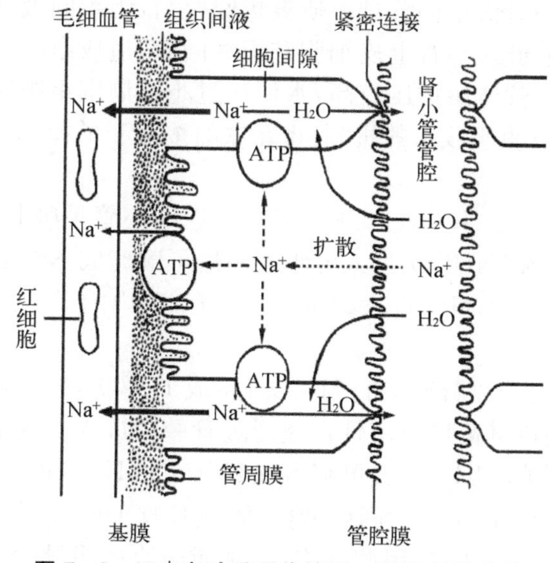

图7-9　Na^+主动重吸收的泵—漏机制模式图

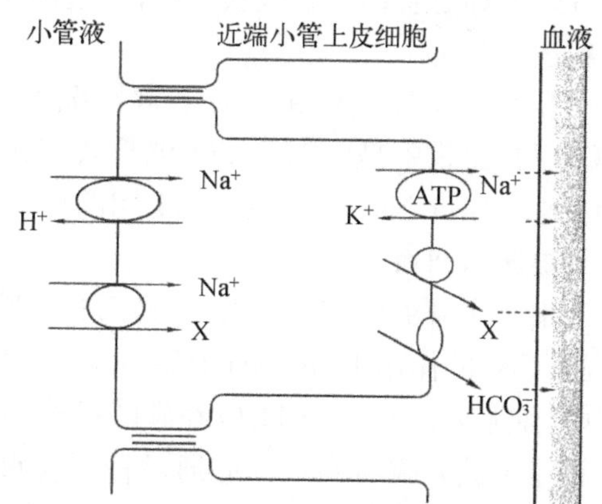

图7-10　近端小管前半段的物质转运示意图

X代表葡萄糖、氨基酸、磷酸盐和Cl^-等

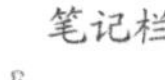
笔记栏

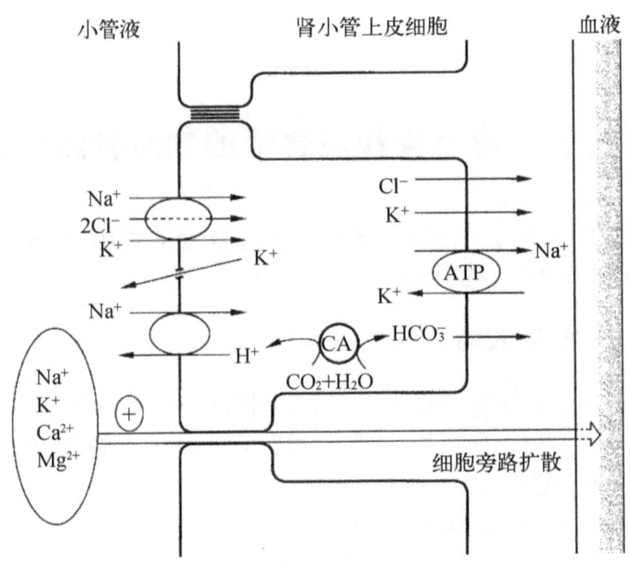

图 7-11 髓袢升支粗段对 Na^+ 和 Cl^- 重吸收机制示意图

2. Cl^-的重吸收　Cl^-主要是伴随着 Na^+ 的主动重吸收而被动重吸收的。原尿流经肾小管和集合管时，其中 Cl^- 的重吸收量和各段肾小管对 Cl^- 的重吸收能力都与 Na^+ 的相似。在近端小管、远端小管和集合管，Cl^-是被动重吸收的。Cl^-在髓袢升支粗段是继发性主动重吸收(图 7-11)。在髓袢升支粗段，Na^+ 大部分为原发性主动重吸收，小部分为被动重吸收；Cl^- 为继发性主动重吸收。Na^+-$2Cl^-$-K^+同向转运体对呋塞米、依他尼酸等利尿剂很敏感，这些利尿剂与同向转运体结合后，抑制了 Na^+、Cl^-、K^+的转运，使 NaCl 重吸收障碍，从而干扰尿的浓缩机制(参看后文)，导致利尿。

3. 水的重吸收　原尿流经肾小管和集合管时，约 99%的水被重吸收，只有约 1%的水被排出体外。如果水重吸收减少 1%，尿量即可增加一倍，说明水的重吸收与尿量有很大关系。

(1) 水在肾小管各段的重吸收率不同：近端小管对水的重吸收约占 65%、髓袢约占 14%、远端小管和集合管约占 20%。其中，近端小管重吸收水的量与机体是否缺水无关，是必然性重吸收；而远曲小管和集合管重吸收水的量随机体水的出入情况而变化，并且还受到血管升压素的调节，因而尿量也随之发生较大的变化。所以，水在这里的重吸收是一种调节性重吸收。

(2) 水依靠渗透作用被动重吸收：在近端小管，小管液中的各种溶质被重吸收后，组织间液的渗透压增高，小管液内的渗透压降低，水在渗透作用下进入小管上皮细胞和组织间隙，造成组织间液静水压升高；同时由于管周毛细血管内静水压较低，胶体渗透压较高，水便通过小管周围组织间隙进入毛细血管而被重吸收。髓袢、远曲小管和集合管重吸收水的机制，将在尿的浓缩和稀释一节中叙述。

4. HCO_3^-的重吸收　正常情况下，肾小球滤过的 HCO_3^- 80%～85%在近端小管重吸收。HCO_3^-在血浆中是以 $NaHCO_3$的形式存在的，滤液中的 $NaHCO_3$进入肾小管腔后可解离成 Na^+ 和 HCO_3^-。通过 Na^+-H^+交换，H^+由细胞分泌到小管液中，Na^+ 进入细胞内，并与细胞内的 HCO_3^-一起被转运回血。

由于小管液中的 HCO_3^- 不易透过管腔膜，所以，它与小管液中的 H^+ 结合生成 H_2CO_3，在碳酸酐酶(CA)的作用下，被迅速分解为 CO_2和 H_2O，CO_2以其高度脂溶性迅速通过管腔膜进入上皮细胞内，细胞内的 CO_2与 H_2O 在碳酸酐酶的作用下生成的 H_2CO_3，又可解离成 HCO_3^- 和 H^+，HCO_3^-以易化扩散方式与 Na^+一起通过管周膜重吸收回血(图 7-12)。因此，肾小管重吸收 HCO_3^- 是以 CO_2的形式进行的。由于 CO_2透过管腔膜的速度明显高于 Cl^-，因此，HCO_3^- 的重吸收率明显大于 Cl^- 的重吸收率。

笔记栏

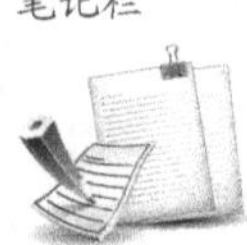

在 HCO_3^- 重吸收的过程中，伴有 H^+ 从肾小管上皮细胞进入小管腔内(称 H^+ 的分泌)。所以，

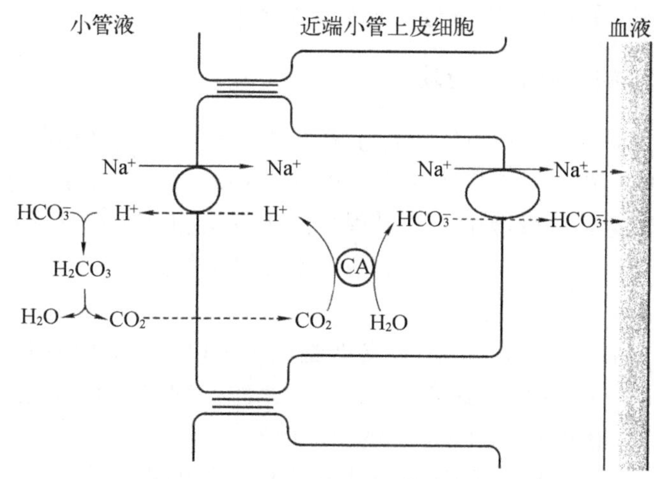

图 7－12　肾小管重吸收 HCO_3^- 示意图

CA：腺苷酸环化酶

肾小管上皮细胞每分泌一个 H^+ 就可使一个 HCO_3^- 和一个 Na^+ 重吸收回血液。

5. K^+ 的重吸收　滤液中的 K^+，约 65%在近端小管被重吸收回血液，而尿中的 K^+ 主要是由远端小管和集合管分泌的。有人认为，近端小管对 K^+ 的重吸收是一个主动转运过程，因为小管液中 K^+ 浓度为 4 mmol/L，大大低于细胞内 K^+ 浓度（150 mmol/L），因此，K^+ 在管腔膜处的重吸收是逆浓度梯度进行的。在髓袢，K^+ 的重吸收是通过 $Na^+-2Cl^--K^+$ 同向转运体从管腔液中主动重吸收的。

6. 钙的重吸收　经肾小球滤过的 Ca^{2+} 约 70%在近端小管重吸收，20%在髓袢重吸收，9%在远端小管和集合管重吸收，少于 1%的 Ca^{2+} 随尿排出。近端小管对 Ca^{2+} 的重吸收 80%是被动重吸收，20%是主动重吸收；髓袢降支细段和升支细段对 Ca^{2+} 均不通透，仅升支粗段能重吸收 Ca^{2+}；在远端小管和集合管，Ca^{2+} 的重吸收是主动转运过程。

（三）有机物的重吸收与排出

1. 葡萄糖的重吸收　滤液中的葡萄糖浓度与血糖浓度相同，但尿中几乎不含葡萄糖，说明葡萄糖全部被重吸收回血。葡萄糖是不带电荷的物质，它的重吸收是逆浓度梯度进行的。在近端小管的管腔膜上存在着同时转运葡萄糖和 Na^+ 的同向转运体，小管液中的葡萄糖和 Na^+ 与同向转运体结合后，能迅速地将葡萄糖和 Na^+ 转运至细胞内，其中 Na^+ 是顺着电化学梯度通过管腔膜的，它所释放的能量提供葡萄糖逆浓度梯度通过管腔膜（图 7－10）。因此，葡萄糖是继发性主动重吸收。进入细胞内的葡萄糖，再通过易化扩散方式透过管周膜进入组织间液而重吸收回血。进入细胞内 Na^+ 的重吸收前已述及。

近端小管对葡萄糖的重吸收能力是有一定限度的。正常成人空腹血糖浓度在 80～120 mg/100 mL 时，出现在肾小管腔中的葡萄糖可被全部重吸收；当血液中葡萄糖浓度超过 180 mg/100 mL 则有一部分肾小管对葡萄糖的重吸收已达到极限（饱和），尿中开始出现葡萄糖，此时的血糖浓度称为肾糖阈（renal glucose threshold）。由此看来，每一肾单位的肾糖阈不完全是一样的，当血糖浓度进一步升高，有更多的近曲小管对葡萄糖的重吸收达到极限，尿中葡萄糖含量也随之逐渐增加；当血糖升高至某一浓度时，则肾脏所有近曲小管对葡萄糖的重吸收均已达到极限，此时所有肾小管在单位时间内所重吸收葡萄糖的量，即为葡萄糖吸收极限量。肾脏之所以有葡萄糖吸收极限量，可能与近端小管管腔膜上的同向转运体数目有限有关。

2. 氨基酸的重吸收　小管液中氨基酸的重吸收与葡萄糖的重吸收机制相同，也与 Na^+ 同向转运，也是一种继发性主动重吸收。但是，转运氨基酸的同向转运体与转运葡萄糖的同向转运体可能不同，也就是说载体蛋白具有特异性。正常时进入滤液中的微量蛋白质则可通过肾小管上皮细胞的吞饮作用而被重吸收。

笔记栏

此外，HPO_4^{2-} 和 SO_4^{2-} 的重吸收也是与 Na^+ 同向转运的。

二、肾小管和集合管的分泌和排泄功能

肾小管和集合管的分泌(secretion)是指肾小管和集合管的上皮细胞将本身新陈代谢所产生的物质转运到小管液中去的过程。肾小管和集合管的排泄(excretion)是指肾小管和集合管的上皮细胞将血液中的某些物质转运到小管液中去的过程。由于分泌和排泄都是通过小管上皮细胞将物质转运至小管液，两者作用方向相同，所以通常对两者不做严格的区分。

(一) H^+ 的分泌

肾小管的各段均可分泌 H^+。肾小管上皮细胞内的 CO_2 和 H_2O 在碳酸酐酶的催化下生成 H_2CO_3，H_2CO_3 解离为 HCO_3^- 和 H^+，这是 H^+ 的主要来源。细胞内的 CO_2 可由细胞本身的物质代谢产生，也可从小管液中扩散进来(见 HCO_3^- 的重吸收)。

近端小管分泌 H^+ 的机制：前已述及，在肾小管上皮细胞的管腔膜上存在逆向转运体。近端小管上皮细胞内的 H^+ 和小管液中的 Na^+ 与逆向转运体结合，将 Na^+ 顺浓度梯度通过管腔膜转运入细胞内，同时将 H^+ 分泌至小管液中，称为 Na^+-H^+ 交换。由 Na^+-H^+ 交换进入细胞内的 Na^+ 随即被管侧膜上的 Na^+ 泵泵至组织间液而重吸收。因此，肾小管上皮细胞分泌 1 个 H^+ 就可使 1 个 HCO_3^- 和 1 个 Na^+ 重吸收回血，从而起到排酸保碱、调节机体的酸碱平衡的重要作用。

远端小管和集合管也可分泌 H^+，其机制除了 Na^+-H^+ 交换外，有人认为，管腔膜上有 H^+ 泵，能将细胞内的 H^+ 逆电—化学梯度泵入小管腔内。

(二) NH_3 的分泌

远端小管和集合管的上皮细胞在代谢过程中不断地生成 NH_3，这些 NH_3 主要是由谷氨酰胺脱氨而来，故在正常情况下，NH_3 的分泌仅发生在远端小管和集合管。NH_3 具有脂溶性，能通过细胞膜向小管周围组织间液和小管液自由扩散。扩散量取决于组织间液和小管液的 pH。小管液的 pH 较低(H^+ 浓度较高)，NH_3 较易向小管液中扩散。分泌的 NH_3 能与小管液中的 H^+ 结合生成 NH_4^+，使小管液中 NH_3 浓度降低，造成管腔膜两侧 NH_3 的浓度梯度，此浓度梯度又加速上皮细胞内的 NH_3 向小管液中扩散(图 7－13)。

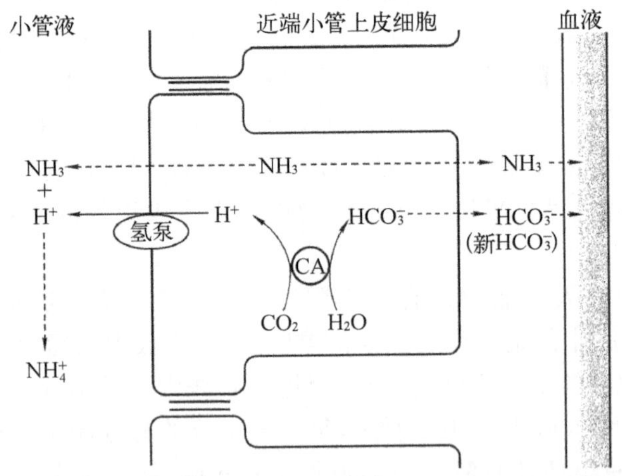

图 7－13 近端小管分泌 NH_3 与集合管 H^+ 的结合示意图

——▸主动转运 - - - -▸被动转运

由此可见，NH_3 的分泌是与 H^+ 的分泌密切相关的，H^+ 的分泌可促使 NH_3 的分泌。小管液中的 NH_4^+ 可进一步与小管液中的强酸盐(如 NaCl 等)中的负离子结合，生成酸性铵盐(如 NH_4Cl 等)并随尿排出。强酸盐中的正离子(如 Na^+)则与 H^+ 交换而进入肾小管细胞，然后与细胞内 HCO_3^- 一起被转运回血。所以，肾小管细胞分泌 NH_3，不仅由于形成铵盐促进了排 H^+，而且还促进了 $NaHCO_3$ 的重吸收。因此，肾小管分泌 NH_3 也具有排酸保碱，调节机体酸碱平衡的作用。

笔记栏

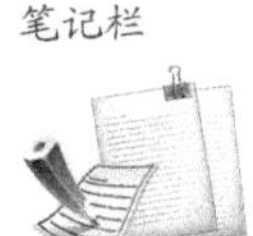

（三）K^+的分泌

尿中排出的K^+和Na^+，两者来源不同。尿中的Na^+是通过肾小球的滤过和肾小管的重吸收后未被吸收的多余的Na^+；而尿中的K^+一般被认为主要是由远端小管和集合管所分泌的。其分泌量视K^+的摄入量而定，高K^+饮食可排出大量的K^+，低K^+饮食则尿中排K^+量少，使机体的K^+的摄入量与排出量保持平衡，维持机体K^+浓度的相对恒定。值得注意的是，K^+的排泄除了有“多食多排，少食少排”的特点外，在没有K^+摄入的情况下，肾脏仍然能分泌K^+，即“不食也排”。因此，对K^+摄入不足的患者应注意补充K^+，以防止低血K^+产生的危害。

K^+的分泌可能是被动的，它与Na^+的主动重吸收密切相关。因为：① 在远端小管和集合管，Na^+主动重吸收后，使管腔内带负电位（−40～−10 mV），这种电位梯度促使K^+分泌。② 小管液中的Na^+进入上皮细胞后，可刺激管侧膜上的Na^+泵，使更多的K^+从细胞外液中泵入细胞内，使原本高于小管液的K^+浓度进一步提高，增加细胞内和小管液之间的K^+浓度梯度，从而促进K^+分泌，在电位梯度和浓度梯度的双重推动下，K^+便从细胞内通过管腔膜上的K^+通道进入了小管液。

（四）Ca^{2+}的排泄

肾脏对Ca^{2+}的排泄受多种因素影响，最主要的因素是甲状旁腺激素（parathyroid hormone，PTH）。细胞外液Ca^{2+}浓度升高时，一方面增加肾小球的滤过，使Ca^{2+}排泄增加，另一方面又抑制PTH的分泌，使Ca^{2+}重吸收减少。血磷浓度升高可刺激PTH分泌，使肾小管增加对Ca^{2+}的重吸收，减少Ca^{2+}的排泄。细胞外液量增加或动脉血压升高可降低近端小管对Na^+和水的重吸收，也能减少Ca^{2+}的重吸收。此外，血浆pH的改变能影响远端小管对Ca^{2+}的重吸收，代谢性酸中毒时Ca^{2+}的重吸收增加，而代谢性碱中毒时Ca^{2+}的重吸收减少。

（五）其他物质的排泄

1. 肌酐、对氨基马尿酸等的排泄　某些代谢产物，如肌酐、对氨基马尿酸等，既能从肾小球滤过，又能由肾小管排泄，因此，它们在尿中的浓度很高。

2. 青霉素、酚红等的排泄　进入体内的外来物质，如青霉素、酚红等，在血液中大部分与血浆蛋白结合而运输，因此，经过肾小球时很少被滤过，主要通过肾小管排出体外。酚红试验主要检查肾小管的排泄功能。

肾小管和集合管对物质的重吸收、分泌和排泄概况如图7－14所示。

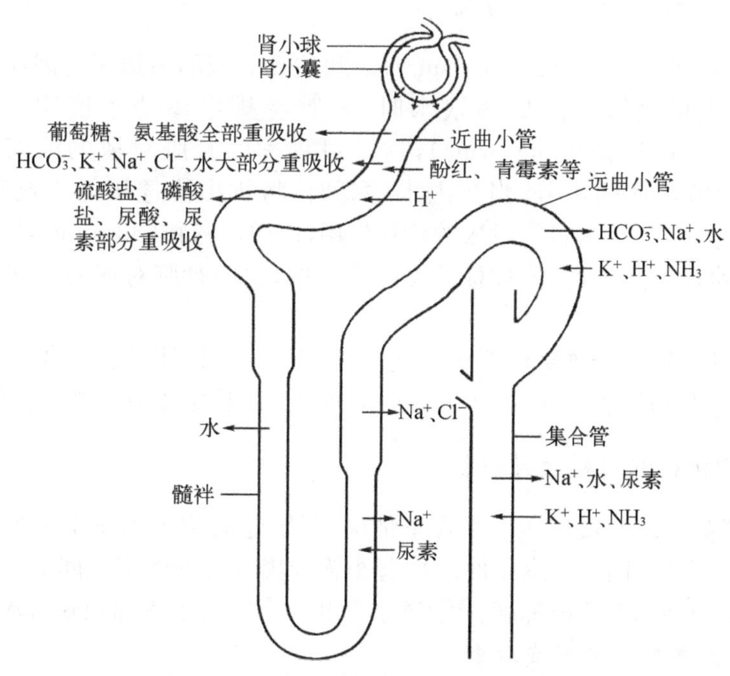

图7－14　肾小管重吸收和分泌示意图

笔记栏

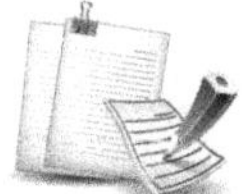

三、影响肾小管和集合管转运功能的因素

(一) 肾小管管腔液中溶质的浓度

肾小管管腔液中溶质所产生的渗透压，是对抗肾小管重吸收水分的力量。如果小管液溶质浓度很高，渗透压很高，就会阻碍肾小管特别是近端小管对水的重吸收，结果使尿量增多。例如糖尿病患者的多尿，就是由于小管液中葡萄糖含量增多，肾小管不能将葡萄糖完全重吸收回血，使小管液渗透压增高，阻碍了水的重吸收所造成的。临床上有时给患者使用不被肾小管重吸收的物质，如甘露醇等，利用它来提高小管液中溶质的浓度，借以达到利尿和消除水肿的目的。这种利尿方式称为渗透性利尿(osmotic diuresis)。

(二) 肾小球滤过率

近端小管对溶质和水的重吸收量不是固定不变的，而是随肾小球滤过率的改变而发生变化。肾小球滤过率增大，滤液中的 Na^+ 和水的总含量增加，近端小管对 Na^+ 和水的重吸收率也增高；反之，肾小球滤过率减小，滤液中的 Na^+ 和水的总含量减少，近端小管对 Na^+ 和水的重吸收率也降低。实验证明，不论肾小球滤过率增加还是减少，近端小管的重吸收率始终占肾小球滤过率的 65%～70%(即重吸收率为 65%～70%)，这种现象称为球—管平衡(glomerulotubular balance)。球—管平衡的生理意义在于：使终尿量不致因肾小球滤过率的增减而出现大幅度的变动。

球—管平衡的机制：一般认为与肾小管周围毛细血管血压和血浆胶体渗透压改变有关。如果肾血流量不变，当肾小球滤过率增加时，肾小管周围毛细血管血压降低，血浆胶体渗透压升高，引起近端小管重吸收作用加强；当肾小球滤过率减少时，则产生相反的变化。

球—管平衡在某些情况下可能被打乱。例如，渗透性利尿时，近端小管重吸收率减少，而肾小球滤过率不受影响，这时重吸收率就会小于 65%，尿量和 NaCl 排出明显增多。

第四节　尿液的浓缩和稀释

一、尿液浓缩和稀释的概念及其意义

正常人尿的渗透压可在 50～1 200 mOsm/L 之间波动。尿的渗透压可因体内缺水或水过剩等不同情况而发生较大的变动。当体内缺水时，肾脏将排出渗透浓度明显高于血浆渗透压(300 mOsm/L)的高渗尿(hypertonic urine)，这一过程称为肾脏对尿的浓缩作用，即尿被浓缩(concentration)，以保留机体的水分；当体内水过剩时，将排出渗透压低于血浆渗透压的低渗尿(hypotonic urine)，这一过程称为肾脏对尿的稀释作用，即尿被稀释(dilution)，以排出机体过多的水分；如果不论体内缺水还是水过剩，肾脏总是排出等渗尿，说明肾脏对尿的浓缩和稀释功能遭到了破坏。

所以，尿的浓缩或稀释是与血浆渗透压相比较而言的。根据尿的渗透压可以了解肾的浓缩和稀释能力，肾脏的浓缩和稀释功能，在维持体液平衡和渗透压稳定中有极为重要的作用。

二、尿液浓缩和稀释的过程及其机制

尿的浓缩或稀释的关键是根据体内水含量情况，肾脏随时调节水排出多少的问题。小管液中的水能否被重吸收必须具备两个基本条件：① 肾小管和集合管外的组织间液必须是高渗的。因为水的重吸收依赖于管内外的渗透压梯度。② 肾小管和集合管的上皮细胞膜对水必须具有通透性。

笔记栏

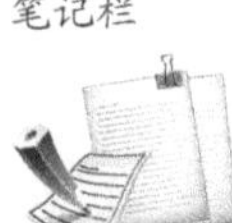

(一) 肾髓质的高渗梯度的形成机制

实验发现，肾皮质部的组织间液与血浆等渗，而肾髓质部组织间液的渗透浓度随着肾髓质外层

向乳头部深入而逐渐升高，与血浆渗透浓度之比分别为 2.0、3.0、4.0，形成了肾髓质渗透浓度由外向内逐渐升高的高渗梯度（图 7－15）。

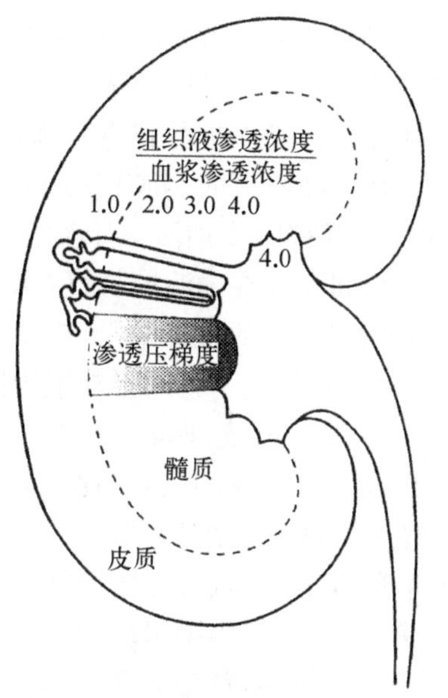

图 7－15　肾髓质渗透压梯度示意图

1. 肾髓袢的逆流倍增作用是形成髓质高渗梯度的关键　肾髓旁肾单位的长髓袢是一个 U 形逆流管结构，由于髓袢的各段对水和溶质的通透性及转运都具有不同的特点，所以小管液在髓袢的降支与升支逆流的过程中出现了渗透浓度倍增的现象，称为髓袢的逆流倍增作用（countercurrent multiplication）。肾髓质高渗梯度的形成主要是由于肾髓袢的各段对水和溶质的通透性不同，以及髓袢的逆流倍增作用所造成的（图 7－16）。

（1）外髓质区的渗透压梯度的形成：外髓质区高渗梯度的形成与髓袢的逆流倍增作用具有密切的关系。由于髓袢升支粗段能主动重吸收 Na^+ 和 Cl^-，而对水不通透，故升支粗段内的小管液在向皮质方向流动时，NaCl 进入组织间液，从而使升支粗段外组织间液变成高渗，愈靠近内髓部，渗透压愈高，管内 NaCl 浓度逐渐降低，小管液渗透压逐渐下降。所以，外髓质区的高渗透压梯度是由升支粗段内主动重吸收的 NaCl 所形成的。

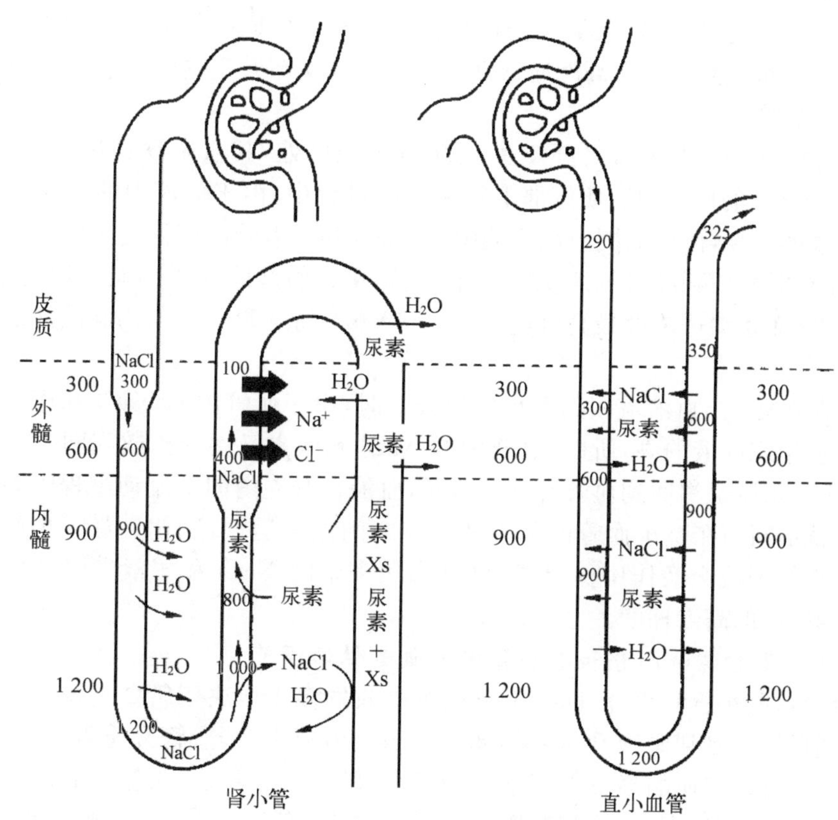

图 7－16　尿液浓缩机制示意图

粗箭头表示升支粗段主动重吸收 Na^+ 和 Cl^-；Xs 表示未被重吸收的溶质；图中各数字表示该处的渗透浓度；单位：mmol/L

（2）内髓质区渗透压梯度的形成：髓袢升支粗段、远曲小管、皮质部和外髓部集合管对尿素的通透性很低，小管液在流经上述这些部位时水被重吸收，小管液中的尿素浓度则逐渐升高。当小管液进入内髓部集合管时，因其管壁对尿素的通透性增高，小管液中尿素就顺浓度梯度向内髓部组织间液扩散，造成了内髓部组织间液渗透压的升高。

笔记栏

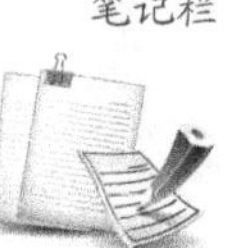

尿素是可以再循环的，因为升支细段对尿素具有中等的通透性，所以从内髓部集合管扩散到组织间液的尿素可以进入髓袢升支细段，再流过升支粗段、远曲小管、皮质部和外髓部集合管，又回到内髓部集合管再扩散到内髓部组织间液，这样就形成了尿素再循环(urea recirculation)。

肾内髓质区的NaCl渗透梯度的形成包括以下几个方面。

1) 髓袢降支细段：对水易通透，而对NaCl和尿素相对不通透，由于髓质区从外髓部向内髓部的组织间液存在的浓度梯度，水被"抽吸"出来，进入内髓部组织间液，导致小管液在向髓袢降支细段的顶端流动的过程中，形成了一个从上而下、逐渐升高的浓度梯度，至髓袢折返处，浓度梯度达到最高，从而形成了它同管外组织间液的渗透梯度。

2) 髓袢升支细段：对水不通透，而对NaCl易通透，对尿素为中等度通透。当小管液从髓袢顶端折返流入升支细段时，管内NaCl浓度则明显高于同一水平管外组织间液的NaCl浓度，加之升支细段对NaCl易通透，对水不易通透，所以NaCl顺浓度梯度扩散至内髓部组织间液，造成内髓组织间液的高渗，而且愈是内髓深层扩散出来的Na^+愈多。这样，降支细段与升支细段就构成了一个逆流倍增系统，使内髓组织间液形成了越往深层渗透压越高的渗透梯度。

综上所述，肾髓质区的高渗状态是由髓袢的逆流倍增作用形成的；外髓质区组织间液的渗透梯度是由髓袢升支粗段主动重吸收NaCl造成的，这是肾髓质高渗梯度形成的动力；内髓质区组织间液的渗透梯度是由尿素和NaCl两个因素造成的。

2. 直小血管的逆流交换作用——保留溶质、带走水分，维持肾内髓质区高渗梯度　肾髓质的血液循环是由U形的直小血管完成的，与髓袢并行(图7-16)，其降支与升支彼此靠近，这种结构就是逆流系统。它们对水和溶质具有高度通透性。因而使降支与升支内的血液同髓质组织间液的水和溶质很容易进行交换。

(1) 直小血管降支：在直小血管降支进入髓质的入口处，其血浆渗透浓度约为300 mOsm/(kg·H_2O)。当降支内的血液向髓质深部下行流动的过程中，由于血液中的溶质浓度低于同一水平的髓质组织间液的浓度，使得周围组织间液中的NaCl和尿素顺浓度梯度不断扩散到直小血管降支中，而其中的水被"抽吸"到高渗的组织间液中，其结果将引起降支内的血液渗透浓度逐渐升高，到达血管袢顶部时，血浆渗透浓度最高可达1 200 mOsm/(kg·H_2O)，与内髓质区的组织间液渗透浓度相等。

(2) 直小血管升支：当血液流回到直小血管升支时，由于血管内的NaCl和尿素等溶质浓度都比同一水平的髓质组织间液的高，所以，血液中的NaCl和尿素又逐渐扩散到同一水平的组织间液内，而组织间液中的水则又渗回到血管升支。这样，血液在升支内向上流动过程中渗透浓度逐渐降低，NaCl和尿素就不断地在直小血管的降支和升支之间循环运行，这就是肾直小血管逆流交换作用。通过肾直小血管逆流交换作用保留了溶质(当然多余的NaCl和尿素也可被带走)，带走了水分，维持了肾内髓质区的高渗梯度。

(二) 血管升压素对远曲小管和集合管壁水通透性的调节

小管液在流经远曲小管和集合管时，水分被重吸收的多少取决于管壁上皮细胞膜对水的通透性，而其对水的通透性又受到血管升压素的调节。当机体缺水时，血管升压素的分泌增多，管壁对水的通透性增大，在管外髓质的高渗作用下，小管液中的水大量渗出，被重吸收增多，则尿被浓缩，尿量减少；反之，当机体水过剩时，血管升压素的分泌减少，管壁对水的通透性降低，尽管管外组织间液是高渗的，但水的重吸收减少，则尿被稀释，尿量增加。

三、影响尿液浓缩与稀释的因素

笔记栏

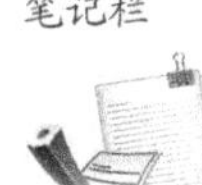

影响尿液浓缩与稀释的因素包括：肾髓质内渗透压梯度的改变，集合管对水的通透性改变，直小血管血流速度的改变等几方面。

第五节　肾脏泌尿功能的调节

一、肾脏泌尿功能的神经调节

肾脏主要由交感神经支配。肾交感神经兴奋通过下列作用影响泌尿功能：① 入球小动脉和出球小动脉收缩，而前者血管收缩比后者明显，因此，肾小球毛细血管的血浆流量减少、肾小球毛细血管血压下降，肾小球有效滤过压降低，肾小球滤过率减少。② 刺激球旁器中的球旁细胞释放肾素，使循环中的血管紧张素Ⅱ和醛固酮含量增加，导致肾小管对 NaCl 和水的重吸收增加。③ 增加近端小管和髓袢的上皮细胞对 NaCl 和水的重吸收。

二、肾脏泌尿功能的体液调节

（一）血管升压素

1. 血管升压素的分泌和作用　血管升压素又称抗利尿激素（antidiuretic hormone，ADH），是由下丘脑的视上核和室旁核的神经元分泌的一种由 9 个氨基酸残基组成的肽。它在神经元的胞体中合成，经下丘脑-垂体束运输到神经垂体贮存，需要时即释放出来。

ADH 的主要作用是：提高远曲小管和集合管上皮细胞膜对水的通透性，从而增加水的重吸收，使尿浓缩，尿量减少（抗利尿）。此外，其也能增加髓袢升支粗段对 NaCl 的主动重吸收和内髓部集合管对尿素的通透性，从而增加肾髓质组织间液的溶质浓度，提高肾髓质组织间液的渗透浓度，有利于尿的浓缩。

当下丘脑病变累及视上核、室旁核或下丘脑-垂体束时，抗利尿激素的合成和释放发生障碍，导致尿量明显增加（每日可达 10 L 以上），称为尿崩症（diabetes insipidus）。

2. ADH 的作用机制　ADH 能与远端小管和集合管上皮细胞管周膜上的 V2 受体结合，然后激活膜上的腺苷酸环化酶，使上皮细胞中 cAMP 的生成增加，进而激活细胞中的蛋白激酶 A，活化的蛋白激酶 A 使位于管腔膜附近的含有水通道的小泡镶嵌在管腔膜上，增加了管腔膜上的水通道，从而增加水的通透性（图 7-17）。

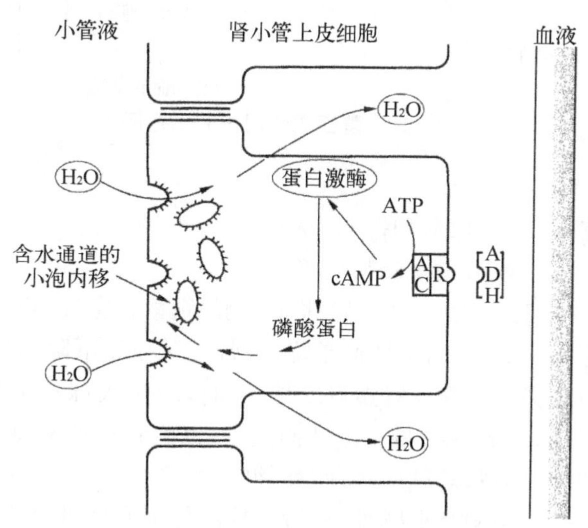

图 7-17　ADH 的作用机制示意图

AC：腺苷酸环化酶；R：受体

3. 影响 ADH 释放的因素

（1）血浆晶体渗透压：血浆晶体渗透压升高，使 ADH 的分泌增加；血浆晶体渗透压降低，使其分泌减少。例如，在大量出汗、严重呕吐或腹泻等情况使机体失水时，血浆晶体渗透压升高，刺激了下丘脑视上核或其周围的渗透压感受器（osmoreceptor），引起 ADH 的分泌增多，使远曲小管和集合管对水的通透性增加，水的重吸收增多，导致尿的浓缩和尿量减少，以保留机体水分，有利于维持机体水平衡；相反，大量饮清水后，血液被稀释，血浆晶体渗透压降低，引起 ADH 释放减少，肾小管和集合管对水的重吸收减少，尿量增加，尿液稀释，以排出体内多余的水分。这种大量饮清水后引起尿量增多的现象，称为水利尿（water diuresis）。

（2）循环血量：循环血量改变时，可反射性地影响 ADH 的释放。循环血量减少，使 ADH 的释

笔记栏

放增多；循环血量增加，使 ADH 的释放减少。例如，大量失血使循环血量减少时，左心房和胸腔大静脉内的容量感受器(volume receptor)受到的牵张刺激减弱，经迷走神经传入的冲动减少，下丘脑-神经垂体系统合成和释放 ADH 增多，远曲小管和集合管对水的通透性增加，水的重吸收增加，导致尿液的浓缩和尿量减少，有利于血量恢复。循环血量过多时，左心房和胸腔大静脉内的容量感受器受到的牵张刺激增强，经迷走神经传入的冲动增多，可抑制下丘脑-神经垂体系统合成和释放 ADH，从而引起利尿，血量可得到恢复。

(3) 其他因素：动脉血压升高时，刺激颈动脉窦压力感受器，经迷走神经传入的冲动也可反射性地抑制 ADH 的释放，使尿量增加；心房钠尿肽可抑制 ADH 的释放；轻度冷刺激可减少 ADH 的释放，使尿量增多；痛刺激和情绪紧张可促进 ADH 的释放，使尿量减少；血管紧张素Ⅱ、恶心、疼痛、应激刺激、低血糖均可刺激 ADH 的分泌。

(二) 醛固酮

1. 醛固酮的分泌和作用及其机制　醛固酮(aldosterone)是肾上腺皮质球状带所分泌的一种类固醇激素。其作用是促进肾脏的远曲小管和集合管主动重吸收 Na^+，同时促进 K^+ 的排泄。由于 Na^+ 的重吸收增加，使 Cl^- 和水的重吸收也增加，导致细胞外液量增多，尿量减少。所以醛固酮具有保 Na^+、保水和排 K^+ 的作用(图 7-18)。

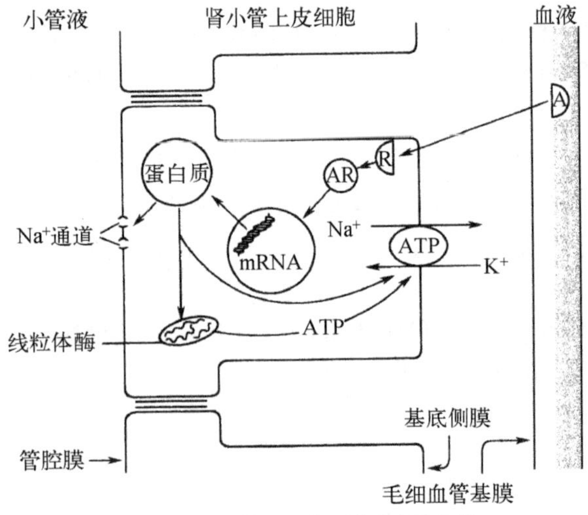

图 7-18　醛固酮作用机制示意图

A：醛固酮；R：受体

醛固酮进入远曲小管和集合管的上皮细胞后，与胞质受体结合，形成激素-受体复合物，此复合物通过核膜，与核中的 DNA 特异性结合位点相互作用，然后促进特异性 mRNA 的合成。mRNA 进入胞质后，可合成多种醛固酮诱导蛋白，其作用是：① 生成管腔膜 Na^+ 通道蛋白，增加膜上的 Na^+ 通道数量，使小管液中 Na^+ 进入上皮细胞内增多。② 增加 ATP 生成量，为远曲小管和集合管上皮细胞的活动(如 Na^+ 泵)提供更多的能量。③ 增加上皮细胞基底外侧膜上的 Na^+ 泵活性，促进细胞内 Na^+ 进入血液和 K^+ 进入细胞内，提高细胞内 K^+ 浓度，有利于 K^+ 的分泌。由此可见，醛固酮诱导蛋白对 Na^+ 重吸收的各个环节都有促进作用，从而导致醛固酮具有保 Na^+、保水和排 K^+ 的作用。

2. 醛固酮分泌的调节

(1) 肾素—血管紧张素—醛固酮系统(renin-angiotensin-aldosterone system, RAAS)的调节(图 7-19)：当循环血量降低，肾动脉血压下降，肾血流量减少，对入球小动脉的牵张刺激减弱，可刺激球旁细胞释放肾素量增加；同时，由于入球小动脉的压力降低和血流量减少，使肾小球滤过率减少，滤过的 Na^+ 量也因此而减少，以致到达致密斑的 Na^+ 量减少，刺激致密斑感受器，也可引起球旁细胞释放肾素量增多；此外，循环血量减少时，心房容量感受器与动脉压力感受器传入冲动减少，反射性地引起肾交感神经兴奋，从而使肾交感神经支配的球旁细胞释放肾素量增多。

(2) 血 K^+ 和血 Na^+ 浓度的调节：血 K^+ 浓度升高或血 Na^+ 浓度降低，可直接刺激肾上腺皮质球状带增加醛固酮的分泌，导致肾脏保 Na、$^+$排 K^+，从而维持血 K^+ 和血 Na^+ 浓度的平衡；反之，血 K^+ 浓度降低或血 Na^+ 浓度升高，则醛固酮的分泌减少。醛固酮的分泌对血 K^+ 浓度升高十分敏感，血 K^+ 仅增加 0.5～1.0 mmol/L，就能引起醛固酮的分泌，而血 Na^+ 浓度必须降低很多才能引起同样的反应。

笔记栏

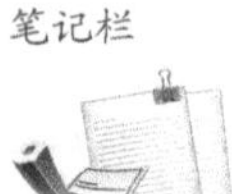

(三) 心房钠尿肽

心房钠尿肽(atrial natriuretic peptide, ANP)是心房肌合成的激素，有显著的促进 NaCl 和水的

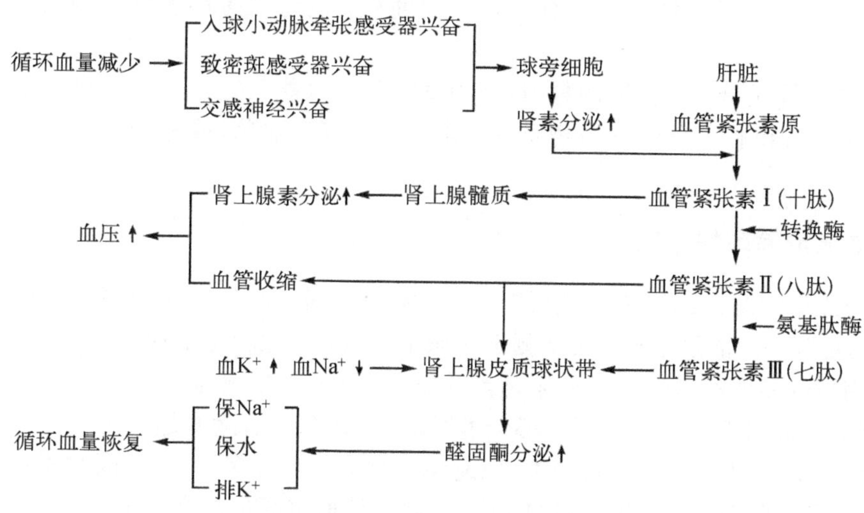

图 7-19 肾素—血管紧张素—醛固酮系统生成和作用示意图

排出作用。其作用机制可能是：① 抑制集合管对 NaCl 的重吸收。② 使入球小动脉和出球小动脉(尤其是入球小动脉)舒张，增加肾血浆流量和肾小球滤过率。③ 抑制肾素、醛固酮和 ADH 的分泌。

综上所述，肾对循环血量的调节包括多种神经—体液机制。当循环血量减少时，肾交感神经活动与肾素—血管紧张素—醛固酮系统的作用均增强，提高肾小管对 Na^+ 的重吸收。在血量严重减少时，ADH 大量分泌也可提高肾小管对 Na^+、水的重吸收，以促进循环血量的恢复。

第六节 血浆清除率

一、血浆清除率的概念和计算方法

(一) 血浆清除率的概念

血浆清除率(plasma clearance，PC)是指两肾在单位时间(每分钟)内，能将多少毫升血浆中所含的某一物质完全清除出去，这个被完全清除某一物质的血浆毫升数，即为该物质的血浆清除率(mL/min)。它是评价肾脏对某一物质排泄功能的一个重要指标。

(二) 血浆清除率的计算方法

在计算血浆清除率时，首先需要测定 3 个数值：① 某物质在尿中的浓度(U)；② 每分钟尿量(V)；③ 该物质在血浆中的浓度(P)。然后算出每分钟尿中该物质的量($U \times V$)相当于多少毫升血浆中所含的量(C)：

$$U \times V = P \times C$$

即血浆清除率的公式是：

$$C = \frac{U \times V}{P}$$

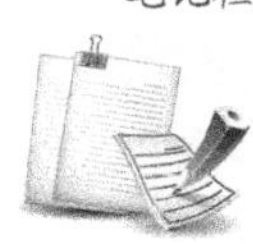

以 Na^+ 为例，测得尿中 Na^+ 浓度(U)为 280 mmol/L，尿量(V)为 1 mL/min，血浆中 Na^+ 浓度(P)为 140 mmol/L。那么，Na^+ 的血浆清除率 $C = \frac{280\ \text{mmol/L} \times 1\ \text{mL/min}}{140\ \text{mmol/L}} = 2\ \text{mL/min}$，表示肾

脏每分钟能清除 2 mL 血浆中所含的所有 Na^+。而葡萄糖的血浆清除率为 0，因为尿中不含葡萄糖(U=0 mg/100 mL)。

当然，以上的计算只是一个推算的数值，因为肾脏并不可能只把这一部分血浆中的某一物质完全清除掉，而是指 1 min 内所清除的该物质的量来自多少毫升血浆，或相当于多少毫升血浆中所含的该种物质。

二、测定血浆清除率的意义

测定血浆清除率的意义：① 更好地反映肾脏的排泄功能；② 便于了解肾脏对各种物质的排泄能力；③ 用于测定肾小球滤过率；④ 用于测定肾血浆流量；⑤ 检测肾小管的功能。

临床上采用较为简便的内生肌酐血浆清除率试验，能够较准确地测得肾小球滤过率。肌酐在肾小球可自由滤过，同时近球小管又可分泌少量肌酐，故其血浆清除率超过菊糖的血浆清除率。若在测定肌酐血浆清除率前 2～3 d 禁食肉类，以避免由食物摄入过多的肌酐，同时避免做剧烈运动和体力劳动，以免强烈的肌肉收缩产生过多的肌酐，这就可使血浆肌酐浓度降至很低(一般为 1 mg/L)，称为内生肌酐。在这种情况下，24 h 的肌酐排出总量比较稳定，近球小管分泌的肌酐量极少可忽略不计。内生肌酐的血浆清除率与菊糖的血浆清除率相近，并且试验时不必另给肌酐溶液等繁琐步骤，所以临床上常测定内生肌酐血浆清除率来代表肾小球滤过率。

如果某物质在肾小球可自由滤过，但其血浆清除率小于肾小球滤过率，则表明该物质可被肾小管重吸收，或者重吸收量大于分泌量。例如，葡萄糖的血浆清除率为 0，表明滤过的葡萄糖已完全被肾小管重吸收回血液；尿素的血浆清除率为 70 mL/min，而肾小管既可重吸收尿素，又可分泌尿素，说明重吸收量一定大于分泌量。若某物质的血浆清除率大于肾小球滤过率，则表明该物质可被肾小管分泌，或者分泌量大于重吸收量。如肌酐的血浆清除率为 175 mL/min。

第七节 尿的排放

肾脏生成尿是连续不断的过程，尿持续不断地进入肾盂，由于压力差以及肾盂的收缩而被送入输尿管，输尿管中的尿通过输尿管的周期性蠕动而被送入到膀胱。但是，膀胱的排尿是间歇进行的。尿在膀胱内贮存并达到一定量时，才能引起反射性排尿动作，将尿液经尿道排放于体外。膀胱的排尿动作受中枢神经系统的控制。

一、膀胱与尿道的神经支配

膀胱逼尿肌和尿道内括约肌受交感和副交感神经的双重支配，尿道外括约肌受躯体神经的支配(图 7-20)，它们的传出和传入神经纤维及其作用如下。

(一) 传出神经纤维

1. 盆神经(副交感纤维)　由 2～4 骶髓发出，该神经纤维兴奋时，可使膀胱逼尿肌收缩，尿道内括约肌舒张，促进排尿。

2. 腹下神经(交感纤维)　由腰髓发出，该神经纤维兴奋时，可使膀胱逼尿肌舒张，尿道内括约肌收缩，抑制排尿。在排尿活动中交感神经的作用比较次要。

3. 阴部神经(躯体神经)　由骶髓发出，支配尿道外括约肌。当其兴奋时，传出冲动增多，可使尿道外括约肌收缩，有利于贮尿。这一作用受意识控制。

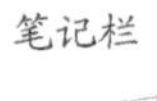

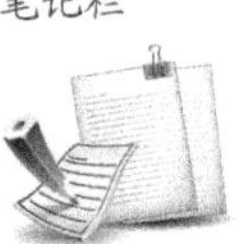

(二) 传入神经纤维

1. 盆神经中的传入纤维　传导膀胱充胀感觉。

2. 腹下神经中的传入纤维　传导膀胱痛觉。

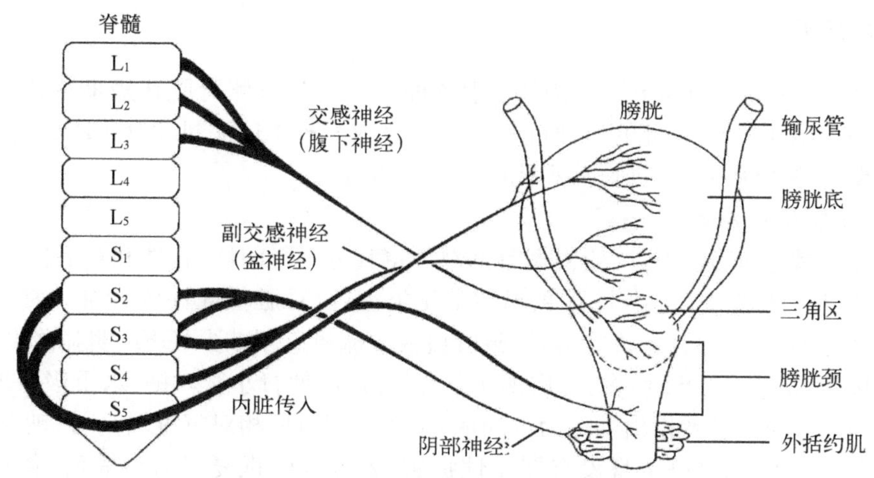

图 7-20　膀胱和尿道的神经支配示意图

3. 阴部神经中的传入纤维　传导尿道感觉。

二、排尿反射

排尿是一种反射活动，称为排尿反射(micturition reflex)。当膀胱内尿量充盈到一定程度(400～500 mL)，膀胱内压明显增高，膀胱壁的牵张感受器受到刺激而兴奋，冲动沿盆神经传入，到达骶髓的排尿反射初级中枢，同时，冲动也到达脑干和大脑皮质的排尿反射高级中枢，产生排尿欲。排尿进行时，冲动沿盆神经传出，使膀胱逼尿肌收缩，尿道内括约肌舒张，于是尿液进入后尿道。这时尿液刺激尿道的感受器，冲动沿着阴部神经再次传到脊髓排尿中枢，进一步加强其活动，使尿道外括约肌开放，于是尿液被强大的膀胱内压(可高达 150 cmH_2O)驱出。尿液对尿道的刺激又可进一步反射性地加强排尿中枢的活动，这是一种正反馈，它使排尿反射一再加强，直至排完尿液为止。在排尿末期，由于尿道海绵体肌肉收缩，可将残留于尿道的尿液继续排出体外。此外，在排尿时，腹肌和膈肌的强力收缩也产生较高的腹内压，协助克服排尿的阻力。

大脑皮质等排尿反射高级中枢能对脊髓初级中枢施加易化或抑制性影响，以控制排尿反射活动。小儿大脑发育未臻完善，对初级中枢的控制能力较弱，所以小儿排尿次数多，且易发生夜间遗尿现象。

排尿或贮尿发生障碍，均可出现排尿异常(paruria)。临床上常见的排尿异常有尿频、尿潴留和尿失禁。尿频(frequent micturition)是指排尿次数过多，而每次排尿量不多，常见于膀胱炎症、膀胱结石等。尿潴留(urine retention)是指膀胱充满尿而不能排出的现象，常由于腰骶部脊髓损伤，使排尿反射初级中枢活动障碍所致，也可由尿道阻塞造成。尿失禁(urine incontinence)是指排尿失去意识控制的现象，多由于脊髓受损，以致排尿初级中枢与大脑皮质失去功能联系所引起的。

第八节　肾衰竭

各种病因引起肾泌尿功能严重障碍，使代谢废物及毒性物质不能充分排出体外，出现水、电解质和酸碱平衡紊乱，代谢废物及毒物在体内潴留，并伴有肾脏内分泌功能障碍，这一病理过程称为肾功能不全。肾功能不全包括肾功能障碍由轻到重的全过程，肾衰竭是肾功能不全的晚期阶段。根据病程长短和发病缓急可分为急性肾衰竭和慢性肾衰竭。急、慢性肾衰竭发展到严重阶段，都可出现尿毒症。尿毒症是肾衰竭的终末阶段。

笔记栏

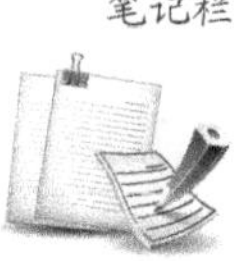

一、急性肾衰竭

急性肾衰竭(acute renal failure，ARF)是指各种病因引起双侧肾脏在短期内泌尿功能急剧降低,导致机体内环境出现严重紊乱的病理过程。主要表现为肾小球滤过率(GFR)迅速下降,出现尿量和尿成分的改变、氮质血症、高钾血症和代谢性酸中毒等。

(一) 急性肾衰竭的原因

引起急性肾衰竭的病因很多,一般根据解剖部位将其分为肾前性、肾性和肾后性三大类。

1. 肾前性急性肾衰竭　是急性肾衰竭的常见类型,以肾脏低灌注为特征。常见于各型休克的早期,有效循环血量减少和肾血管收缩,导致肾血液灌流量急剧减少,GFR 明显降低;有效循环血量减少还可引起醛固酮和 ADH 增多,心房钠尿肽分泌减少,使肾小管对钠、水重吸收增多,出现钠、水潴留,导致少尿。此时,患者排出的尿为浓缩尿,少尿的同时尿相对密度增高,尿钠含量减少。

肾前性肾衰竭发生时,肾脏本身没有器质性损害,若能及时恢复肾血液灌流,肾功能即可随之恢复正常,因此,肾前性急性肾衰竭又称为功能性急性肾衰竭。

2. 肾性急性肾衰竭　由于肾实质的器质性病变引起的急性肾衰竭称为肾性急性肾衰竭。

(1) 急性肾小管坏死(acute tubular necrosis，ATN)：是肾性急性肾衰竭中最重要、最常见的一种类型,约占肾性急性肾衰竭的 80%,狭义的急性肾衰竭即指急性肾小管坏死。急性肾小管坏死主要由肾缺血和肾中毒引起。肾缺血见于肾前性肾衰竭的各种病因(如休克),在早期未能得到及时的抢救,因持续的肾缺血而引起的 ATN,即由功能性肾衰竭转为器质性肾衰竭。此外,休克复苏后的再灌注损伤也是导致 ATN 的主要因素之一。引起肾脏中毒的毒物很多,可概括为外源性毒物和内源性毒物两类。常见的外源性毒物包括重金属、抗生素、肿瘤化疗药物、免疫抑制剂、造影剂、有机化合物、细菌毒素、蛇毒等;内源性毒物主要包括肌红蛋白、血红蛋白、尿酸等。由于肾血流丰富,髓质和肾小管能浓缩毒物,因此容易引起肾小管损害。

(2) 肾小球、肾间质与肾血管疾病：见于急性肾小球肾炎,狼疮性肾炎、血管炎及血栓性微血管病等引起的肾小球损伤;间质性肾炎、严重感染、败血症、移植排异、药物过敏及恶性肿瘤浸润等引起的肾小管间质疾病;血栓形成、栓子、动脉粥样硬化斑块脱落导致两侧肾动脉栓塞等。

3. 肾后性急性肾衰竭　是指由于各种原因引起肾以下(从肾盏到尿路口)的尿路梗阻所致急性肾衰竭。常见于双侧输尿管结石、盆腔肿瘤和前列腺肥大等引起的尿路梗阻。尿路梗阻使梗阻上方的压力升高,引起肾盂积水,肾间质压力增高,肾小球囊内压升高,导致肾小球有效滤过压降低,GFR 下降,出现少尿、氮质血症和酸中毒。肾后性急性肾衰竭早期并无肾实质性损害,如及时解除梗阻,肾泌尿功能可迅速恢复。

(二) 急性肾衰竭的发病机制

不同病因引起的急性肾衰竭,其发病机制不尽相同,但不管何种原因引起的急性肾衰竭,其中心环节都是 GFR 降低。下面主要围绕急性肾小管坏死(ATN)的发病机制进行论述。

1. 肾脏血管及血流动力学异常

(1) 肾脏血流灌注减少：见于有效循环血量减少引起的 ATN,当动脉血压降至低于 80 mmHg (10.6 kPa)时,肾血流失去自身调节功能,使肾血液灌注压降低,肾血流量显著减少,GFR 降低。

(2) 肾血管收缩：交感—肾上腺髓质兴奋,儿茶酚胺增多,肾素—血管紧张素系统激活,内皮素与一氧化氮(NO)的产生失衡,被认为是持续性肾血管收缩及肾血流量持续减少的重要原因。

(3) 肾血管阻塞：肾血管内皮细胞肿胀,血管内微血栓形成,造成肾血管管腔变窄,血流阻力增加,肾血流量减少。肾血管阻塞多见于败血症、休克和严重烧伤等原因引起的急性肾小管坏死。

(4) 肾血流重分布：当各种原因引起肾血流量急剧减少时,由于肾脏不同部位对儿茶酚胺反应性不同,引起肾皮质缺血、肾髓质充血。肾皮质缺血造成 GFR 降低,引起少尿或无尿。持续严重的肾外髓质血液淤滞缺氧可导致肾小管功能障碍甚至坏死。

笔记栏

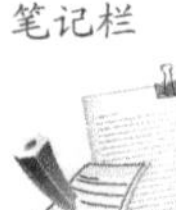

2. 肾小管损伤　一方面,肾缺血、肾中毒引起的肾小管损伤,突出的改变有两个：肾小管上皮

细胞呈斑片状脱落，上皮细胞刷状缘缺失或变薄；远端小管腔内有大量管型形成，管型的组成成分多种多样，如蛋白质、细胞、脱落的刷状缘及其他细胞碎片等。这些改变会造成肾小管阻塞和原尿返漏，加重 GFR 的降低。

(1) 肾小管阻塞：一方面，肾缺血、肾中毒时，从肾小管上皮细胞脱落的刷状缘及其微绒毛、坏死脱落的上皮细胞、异型输血出现的血红蛋白、挤压综合征及横纹肌溶解释放的肌红蛋白等，可在肾小管内形成管型，阻塞肾小管；另一方面，肾缺血、肾中毒使肾小管上皮细胞肿胀，促进阻塞发生。肾小管阻塞使原尿流出受阻，引起少尿，同时，阻塞上方压力升高，使有效滤过压降低，出现少尿或无尿。

(2) 原尿返漏：原尿返漏是指肾小管中的原尿经损伤的小管壁渗漏到肾间质。一方面，原尿通过受损的肾小管壁漏出，引起少尿；另一方面，原尿漏入肾间质引起间质水肿和压力增高，压迫肾小管和管周毛细血管，前者使阻塞加重、囊内压增高及有效滤过压下降，出现少尿或无尿，后者使肾小管血供进一步减少，形成恶性循环。

总之，急性肾衰竭的发病机制主要包括肾血管及血流动力学异常和肾小管损伤两个方面。此外，某些肾毒物如氨基苷类抗生素过量使用可使肾小球滤过膜严重受损，引起肾小球超滤系数(Kf)降低，可下降 50%，导致 GFR 降低和少尿。

(三) 急性肾衰竭的发病过程及功能代谢变化

急性肾衰竭按其发病时尿量是否减少，可分为少尿型急性肾衰竭和非少尿型急性肾衰竭。

1. 少尿型急性肾衰竭　发病过程包括少尿期、移行期、多尿期和恢复期四期。

(1) 少尿期：此期尿量显著减少甚至无尿，并伴有水、电解质和酸碱平衡紊乱，代谢产物蓄积，是病程中最危险的阶段，此期持续时间越长预后就越差。由肾缺血所致急性肾小管坏死，一天内即可进入少尿期，若由肾毒物引起，一般在一周左右进入少尿期。少尿期平均持续 7～14 d，当有肾皮质坏死时，少尿期可达 1 个月以上。

1) 尿的变化：GFR 降低而出现尿量显著减少甚至无尿；由于肾小管浓缩功能受损，出现低比重尿；肾小管对钠的重吸收障碍会使尿钠增高；肾小球滤过功能障碍和肾小管损伤，尿中会出现红细胞、白细胞和蛋白，尿沉渣检测可见各种管型。

2) 水中毒：因肾排尿明显减少，体内钠水潴留；机体分解代谢增强导致内生水增加；再加上不恰当的补液等原因，均可引起体内水潴留。水潴留可导致稀释性低钠血症，细胞外液呈低渗状态，可引起细胞水肿。严重者可引起肺水肿、脑水肿或心力衰竭，这是急性肾衰竭导致死亡的重要原因之一。

3) 高钾血症：高钾血症是少尿期的首位死亡原因，是急性肾衰竭最危险的并发症。引起高钾血症的原因有：① 尿量减少和肾小管功能受损，使肾排钾减少。② 组织损伤、分解代谢增强及代谢性酸中毒，使细胞内钾转移至细胞外。③ 输入库存血或摄入含钾量高的食物及药物，使钾的摄入量增多。

4) 代谢性酸中毒：患急性肾衰竭时，由于肾小管泌酸功能障碍，碳酸氢钠重吸收减少，GFR 严重降低使固定酸排出减少，分解代谢增强使固定酸生成增多，引起代谢性酸中毒。酸中毒可抑制心血管系统和中枢神经系统，使回心血量减少、外周阻力降低、心输出量减少，疲乏、嗜睡甚至昏迷等。

5) 氮质血症：含氮代谢产物如尿素、肌酐、尿酸等在体内蓄积，引起血中非蛋白氮含量显著增高，称为氮质血症(azotemia)。患急性肾衰竭时，由于 GFR 降低，非蛋白氮排出减少，而蛋白质的分解代谢增强，非蛋白氮产生增多。此时，患者可出现厌食、恶心、呕吐、表情淡漠、嗜睡，甚至进入昏迷状态。如病变加重可进一步进入尿毒症阶段。

(2) 移行期：当每日尿量大于 400 mL 时，标志着患者已度过危险期，进入移行期。移行期肾小管上皮细胞开始修复再生，是肾功能好转的信号。但在移行期，肾功能仍处于低于正常的状态，因此，氮质血症、高钾血症和酸中毒等内环境紊乱仍然存在。

(3) 多尿期：多尿期患者每日尿量可达 3 000 mL 或更多。一般而言，少尿期体内蓄积的水分

笔记栏

和尿素氮等代谢产物越多，多尿期尿量也越多。多尿期多尿的机制是：在肾功能逐渐恢复、GFR 增高的同时，肾小管上皮细胞重吸收钠、水的功能却尚未恢复，原尿不能充分浓缩；少尿期潴留的大量尿素等代谢产物使原尿渗透压增高，产生渗透性利尿效果，而且，肾间质水肿消退以及肾小管阻塞解除使尿路变得通畅。在多尿期，因大量水及电解质随尿排出，易出现脱水、低钠血症和低钾血症等，并且此期患者抵抗力比较差，易出现感染。多尿期持续时间约 2 周，待血中尿素氮恢复正常，便进入恢复期。

(4) 恢复期：此期尿量和尿成分已基本恢复正常，水、电解质、酸碱平衡紊乱已得到纠正，但肾小管功能的恢复需要半年至一年甚至更长的时间。尿液浓缩功能的恢复更慢。少数患者因肾小管上皮细胞和基底膜严重破坏，可转变为慢性肾衰竭。

2. 非少尿型急性肾衰竭　非少尿型急性肾衰竭是指无少尿表现的急性肾衰竭。非少尿型急性肾衰竭的发生被认为是受损的和有管型阻塞的肾单位比少尿型者少，GFR 降低者程度比少尿型者轻，而肾小管重吸收功能障碍及肾髓质形成高渗状态的能力低下则较 GFR 降低更为显著，所以，浓缩功能障碍比较突出，终尿占原尿的百分比增高，GFR 降低而无少尿。虽然非尿型急性肾衰竭肾小管损害的程度较轻，预后较好，但若不及时治疗，病情加重可转化为少尿型急性肾衰竭。

（四）急性肾衰竭的防治原则

(1) 积极治疗原发病。

(2) 纠正水、电解质、酸碱平衡紊乱。

(3) 控制氮质血症。

(4) 透析疗法。

二、慢性肾衰竭

各种慢性肾脏疾病引起肾单位进行性、不可逆破坏，使残存的有功能的肾单位越来越少，以致不能充分排出代谢废物及维持内环境稳定，出现代谢废物和毒物在体内潴留，水、电解质和酸碱平衡紊乱，以及内分泌功能障碍，由此引起一系列临床症状，这一病理过程称为慢性肾衰竭(chronic renal failure, CRF)。

慢性肾衰竭的进程中，肾单位的破坏及肾功能的损害是缓慢发展的，病程常迁延数月、数年或更长时间，最后发展为尿毒症而死亡。

（一）慢性肾衰竭的病因

凡能引起肾实质进行性破坏的疾患，均可引起慢性肾衰竭。其中以慢性肾小球肾炎为最常见，占慢性肾衰竭的 50%～60%。

1. 肾小球疾病　如慢性肾小球肾炎、系统性红斑狼疮、结节性多动脉炎、系统性硬化症、糖尿病肾病、肾淀粉样变性等。

2. 肾小管间质疾病　如慢性肾盂肾炎、前列腺肥大、双侧肾结石、先天性尿路畸形、尿酸性肾病、肾结核、多发性骨髓瘤、放射性肾炎等。

3. 肾血管疾病　如高血压肾病、肾动脉硬化、双侧肾皮质坏死等。

4. 遗传性肾脏疾病　如多囊肾、遗传免疫性肾炎、高草酸血症、家族性间质性肾炎、眼—耳—肾综合征、法布里病等。

5. 尿路慢性梗阻　如尿路结石、前列腺增生、肾肿瘤等。

（二）慢性肾衰竭的临床进程

正常情况下，肾脏只有 25%～30%的肾单位交替进行工作便可完成肾脏的排泄功能，具有强大的适应代偿能力。根据病变进展可将慢性肾衰竭分为以下几个阶段。

笔记栏

1. 代偿期　内生肌酐清除率在正常值的 30%以上，此期通过代偿，机体内环境尚能维持相对稳定，无氮质血症，临床基本无症状。但在感染、休克、大手术等强烈应激作用下，增加肾脏的负荷而极易出现内环境紊乱。

2. 肾功能不全期　肾储备代偿能力进一步下降，内生肌酐清除率降至正常值得25%～30%，有轻度或中度氮质血症，出现临床症状，可有多尿或夜尿增多、乏力、头痛等表现。当肾脏负担加重时，肾功能可明显恶化。

3. 肾衰竭期　进入失代偿期，肾功能显著恶化，内生肌酐清除率降至正常的25%以下，有较严重的氮质血症，内环境明显紊乱。患者出现疲乏、恶心、呕吐、腹泻、多尿，有轻度或中度代谢性酸中毒、水钠潴留、低钠血症、严重贫血等，有部分尿毒症的表现。

4. 尿毒症期　肾衰竭进入晚期，内生肌酐清除率降至正常的20%以下，出现严重的氮质血症，血尿素氮明显上升，中毒症状明显加重，表现出严重的水、电解质和酸碱平衡紊乱，各器官出现功能障碍，特别是中枢神经系统出现功能障碍，此为尿毒症期。

（三）慢性肾衰竭的发病机制

慢性迁延的肾脏疾患使部分肾单位结构遭到破坏，功能丧失，其功能由残留下来的损伤较轻或正常肾单位（健存肾单位）来承担，健存肾单位通过增强肾小球滤过和肾小管重吸收与分泌功能来进行代偿，以后可发生代偿性肥大，出现肾小球硬化，使健存肾单位进一步减少，肾功能进一步衰竭。另外，慢性肾病晚期，体内出现某些代谢产物的蓄积（如磷升高）。机体通过分泌某些体液因子（甲状旁腺激素PTH），来调节肾单位，以促进蓄积的物质排泄，维持内环境稳定，这是矫枉过程。矫枉的结果使得这些体液因子又影响机体其他系统的功能（溶骨作用），加速并发症的出现，最终加重内环境紊乱。

（四）慢性肾衰竭时机体功能和代谢变化

1. 尿的改变

（1）尿量的变化：

1）多尿：24 h尿量超过2 000 mL，称为多尿。在慢性肾衰竭的早期，尿量可达2 000～3 000 mL。产生多尿的机制：健存肾单位代偿性过度滤过，且由于原尿通过肾小管的速度增快，肾小管上皮细胞来不及重吸收。另外，原尿溶质浓度增高也可产生渗透性利尿作用。

2）夜尿：正常成人每日尿量约为1 500 mL，白天的尿量占总尿量的2/3。慢性肾衰竭的患者早期就有夜间尿量增多的症状，甚至超过白天的尿量，称为夜尿，机制不明。

（2）尿渗透压的变化：在慢性肾衰竭早期，肾脏浓缩能力下降而稀释功能正常，因而出现低渗尿。随着病情的发展，慢性肾衰竭的患者晚期出现少尿、等渗尿，尿比重固定在1.008～1.012。肾脏失去对体液的调节能力，称为等渗尿。

（3）尿液成分的变化：慢性肾衰竭可出现轻中度蛋白尿，在尿中可出现红细胞、白细胞和颗粒管型。

2. 内环境紊乱

（1）水代谢紊乱：表现为肾脏对水负荷变化的调节适应能力减退。当摄水稍多易发生水潴留、水肿甚至心力衰竭；摄水过少，或伴有呕吐引起失水时，易发生脱水。

（2）电解质紊乱：可出现血钠异常。长时间限制钠盐或应用排钠利尿剂，或因水负荷过度发生水中毒时，可产生低钠血症；当钠盐摄入过多则加重钠水潴留和高血压，甚至发生心力衰竭。

1）血钾异常：慢性肾衰竭早期残存肾单位的远曲肾小管和肠道排钾增多，虽有GFR降低，血钾可正常；慢性肾衰竭晚期，肾小球滤过率极度下降、肾小管泌钾功能障碍、组织分解加强和酸中毒等因素均可促进高钾血症的发生。

2）血镁异常：少尿者常发生高镁血症，可使神经肌肉兴奋性降低。

3）钙和磷代谢异常：可表现为血磷升高和血钙降低。

（3）酸碱平衡紊乱：主要表现为代谢性酸中毒。肾脏泌酸保碱作用减弱，GFR降低，血液中固定酸难以排出，造成酸性物质在体内蓄积。

（4）氮质血症：当GFR降低至正常值的40%，血浆尿素氮浓度仍在正常范围内。当GFR降至正常值的20%以下时，血浆尿素氮浓度才升高。可见血浆尿素氮水平并不是反映肾功能改变的最

笔记栏

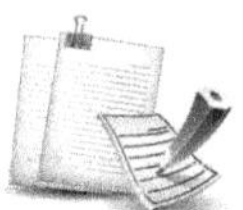

敏感指标。肌酐清除率是较为敏感的指标。

3. 肾性高血压　患慢性肾衰竭时，引起肾性高血压。高血压可引起左心肥大、心力衰竭并加重肾脏损害。心力衰竭是慢性肾衰竭患者的常见死因之一。

4. 肾性贫血　慢性肾衰竭患者中97%伴有贫血，称为肾性贫血(renal anemia)。其主要原因是肾产生促红细胞生成素(EPO)减少，使骨髓红细胞生成减少；另外还与体内蓄积的毒性物质抑制骨髓造血功能、毒性物质使红细胞破坏增加、出血及铁的摄入减少等因素有关。

5. 出血倾向　慢性肾衰竭患者常有出血倾向，如皮下瘀斑、鼻出血和消化道出血等。这主要是由于体内蓄积的毒性物质抑制血小板功能所致。

6. 肾性骨营养不良　患慢性肾衰竭时，由于钙磷代谢障碍、继发性甲状旁腺功能亢进、维生素D_3活化障碍和酸中毒引起的骨病，称为肾性骨营养不良(renal osteodystrophy)，包括儿童佝偻病和成人骨质软化、纤维性骨炎、骨质疏松和骨硬化等。

(五) 慢性肾衰竭的防治原则

(1) 治疗原发病。

(2) 防止加重肾负荷的因素：如控制感染、减轻高血压、心力衰竭与急性应激。避免使用缩血管药物与肾毒性药物。

(3) 透析疗法。

(4) 肾移植。

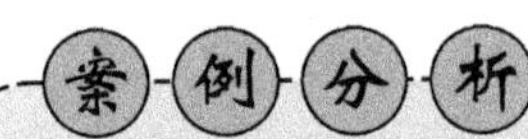

29岁女性患者，因摩托车交通事故入院。检查发现血压低，有严重的内出血。给予输血处理后入ICU。36 h内，尿量有轻微下降，尿素氮升高。至72 h，尿量明显减少。实验室检查血钾5.1 mEq/L，BUN 25 mg/dL，血清肌酐2.5 mg/dL。尿液检查有轻微血尿和蛋白尿及颗粒管型。

【问题】

(1) 该病例可能的诊断是什么？

(2) 该病例的致病原因及致病机制是什么？

【思考题】

(1) 试述尿生成的基本过程。

(2) 试述影响肾小球滤过的因素。

(3) 试述机体抗利尿激素的生理作用及合成和释放的调节。

(4) 试述急性肾衰竭少尿的形成原因。

(5) 试述慢性肾衰竭对机体功能代谢的影响。

(房　晓　张艳青)

笔记栏

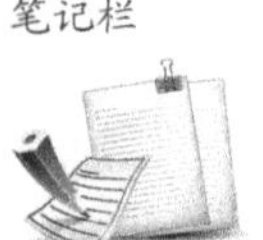

第八章

体液代谢紊乱

学习要点

● **掌握**：① 机体对水、钠的调节机制。② 低渗性、高渗性脱水的概念、原因、机制和对机体的影响。③ 低钾血症和高钾血症的概念及对心脏、骨骼肌和机体酸碱平衡的影响。④ 酸碱平衡的调节；血气分析指标的意义及正常值；单纯性酸碱平衡紊乱的原因、机制、酸碱平衡指标改变和机体的代偿调节；单纯性酸碱平衡紊乱的判断方法。

● **熟悉**：① 正常体液构成及分布。② 水中毒的原因及影响；钾的生理功能及体内分布。③ 酸碱平衡紊乱对机体的影响。

● **了解**：① 各种水、电解质代谢紊乱的防治原则。② 酸碱平衡和酸碱平衡紊乱的概念；体内酸碱物质的来源；酸碱平衡紊乱的分类；酸碱平衡紊乱的防治原则；混合性酸碱平衡紊乱的原因和特点。

第一节　机体的内环境

一、体液

（一）体液的分布

体液是指体内的水分及溶解于其中的溶质的总称。体液约占成人体重的60%。体液的含量可因年龄、性别和体型胖瘦而存在个体差异。细胞膜将体液分隔为细胞内液（intracellular fluid, ICF）和细胞外液（extracellular fluid, ECF）两部分，细胞外液包括血浆和组织间液。还有一小部分细胞外液由上皮细胞分泌，分布在密闭的腔隙中，如关节液、脑脊液和胸腔积液、腹腔积液等，称透细胞液（transcellular fluid），也叫第三间隙液。在一定条件下，细胞内、外及血管内、外的体液成分可互相转移（图8-1）。

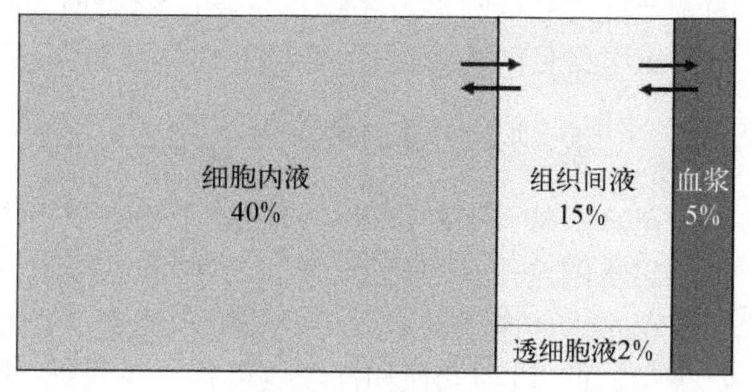

图8-1　体液的分布

（二）体液的电解质成分及渗透压

体液中的电解质一般以离子形式存在，细胞外液阳离子以Na^+为主，阴离子以Cl^-和HCO_3^-为主；细胞内液阳离子以K^+为主，阴离子以HPO_4^{2-}和蛋白质为主。细胞内、外液各区域内阴、阳离子所带的电荷总数相等，即体液呈电中性。

笔记栏

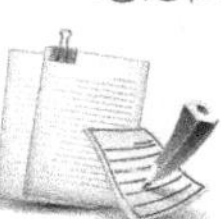

溶液的渗透压取决于溶质的分子或离子数目，体液内起渗透作用的溶质主要是电解质。细胞内、外液间的渗透压基本相等。血浆和组织间液中起主要渗透作用的是 Na^+、Cl^- 及 HCO_3^- 等单价离子（占总渗透压的 90%～95%），所以这些离子的浓度改变会影响血浆渗透压。血浆和组织间液的电解质组成与含量非常接近，仅蛋白质含量有较大差别。血浆蛋白不能自由透过毛细血管壁，由其所形成的血浆胶体渗透压对于维持血容量恒定、保证血液与组织间液之间水分的正常交换具有重要生理意义。血浆中晶体物质（主要是电解质离子）产生的晶体渗透压占血浆渗透压的绝大部分。由于晶体物质不能自由透过细胞膜，因此晶体渗透压在维持细胞内外水的平衡中起决定性作用。正常血浆渗透压范围为 280～310 mmol/L，在此范围内为等渗，低于 280 mmol/L 为低渗，高于 310 mmol/L 为高渗。

二、内环境

机体直接接触的外界环境称为外环境，它是不断变化着的。而体内的细胞不与外界环境发生接触，它们直接生存于细胞外液（血液、淋巴液、组织液）中。因此，法国生理学家伯尔纳（C. Bernard）将细胞外液称为机体的内环境，以区别于机体所生存的外环境。

机体的内环境最重要的特征是：其理化性质（如温度、pH、渗透压、各种离子成分）能保持相对稳定，保证机体细胞的各项生物活动正常进行，确保各种酶促反应和生理功能正常进行。同时，内环境又为细胞提供营养物质，并接受和清除来自细胞的代谢产物。所以，机体各种活动的目的是使内、外环境之间保持协调，维持内环境的稳定，保证机体各项功能处于正常状态。

三、内环境稳态

机体内环境的构成和理化性质保持相对稳定的平衡状态叫做稳态。稳态是细胞生存和机体正常生命活动的必要条件。内环境稳态的实现依靠机体各种调节机制的进行，包括神经调节、体液调节和自身调节。三者在人体生理功能调节过程中相辅相成，共同维持机体内环境的稳态。内环境中的各种成分和理化性质只在很小的范围内变动，一旦偏离了这个范围，内环境稳态不能维持，机体的生命活动就会发生异常。

第二节 水、钠代谢紊乱

机体通过神经—体液机制调节水、电解质在体液中的平衡，当体内水、电解质的变化超出机体的调节能力和（或）调节系统本身功能障碍时，都可导致水、电解质代谢紊乱。水、电解质代谢紊乱是临床上常见的病理过程，常可造成体液失调，引起机体各系统器官功能障碍，甚至威胁生命。

一、水、钠平衡及调节

正常人每天水的摄入和排出处于动态平衡中，机体水的来源有饮水、食物水和代谢产生水。机体排出水的途径有消化道、肾脏、皮肤和呼吸道。水的排出量基本等于水的摄入量。

正常人体内钠的来源主要是摄入的食盐，钠主要经肾脏排出，肾脏排钠的特点是：多吃多排，少吃少排。此外，随粪便和汗液也可排出少量钠，大量出汗或严重腹泻时可导致钠排出过多。

机体内水和钠的平衡密切相关，共同影响着细胞外液的渗透压和容量。水平衡主要受渴感和 ADH 的调节，主要通过对水的调节以维持细胞外液的渗透压平衡；钠平衡主要受醛固酮和心房钠尿肽的调节，主要通过对钠浓度的调节以维持体液容量和组织灌流的恒定。

笔记栏

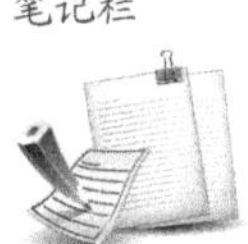

（一）渴感的调节作用

渴感中枢位于下丘脑视上核侧面。血浆晶体渗透压升高，可刺激渴感中枢兴奋，引起渴感，产生饮水行为；此外，有效循环血量降低和血浆血管紧张素Ⅱ水平增高也可引起渴感。抑制渴感的因素是血浆渗透压降低和血容量升高。

（二）ADH的调节作用

ADH控制着水的排出，是由下丘脑合成，存储于神经垂体内。ADH作用于肾远曲小管和集合管，增加水的重吸收。ADH又有使血管收缩的作用。

促进ADH释放的因素有血浆晶体渗透压的升高和循环血量的降低。细胞外液渗透压升高1%～2%即可刺激渗透压感受器，促进血管升压素的释放。血容量减少或血压降低时，通过体内的容量感受器和压力感受器刺激血管升压素的释放。

（三）肾素—血管紧张素—醛固酮系统

循环血量减少和血钠降低是激活肾素—血管紧张素—醛固酮系统（renin-angiotensin-aldosterone system，RAAS）的有效因素，这种刺激使肾脏产生肾素增多，使血液中血管紧张素Ⅱ增多，刺激肾上腺皮质球状带分泌和释放醛固酮。醛固酮作用于肾远曲小管和集合管，增加其对 Na^+ 的主动重吸收，同时促进水、Cl^- 和 HCO_3^- 的重吸收和 K^+、H^+ 的排泄。

（四）心房钠尿肽

血容量和血压增高可刺激心房肌细胞分泌心房钠尿肽（atrial natriuretic peptide，ANP）。ANP具有利钠、利尿、扩血管和降低血压的生理作用，还可抑制醛固酮分泌和肾素活性。

二、水、钠代谢紊乱

（一）脱水

脱水指各种原因引起的体液容量明显减少，既有水的丢失，又伴有钠的丢失。由于 Na^+ 占血浆中阳离子的90%以上，其浓度的改变将显著影响血浆渗透压。按脱水后细胞外液渗透压的不同，脱水可分为低渗性脱水、高渗性脱水和等渗性脱水。

1. 低渗性脱水　也叫低容量性低钠血症，其特征是失钠多于失水，血清钠浓度<130 mmol/L，血浆渗透压<280 mmol/L，伴ECF容量减少。

（1）原因和机制：

1）经消化道丢失大量消化液后，只补充水分，未补钠：如剧烈呕吐、腹泻以及胃肠吸引术、肠瘘丢失体液后，只补充水分。

2）经皮肤丢失大量汗液后，只补充水分：汗液虽为低渗液，但大量出汗也可伴有明显的钠丢失，若只补充水分，可造成细胞外液低渗。

3）大面积烧伤后，只补充水分：大量液体由烧伤创面丢失而只补充水。

4）经肾脏丢失钠：如长期连续利尿治疗、失盐性肾脏疾病、肾上腺皮质功能不全和肾小管酸中毒。

（2）对机体的影响：

1）细胞外液减少，脱水症状明显：低渗性脱水时体液的丢失主要是指细胞外液。低渗状态可使水分移向细胞内，从而使细胞外液进一步减少，低血容量进一步加重，患者容易出现休克。往往有静脉塌陷、动脉血压降低、脉搏细速等循环衰竭的表现。由于细胞外液减少，一部分组织间液移向血管内，使组织间液减少明显。患者表现出明显的脱水症状，如皮肤弹性下降、眼窝凹陷，婴儿表现为囟门凹陷、无泪等。

2）主动饮水减少，尿量改变：低渗性脱水时，由于细胞外液的渗透压降低，抑制了下丘脑的渴感中枢和渗透压感受器，一方面患者口渴感觉不明显，因此不会主动饮水，水的摄入减少；另一方面，血管升压素分泌减少，肾小管对水的重吸收减少，因此尿量并不减少。这两方面导致患者的体液量减少加剧，容易发生低容量性休克。严重脱水时血容量降低显著，又可激活口渴中枢和渗透压感受器，尿量减少。

笔记栏

3）尿钠变化：如果是肾外因素导致机体丢失钠，则因低容量时，激活RAAS，肾小管对钠的重吸收增加，尿钠减少；如果是肾脏因素导致钠的丢失，则尿钠增多。

（3）防治原则：

1）去除病因，积极防治原发病，避免不适当的医疗措施。

2）适当补液。原则上应补充等渗或高渗盐水，以恢复细胞外液容量和渗透压，以补盐为主，先盐后糖。如患者已发生休克，须按照休克的治疗原则进行抢救。

2. 高渗性脱水　也叫低容量性高钠血症，其特征是失水多于失钠，血清钠浓度>150 mmol/L，血浆渗透压>310 mmol/L，ICF 和 ECF 容量均减少。

（1）原因和机制：

1）水摄入不足：多见于水源断绝、进食或饮水困难等情况。

2）水丢失过多：① 经呼吸道失水：见于各种原因引起的过度通气。② 经皮肤失水：见于发热或甲状腺功能亢进时。③ 经肾失水：见于中枢性尿崩症及肾性尿崩症。

另外，大量出汗、呕吐、腹泻及消化道引流等可导致等渗或低渗液的丢失，也会引起高渗性脱水。

（2）对机体的影响：

1）口渴感明显：除渴感障碍者外，高渗性脱水可因血浆渗透压增高而刺激口渴中枢引起强烈的口渴感。

2）尿量减少，尿比重增高（尿崩症患者除外）：细胞外液渗透压增高，通过刺激渗透压感受器引起血管升压素分泌增多，肾小管重吸收水增多，因而尿量减少，尿比重增高。

3）细胞脱水：高渗性脱水时细胞内液渗透压相对较细胞外液低，细胞内水分向细胞外转移，使细胞内液丢失更显著。在婴幼儿，由于细胞脱水可致脱水热。当细胞外液高渗使脑细胞严重脱水时，可引起一系列中枢神经系统功能障碍，包括嗜睡、肌肉抽搐、昏迷甚至死亡。脑细胞脱水可引起脑出血和蛛网膜下腔出血。

以上三方面反应可使细胞外液渗透压有所回降，也使脱水早期血容量不容易降低到发生休克的程度，因此相比低渗性脱水来说，高渗性脱水不太容易发生低血容量性休克。

4）尿钠改变：轻度高渗性脱水（早期），细胞外液渗透压增高而血容量减少不明显，故醛固酮分泌无明显增加，血管升压素则增多。结果肾小管重吸收水大于钠，尿钠浓度偏高。中度、重度脱水，血容量和肾血流量明显降低时，醛固酮分泌增加，肾小管重吸收钠增多，则尿钠浓度减低。

（3）防治原则：

1）防治原发病，去除病因。

2）补液：视病情分别采取饮水，静脉滴注 5%葡萄糖溶液和适量生理盐水进行治疗。

3）补钠：待缺水情况得到一定程度纠正后，适当补钠。

4）适当补钾：细胞脱水，部分细胞内钾释出，引起血钾升高，肾排钾增多。因此，当患者尿量逐渐恢复后，可适当补钾。

3. 等渗性脱水　等渗性脱水（isotonic dehydration）的特征是水和钠成比例丢失，血清钠浓度和血浆渗透压均正常，伴 ECF 容量减少。

（1）原因和机制：所有等渗液体大量丢失所造成的脱水，短时间内均属等渗性脱水，常见病因是呕吐、腹泻、胃肠引流等大量丢失接近等渗的消化液；大量胸、腹水形成；大面积烧伤和严重创伤使血浆丢失等。

（2）对机体的影响：主要是细胞外液的减少，血浆容量及组织间液也均有减少。容易出现血压降低和外周循环衰竭，尿量减少及脱水症状。血容量减少又可通过醛固酮和血管升压素的增多使肾对钠、水的重吸收增加，尿钠含量减少，尿比重增高。如不及时处置，则可通过不感蒸发继续丧失水分而转变为高渗性脱水；如只补充水分而不注意补钠盐，又可使之转变为低渗性脱水。

笔记栏

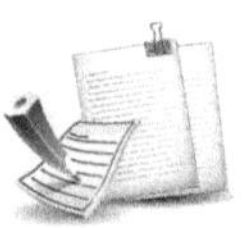

（二）水中毒

水中毒也叫高容量性低钠血症或稀释性低钠血症，其特征是机体由于水潴留，导致细胞内液、外液容量扩大，血清钠浓度<150 mmol/L，血浆渗透压<310 mOsm/L。

1. 原因和机制

（1）水摄入过多：口渴中枢受刺激所致饮水过多或精神性饮水过多，超过肾脏排水能力的最大极限时（1 200 mL/h），也可发生水中毒。尤其是婴幼儿，由于其对水、电解质的调节功能尚未成熟，过多给予不含电解质的液体更易发生水中毒。

（2）水排出减少：肾功能不全时，肾脏的排水能力降低，容易发生水中毒，特别是急性肾衰竭少尿期和慢性肾衰竭晚期，有功能的肾单位数量减少，肾小球滤过率降低，不能排出每日的水负荷，因此，即使摄入正常水量也可引起水中毒的发生。

（3）ADH 分泌过多：ADH 分泌过多使肾远曲小管和集合管重吸收水能力增强，肾排水能力降低，一旦摄入水稍多，就会引起明显的水中毒症状。如血管升压素分泌异常综合征（syndrome of inappropriate ADH secretion，SIADH），其原因包括下丘脑分泌血管升压素异常增多和下丘脑以外的其他部位分泌血管升压素增多（异位分泌）。

2. 对机体的影响　细胞内液容量增大或细胞水肿是水中毒的突出表现。细胞外液因水过多而被稀释，渗透压下降，水分向渗透压相对高的细胞内转移而引起细胞水肿，结果是细胞内液、外液容量均增多。

轻度水中毒时细胞内、外液量增加不显著，症状也不明显，可有乏力、头晕、嗜睡、记忆力减退、恶心、呕吐和肌肉痉挛，有时有唾液、泪液过多等。

急性重度水中毒（血钠<120 mmol/L，血浆渗透压<250 mmol/L）主要引起脑细胞水肿和颅内压增高，可危及患者的生命。

3. 防治原则

（1）防治原发疾患。

（2）轻症患者在暂停给水后即可自行恢复。对于重症急性水中毒患者，则应立即静脉输注渗透性利尿剂或强效利尿剂以减轻脑细胞水肿和促进体内水分的排出。

第三节　钾代谢紊乱

一、钾的正常代谢

正常成人体内的含钾量为 50～55 mmol/kg 体重，其中 98%存在于细胞内（[K^+]i），2%分布在细胞外（[K^+]e），正常血清钾浓度为 3.5～5.5 mmol/L。细胞内、外 K^+ 浓度比[K^+]i/[K^+]e 和细胞膜对钾的通透性是影响可兴奋组织（心肌、骨骼肌）细胞膜电位的主要因素。因此，钾具有维持细胞新陈代谢、保持细胞膜静息电位和调节细胞内外渗透压与酸碱平衡等生理功能。保持进出平衡是维持正常钾代谢的基本条件，如正常成人每日饮食摄入钾量约为 100 mmol，数小时后约 90 mmol 的钾经尿排出体外，约 10 mmol 的钾则由汗液和粪便排出。机体排钾的主要器官是肾脏，它排钾的特点是多吃多排、少吃少排、不吃也排。即便无钾摄入，也能每天排出 20～40 mmol 的钾。另外，机体可以通过“泵—漏机制”调节细胞内外钾的平衡，泵即 Na^+-K^+-ATP 酶，可通过主动转运的方式将钾泵入细胞内，漏即细胞膜上顺浓度差转运 K^+ 的 K^+ 通道。

钾代谢紊乱主要是指 ECF 中 K^+ 浓度，尤其是血清钾浓度的异常变化，包括低钾血症和高钾血症。

二、低钾血症

笔记栏

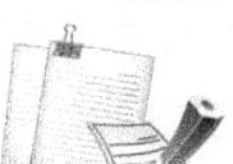

低钾血症（hypokalemia）是指血清钾浓度低于 3.5 mmol/L。而缺钾是指细胞内钾的缺失或体内钾的总量减少。两者常可同时发生，但有时也可分别出现。

(一) 原因和机制

1. 钾摄入不足　主要见于不能进食(胃肠道梗阻、昏迷)、禁食(胃肠道手术后)及长期输液未给予补钾者,由于在饮食中摄钾不足,而肾脏又不断排钾,则可引起低钾血症。

2. 钾丢失过多

(1) 经消化道失钾:消化液中含钾丰富,在严重呕吐、腹泻、肠瘘或胃肠减压等情况下,由于大量消化液丢失,可引起失钾。

(2) 经肾失钾:① 长期、大量使用利尿剂;② 肾功能不全;③ 醛固酮增多;④ 肾小管性酸中毒;⑤ 低镁血症。

(3) 经皮肤失钾:高温环境下进行强体力劳动,引起大量出汗,如未补充适当的电解质,可引起低钾。

3. 钾向细胞内转移

(1) 碱中毒:碱中毒时,血浆 H^+ 浓度降低,细胞内外 H^+ 浓度差促使 H^+-K^+ 交换增强,H^+ 出细胞,K^+ 入细胞,使血钾浓度降低。另外,碱中毒时,肾小管排 H^+ 减少,为重吸收 Na^+,排 K^+ 增多,也会造成低钾血症。

(2) 大量应用胰岛素:胰岛素可促使细胞利用葡萄糖合成糖原,该过程需 K^+ 进入细胞,故应用大剂量胰岛素治疗糖尿病时,可将大量的 K^+ 动员入细胞,引起血钾浓度下降。

(3) 甲亢:甲亢时,甲状腺素能过度激活 Na^+-K^+-ATP 酶,引起细胞摄 K^+ 过多而引发低钾血症。

(4) β 肾上腺素能受体激动剂的应用:如肾上腺素、沙丁胺醇等,可通过激活细胞膜上的 Na^+-K^+-ATP 酶,促进 K^+ 进入细胞。

(5) 低钾血症型周期性麻痹症:是一种常染色体显性遗传病,发作时钾向细胞内转移被认为是本症的发生机制,患者可出现一过性肢体瘫痪。

(6) 钡中毒:钡中毒时,向胞外转运 K^+ 的 K^+ 通道被阻断,K^+ 外流减少,故血钾降低。

(二) 对机体的影响

低钾血症的症状取决于失钾的快慢和血钾降低的程度。血钾降低速度越快,血钾浓度越低,对机体影响越大。一般当血钾低于 3.0 mmol/L 或 2.5 mmol/L 时,才出现较为明显的临床表现。慢性失钾者,尽管血钾浓度较低,临床症状也不是很明显。

1. 对神经肌肉的影响

(1) 引起神经肌肉组织兴奋性降低:急性低钾血症时,$[K^+]e$ 降低,$[K^+]i$ 在短时间内变化不明显,结果 $[K^+]i/[K^+]e$ 比值增大,细胞内钾外流增多,Em 的绝对值增大,其与阈电位(Et)的距离(Em - Et)加大,神经肌肉细胞的兴奋性降低,严重时兴奋性甚至消失,这称为超极化阻滞状态(图 8-2)。

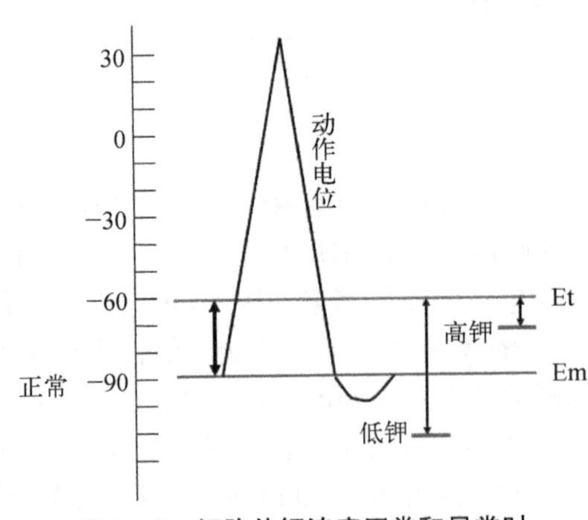

图 8-2　细胞外钾浓度正常和异常时骨骼肌 Em 和 Et 的变化关系

低钾血症最突出的表现是骨骼肌松弛无力,甚至出现弛缓性麻痹。一般当血清钾低于 3.0 mmol/L 时,可有四肢无力的症状,常首先累及下肢,以后可影响上肢及躯干的肌群。低于 2.5 mmol/L 时可出现松弛性瘫痪,严重者可因呼吸肌麻痹而致死。

平滑肌无力表现为胃肠蠕动减弱、肠鸣音减少或消失、腹胀(肠胀气),甚至发生麻痹性肠梗阻。

神经系统受累的表现为肌肉酸痛或感觉异常、肌张力降低、肌腱反射减弱或消失。少数患者可出现精神萎靡、反应迟钝、定向障碍、嗜睡甚至昏迷等中枢神经系统症状和体征。

笔记栏

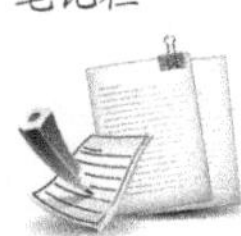

慢性低钾血症由于细胞外液钾浓度降低缓慢,细胞外钾能通过细胞内钾逸出得到补充,所以 $[K^+]i/[K^+]e$ 比值变化较小,临床上肌肉兴奋性降低的症状不明显。

(2) 引起横纹肌溶解：机体运动时，参与运动的骨骼肌释放钾增多，刺激局部血管扩张，血流量增加。严重钾缺乏时(血钾浓度低于 2.5 mmol/L)，运动的骨骼肌释放钾减少，局部血管扩张，血流量增加不充分，导致局部肌肉组织发生缺血、缺氧改变，轻则肌痉挛，重则发生缺血性坏死和横纹肌溶解。

2. 对心脏的影响　低钾血症对心脏的影响主要是引起心律失常，严重者发生心室纤维颤动，导致心力衰竭。

(1) 对心肌兴奋性的影响：急性低钾血症时，心肌细胞膜对 K^+ 的通透性降低，细胞内 K^+ 外流减少，静息电位与阈电位的距离缩短，心肌的兴奋性增高。

(2) 对心肌收缩性的影响：低钾血症时，K^+ 外流减少，心肌动作电位 2 期复极化钙内流加速，心肌细胞内 Ca^{2+} 浓度增高，心肌收缩性增强。但在严重或慢性低钾血症时，因细胞内缺钾，影响细胞代谢，使心肌结构破坏，所以心肌收缩性降低。

(3) 对心肌自律性的影响：低钾血症时心肌细胞膜对 K^+ 的通透性降低，自律性细胞 4 期自动去极化过程中的 K^+ 外流减少，Na^+ 或 Ca^{2+} 内流相对增加，使去极化加快，引起自律性增高，常发生异位节律。

(4) 对心肌传导性的影响：心肌细胞静息电位与阈电位间距离缩小，使 0 期去极化速度减慢、幅度减小，兴奋的扩布减慢，导致传导性降低。

(5) 低钾血症时心电图变化：低钾血症时钾外流减慢，2 期平台期缩短，在心电图显示 S－T 段压低；复极化 3 期延长，心电图 T 波压低和增宽，在 T 波后出现 U 波。U 波正常为普肯耶纤维 3 期复极化形成的波，正常心电图中常被 T 波掩盖，低钾血症时，普肯耶纤维复极化时间延长，使 U 波凸显出来，是低钾血症特征性的心电图改变。心肌传导性降低可引起心电图 P－R 间期延长，QRS 复合波增宽，Q－T 间期延长。

(6) 低钾血症时心律失常的表现：低钾血症时，心肌兴奋性增高，超常期延长，异位起搏点自律性增高，同时又有传导性降低使传导减慢及有效不应期缩短，易引起兴奋折返。所以，低钾血症易发生期前收缩、房室传导阻滞、心室纤维颤动等各种心律失常。

3. 对酸碱平衡的影响　低钾血症可引起碱中毒，其机制为：① 低钾时因细胞内、外的 H^+－K^+ 交换，细胞内 K^+ 出细胞，细胞外 H^+ 进细胞，使细胞外液呈碱中毒；② 血钾降低时，肾小管上皮细胞内 K^+ 浓度降低，分泌 K^+ 减少，为重吸收 Na^+，H^+－Na^+ 交换加强，肾小管分泌 H^+ 增加，尿呈酸性，与一般碱中毒时尿呈碱性不同，故又被称为“反常性酸性尿”。

4. 对肾脏的影响

(1) 对肾形态结构的影响：慢性缺钾主要引起人近曲小管上皮细胞的空泡形成，也可发生间质瘢痕形成、间质淋巴细胞浸润和肾小管萎缩等变化。

(2) 对肾功能的影响：在慢性缺钾伴有低钾血症时，常出现尿浓缩功能障碍。因此，慢性缺钾的患者常有多尿和低比重尿的临床表现。

(三) 防治原则

(1) 积极治疗原发病。

(2) 补钾：补钾最好口服；不能口服时，考虑静脉滴注补钾。静脉补钾一般应遵循以下原则：见尿补钾；少量低速；密切观察心率、心律，定时测定血钾浓度。

三、高钾血症

高钾血症(hyperkalemia)是指血清 K^+ 浓度大于 5.5 mmol/L。

(一) 原因和机制

1. 肾排钾减少

(1) 肾小球滤过率降低：急性肾衰竭少尿期、慢性肾衰竭终末期(少尿)、休克、大失血等原因可引起肾小球滤过率严重降低。

(2) 醛固酮缺乏：醛固酮分泌不足或肾小管对醛固酮的反应下降均可导致钾排泌减少，使血钾

笔记栏

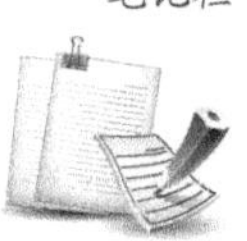

升高。如肾上腺皮质功能减退（Addison 病）、双侧肾上腺切除及醛固酮抵抗等。

（3）长期应用保钾利尿剂。

2. 摄入过多　口服过多含钾溶液一般不会发生高钾血症，因肠道对钾吸收有限，过高浓度钾还会引起呕吐、腹泻。但静脉途径输注钾过快或浓度过高则可引起高钾血症。

3. 细胞内钾释出至细胞外

（1）酸中毒：酸中毒时，细胞外液 H^+ 增高，H^+ 进入细胞，同时细胞内 K^+ 转移到细胞外以维持电荷平衡，导致血钾增高；另外，在肾小管上皮细胞内，也发生上述 H^+-K^+ 交换，使肾小管管腔侧排泌 H^+ 增多，排泌 K^+ 减少，引起高钾。

（2）高血糖合并胰岛素不足：见于糖尿病，一方面胰岛素缺乏减少钾进入细胞内，另一方面高血糖造成细胞外液高渗，细胞内水转向细胞外，导致细胞内钾浓度增高，有利于钾顺浓度差释出至细胞外。

（3）某些药物：β受体阻滞剂、洋地黄类药物等可通过干扰 Na^+-K^+-ATP 酶的功能妨碍细胞摄钾。

（4）组织分解：大量溶血或组织损伤、坏死，包括淋巴瘤和白血病放疗或化疗后，使组织细胞释出大量 K^+。

（5）各种原因引起的严重组织缺氧：由于细胞 ATP 生成不足，细胞膜 Na^+-K^+-ATP 酶功能障碍，使细胞内 Na^+ 浓度增高，细胞外 K^+ 浓度增高。

（6）高钾性周期性麻痹：发作时细胞内 K^+ 转移至细胞外，引起高钾血症。

4. 假性高钾血症　指测得的血钾浓度增高而实际体内血钾浓度并未升高的情况。常见于采集血样时发生溶血，红细胞内 K^+ 大量释出。另外，白细胞增多、血小板增多的患者也可出现假性高钾血症。

（二）对机体的影响

高钾血症对机体的影响主要表现为细胞膜电位异常引发的一系列障碍和酸碱平衡异常。

1. 对神经肌肉的影响　轻度细胞外液 K^+ 浓度增高时（5.5～7.0 mmol/L），$[K^+]i/[K^+]e$ 比值减小，因细胞内、外 K^+ 的浓度梯度缩小使 K^+ 外流减少，故 Em 负值变小，与 Et 差距缩小，兴奋性升高。表现为手足感觉异常，震颤、肌刺痛或肠绞痛与腹泻，但常被原发病症状所掩盖。急性重度高钾血症（7.0～9.0 mmol/L）时，静息电位负值更小，当超过 Et 水平时，膜电位过小，Na^+ 通道失活，使肌细胞失去兴奋性，出现去极化阻滞状态，表现为肌肉软弱无力乃至迟缓性麻痹。

慢性高钾血症很少出现神经—肌肉方面的症状，主要是细胞内外钾浓度梯度变化不大，$[K^+]i/[K^+]e$ 比值变化不明显之故。

2. 对心脏的影响

（1）对心肌兴奋性的影响：细胞外液 K^+ 浓度增高，心肌细胞 Em 负值减小，Em-Et 间距缩小，轻度高钾时兴奋性增高，重度高钾时因去极化阻滞兴奋性降低。

（2）对心肌收缩性的影响：K^+ 外流增强，可以抑制复极 2 期钙内流，使心肌细胞内 Ca^{2+} 浓度降低，收缩性减弱。

（3）对心肌自律性的影响：高钾血症时，自律细胞复极化 4 期 K^+ 外流增加，对内向电流的阻抑作用增强，自动去极化减慢，因而自律性降低。

（4）对心肌传导性的影响：Em-Et 缩小，使 0 期去极化速度减慢、幅度降低，所以传导性降低。

（5）高钾血症时心电图变化：高钾血症时，复极化 3 期 K^+ 外流加速，3 期复极化时间缩短，使心电图上 T 波变得高而尖，这是高钾血症的特征性心电图改变。反映心室动作电位时间的 Q-T 间期轻度缩短；高钾血症时心肌传导性降低，心电图 P 波因传导延缓而变得压低、增宽或消失。P-R 间期延长，QRS 复合波压低、增宽，还会出现宽而深的 S 波。

笔记栏

（6）高钾血症时心律失常的表现：由于自律性降低，可出现窦性心动过缓、窦性停搏；由于传导性降低，引起单向传导阻滞，且心肌细胞有效不应期缩短，因而容易引起兴奋折返，故常发生包括心室纤维颤动在内的各种心律失常。严重高钾血症可因自律性降低、传导阻滞和兴奋性丧失而发生

心搏骤停。

3. 对酸碱平衡的影响 高钾血症可引起酸中毒，其机制为高钾因细胞内、外的H^+-K^+交换，细胞外K^+进入细胞，细胞内H^+向细胞外转移，使细胞外呈酸中毒；高血钾时，肾小管上皮细胞内K^+浓度升高，排泌K^+增多，导致肾小管分泌H^+减少，一方面可进一步造成机体酸中毒，另一方面排出的尿液呈碱性，与一般酸中毒时尿呈酸性不同，故又被称为"反常性碱性尿"。

（三）防治原则

(1) 去除引起高钾血症的原因。

(2) 降低体内钾量：减少钾的摄入，用透析疗法或其他方法促进肾脏和肠道排钾。

(3) 使细胞外钾转入细胞内：葡萄糖和胰岛素静脉输注，促进糖原合成；输入碳酸氢钠提高细胞外液 pH，促使K^+进入细胞。

(4) 对抗高钾的心肌毒性：应用钙剂或钠盐拮抗高钾对心肌的影响。

第四节 酸碱平衡和酸碱平衡紊乱

酸碱平衡是机体内环境稳定的重要组成部分，人体的各种组织、细胞必须处于具有适宜的酸碱度的体液环境中才能维持正常的生命活动。体液的酸碱度通常以 pH 表示，正常人体动脉血 pH 是 7.35～7.45，平均值为 7.40。虽然机体在代谢活动中不断生成一些酸性物质(如碳酸、乳酸、酮体、硫酸、磷酸等)或碱性物质(如氨、碳酸氢盐等)，也经常摄取一些酸性食物和碱性食物，但机体具有使血浆的 pH 稳定在正常范围内的调节机制。在生理情况下，维持体液 pH 相对稳定的过程称为酸碱平衡(acid-base balance)。

在一些致病因素作用下，引起酸碱超量负荷或严重不足或调节机制障碍，导致体液内环境酸碱稳态破坏，形成酸碱平衡紊乱(acid-base disturbance)。酸碱平衡紊乱在临床各科实践中是十分常见的，一旦发生就会使病情更加复杂和严重，甚至对患者的生命造成一定的威胁。

一、酸和碱的概念及酸碱物质的来源

（一）酸和碱的概念

在体液中，凡能释放出H^+的化学物质称为酸，如 HCl、H_2SO_4、NH_4^+和H_2CO_3等；反之，凡能接受H^+的化学物质称为碱，如OH^-、NH_3、HCO_3^-等。当一种酸释放出H^+，同时会有一种碱性物质形成。因此，一种酸总是与相对应的碱形成一个共轭体系。

（二）体液中酸碱物质的来源

1. 酸的来源 人体内的酸分为挥发酸和固定酸两种。机体在代谢过程中产生CO_2与水作用产生碳酸。碳酸可以气体CO_2形成从肺排出体外，称为挥发酸。除碳酸以外，体内其他酸均为固定酸。固定酸主要来自营养物质的分解代谢，如硫酸、磷酸、尿酸、甘油酸、丙酮酸和乳酸、β-羟丁酸和乙酰乙酸等。机体有时还会摄入一些酸性食物或酸性药物，如氯化铵、水杨酸等，成为体内酸的另一来源。固定酸可以通过肾进行调节。

2. 碱的来源 体内碱性物质主要来自食物，特别是蔬菜、瓜果中所含的有机酸盐，如柠檬酸盐、苹果酸盐和草酸盐等。体内代谢过程中也可产生碱性物质，如氨基酸脱氨基所产生的氨，这种氨经肝代谢后生成尿素，故对体液的酸碱度影响不大。

二、酸碱平衡的调节

（一）血液的缓冲作用

血液的缓冲作用是由缓冲系统来完成的，缓冲系统是由弱酸及其相对应的共轭碱组成的。血

笔记栏

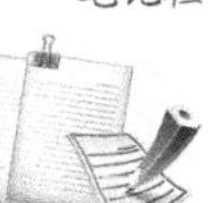

液的缓冲系统主要有碳酸氢盐缓冲系统、磷酸盐缓冲系统、血浆蛋白缓冲系统、血红蛋白和氧合血红蛋白缓冲系统五种(表9-1)。其中以血浆中HCO_3^-/H_2CO_3缓冲系统最为重要。此外,在某些特殊情况下,其他组织也可发挥一定的缓冲作用,如骨骼对慢性代谢性酸中毒的缓冲作用。

表9-1 全血的五种缓冲系统

缓冲酸	缓冲碱	占全血缓冲系统%
血浆 H_2CO_3	HCO_3^-	35
红细胞 H_2CO_3	HCO_3^-	18
HHb 及 $HHbO_2$	Hb^- 及 HbO_2^-	35
HPr	Pr^-	7
$H_2PO_4^-$	HPO_4^{2-}	5

以碳酸氢盐缓冲系统为例,当体液中H^+过多时,$H_2CO_3 \leftrightharpoons H^+ + HCO_3^-$反应向左移动,使$H^+$的浓度不至于发生大幅度的增高,同时缓冲碱的浓度降低;反之,反应则向右移动。

(二)组织细胞的调节作用

机体组织细胞的缓冲作用主要是通过离子交换完成的,红细胞、肌细胞和骨组织均能发挥缓冲作用,如H^+-K^+交换和Cl^--HCO_3^-交换。

(三)肺脏的调节作用

肺在酸碱平衡调节中的作用是通过改变肺泡通气量来控制CO_2的量,调节血浆H_2CO_3的浓度,有利于维持血浆中HCO_3^-与H_2CO_3的比值,保持pH值恒定。当$PaCO_2$升高或血浆pH降低时,可通过刺激外周化学感受器和中枢化学感受器,兴奋呼吸,使呼吸加深加快,并使CO_2排出量增多,降低血中H_2CO_3的浓度。反之,当$PaCO_2$降低或血浆pH升高时,呼吸变浅、变慢,减少CO_2的排出量,增加血中H_2CO_3的浓度。

(四)肾的调节作用

肾脏通过排出过多的酸或碱来调节血浆中的HCO_3^-含量,以维持血浆pH的稳定。由于在普通膳食条件下,随尿排出的酸性物质远远超过碱性物质的量。生理状态下,肾脏主要通过肾小管的泌酸和重吸收碱来进行酸碱调节。泌酸是在碳酸酐酶和谷氨酰胺酶的催化下包括泌H^+和NH_4^+,同时重吸收HCO_3^-。

上述四个方面的调节因素共同维持体内的酸碱平衡。血液缓冲系统反应最为迅速,但缓冲作用不能持久;肺的调节作用效能大而且迅速,但仅对CO_2有调节作用,不能缓冲固定酸;细胞的缓冲能力强,且3~4 h充分发挥作用,但导致血钾异常;肾脏的调节作用发挥较慢,常在12~24 h才发挥作用,3~5 d达高峰,但调节能力强大而且作用持久。

三、酸碱平衡常用指标及其意义

(一)pH

pH即H^+浓度的负对数,表示溶液中酸碱度的指标。pH主要取决于HCO_3^-与H_2CO_3的比值,两者比值正常值为20∶1。正常人动脉血pH为7.35~7.45,平均值是7.40。pH<7.35为失代偿性酸中毒,pH>7.45为失代偿性碱中毒,pH在正常范围内,可表示酸碱平衡正常,亦可表示代偿性酸碱平衡紊乱或机体同时存在程度相当的混合性酸、碱中毒。pH变化不能区分酸碱平衡紊乱是呼吸性还是代谢性,若要进一步判定酸碱平衡紊乱的性质还需要测定反映血浆HCO_3^-与H_2CO_3的浓度等指标的改变。

笔记栏

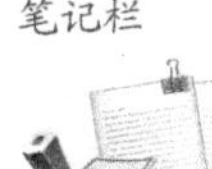

(二)动脉血CO_2分压

动脉血二氧化碳分压(partial pressure of carbondioxide, $PaCO_2$)是指血浆中呈物理溶解状态的CO_2分子所产生的张力。正常范围是33~46 mmHg(4.39~6.25 kPa),平均值为40 mmHg

(5.32 kPa)。由于CO_2通过呼吸膜的弥散速度很快，$PaCO_2$与肺泡气中的CO_2分压($PACO_2$)基本相等，测定$PaCO_2$可了解肺泡通气量的情况。$PaCO_2$降低，表示肺通气过度，CO_2排出过多，见于呼吸性碱中毒或代偿后的代谢性酸中毒；$PaCO_2$升高，表示肺通气不足，有CO_2潴留，见于呼吸性酸中毒或代偿后代谢性碱中毒。所以，$PaCO_2$是反映呼吸性酸碱平衡紊乱的重要指标。

（三）标准碳酸氢盐和实际碳酸氢盐

标准碳酸氢盐(standard bicarbonate, SB)是指全血在标准条件下(即$PaCO_2$为5.32 kPa，温度为38℃，血红蛋白氧饱和度为100%)，测得的血浆中HCO_3^-的量。由于排除了呼吸因素的影响，所以是判断代谢因素的指标，正常范围是22～27 mmol/L，平均为24 mmol/L。SB在代谢性酸中毒时降低，代谢性碱中毒时升高。但在呼吸性酸、碱中毒时，由于肾脏的代偿作用，也可以继发性增高或降低。

实际碳酸氢盐(actual bicarbonate, AB)是指在隔绝空气的条件下，在实际$PaCO_2$、体温和血氧饱和度条件下测得的血浆HCO_3^-含量。AB受呼吸和代谢两方面的影响，正常人AB与SB相等。两者数值均低表明有代谢性酸中毒或代偿后的呼吸性碱中毒，两者数值均高表明有代谢性碱中毒或代偿后的呼吸性酸中毒。

AB与SB的差值反映了呼吸因素对酸碱平衡的影响。当AB>SB时，表明有CO_2潴留，见于呼吸性酸中毒或代偿后的代谢性碱中毒；反之，AB<SB时，表明CO_2排出过多，见于呼吸性碱中毒或代偿后的代谢性酸中毒。

（四）缓冲碱

缓冲碱(buffer base, BB)是指血液中一切具有缓冲作用的负离子碱的总和，包括HCO_3^-、Hb^-、HbO_2^-、HPO_4^{2-}和Pr^-等，通常以氧饱和的全血在标准状态下测定，正常值为45～52 mmol/L，平均值为48 mmol/L。BB是反映代谢因素的指标。代谢性酸中毒时，BB值减少；代谢性碱中毒时，BB值增加。

（五）碱剩余

碱剩余(base excess, BE)是指在标准条件下，用酸或碱滴定1 L全血标本至pH为7.40时所用的酸或碱的量，用mmol/L表示。如需用酸滴定，表明受测血样缓冲碱过多，为碱剩余，用正值表示，见于代谢性碱中毒或代偿后的慢性呼吸性酸中毒；如需用碱滴定，表明受测血样缓冲碱过少，为碱缺失，用负值表示，见于代谢性酸中毒或代偿后的慢性呼吸性碱中毒。全血BE的正常值为0±3 mmol/L。因BE已排除呼吸因素的影响，是反映代谢性因素的指标。

（六）阴离子间隙

阴离子间隙(anion gap, AG)是指血浆中未测定的阴离子(undetermined anion, UA)与未测定的阳离子(undetermined cation, UC)的差值。临床实际测定时，一般仅测定可测定阳离子和可测定阴离子。Na^+为可测定阳离子，HCO_3^-和Cl^-为可测定阴离子。正常机体血浆中的阳离子与阴离子的总当量数相等，以维持电荷平衡。故阴离子间隙可用下列公式算出：

$$Na^+ + UC = HCO_3^- + Cl^- + UA$$

$$\begin{aligned} AG &= UA - UC \\ &= Na^+ - (HCO_3^- + Cl^-) \\ &= 140 - (24 + 104) \\ &= 12\ \text{mmol/L} \end{aligned}$$

AG的变动范围为12±2 mmol/L。AG可增高和降低，增高的意义较大，AG增高通常是由于体内未测定阴离子含量增加，也就是由于有机酸和无机酸的阴离子在体内蓄积所致，如乳酸堆积、酮体过多、水杨酸中毒、硫酸根和磷酸根蓄积。目前多以AG>16 mmol/L作为判断是否有AG增高型代谢性酸中毒的界限。AG的临床意义在于判定某些混合性酸碱平衡紊乱。

笔记栏

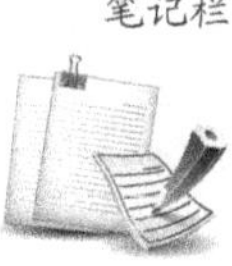

四、单纯性酸碱平衡紊乱

（一）代谢性酸中毒

代谢性酸中毒（metabolic acidosis）是指细胞外液 H^+ 增加和（或）HCO_3^- 丢失而引起的以血浆 HCO_3^- 原发性减少为特征的酸碱平衡紊乱。

1. 原因和机制

（1）酸性物质生成或摄入过多：常见原因包括休克、低氧血症、心搏骤停、心力衰竭、严重贫血、肺水肿和一氧化碳中毒等引起的组织缺氧，细胞内无氧酵解加强，导致乳酸酸中毒；还有糖尿病、饥饿等因素引起体内脂肪大量分解导致的酮症酸中毒；酸性物质摄入过多见于大量摄入阿司匹林或含氯的成酸性药物。

（2）酸性物质排出障碍：见于急性、慢性肾衰竭，泌酸的能力低；肾小管性酸中毒泌 H^+ 功能障碍，重吸收 HCO_3^- 减少，尿液呈碱性；过量使用碳酸酐酶抑制剂如乙酰唑胺，使肾小管泌 H^+ 及 HCO_3^- 吸收减少。

（3）碱性物质丢失过多：碱性消化液丧失过多，见于腹泻、肠瘘、肠道引流等；严重烧伤，皮肤创面 HCO_3^- 的丢失；大量输注葡萄糖或生理盐水，使血液中 HCO_3^- 稀释，造成稀释性代谢性酸中毒。

（4）高钾血症：高钾血症时，细胞通过外 H^+ - K^+ 交换，引起细胞外 H^+ 增加，导致代谢性酸中毒。高钾性酸中毒时，因为肾小管上皮细胞泌 H^+ 减少，故尿液呈碱性，称为反常性碱性尿。

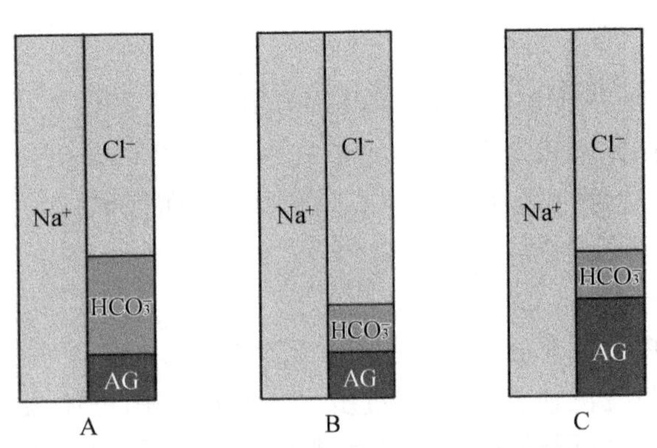

图 8-3　正常和代谢性酸中毒时阴离子间隙

A. 正常情况下 AG；B. AG 正常型代谢性酸中毒；C. AG 增高型代谢性酸中毒

2. 分类

（1）AG 增高型代谢性酸中毒：其特点是 AG 增高，血氯正常。这类酸中毒是指除了含氯以外的任何固定酸的血浆浓度增大时的代谢性酸中毒。如乳酸中毒、酮症酸中毒、水杨酸中毒、磷酸和硫酸排泄障碍等。其固定酸的酸根增高，属于未测定阴离子，所以 AG 值增大，而 Cl^- 值正常，又称正常血氯代谢性酸中毒（图 8-3）。

（2）AG 正常型代谢性酸中毒：其特点是 AG 正常，血氯升高。这类酸中毒是指 HCO_3^- 浓度降低，同时伴有 Cl^- 浓度代偿性升高。常见于消化道直接丢失 HCO_3^-，肾小管性酸中毒重吸收 HCO_3^- 减少，使用碳酸酐酶抑制剂以及高钾血症、含氯的酸性盐摄入过多和稀释性酸中毒等（图 8-3）。

3. 机体的代偿调节

（1）血液的缓冲作用：代谢性酸中毒时，过多的 H^+ 可迅速即被 HCO_3^- 和非碳酸氢盐缓冲碱所缓冲，使 HCO_3^- 和其他缓冲碱不断被消耗。

（2）细胞内外离子交换：代谢性酸中毒时，细胞外液 H^+ 浓度增加，大量 H^+ 进入细胞内缓冲，同时细胞内 K^+ 外移，以维持细胞内外电平衡，结果导致高钾血症。

（3）肺的代偿调节：代谢性酸中毒时，血液中 H^+ 浓度升高通过刺激化学感受器，使呼吸加深加快，通气量增加，CO_2 排出增多，血液中 H_2CO_3 浓度（或 $PaCO_2$）降低，从而使[HCO_3^-]/[H_2CO_3]的比值接近 20∶1。肺的这种代偿作用在数分钟内即可出现，30 min 达代偿，12～24 h 达到高峰。$PaCO_2$ 降到 10 mmHg（1.33 kPa）时，达到代偿极限。

（4）肾脏的代偿调节：除了肾脏因素引起的代谢性酸中毒外，其他原因引起的代谢性酸中毒，肾脏均可发挥重要的调节作用。酸中毒时，肾小管上皮细胞内碳酸酐酶和谷氨酰胺酶的活性显著增强，使肾小管泌酸和重吸收 HCO_3^- 能力增强，尿液呈酸性。

笔记栏

代谢性酸中毒的血气参数如下：由于 HCO_3^- 原发性降低，所以 AB、SB、BB 值均降低，BE 负值增大，pH 下降，通过呼吸代偿，$PaCO_2$ 继发性降低，AB<SB。

4. 对机体的影响

(1) 心血管系统：

1) 心律失常：酸中毒时出现的心律失常与血钾升高密切相关。一般为室性心律失常，严重者可导致心脏骤停。

2) 心肌收缩力减弱：酸中毒除引起心肌代谢紊乱外，还可使心肌收缩力减弱。酸中毒使心肌收缩力减弱的机制可能是：H^+可竞争性地抑制Ca^{2+}与肌钙蛋白结合；H^+影响Ca^{2+}内流；H^+能抑制心肌细胞肌质网摄取、储存和释放Ca^{2+}。

3) 血管对儿茶酚胺的反应性降低：H^+增多时，可降低心肌和外周血管对儿茶酚胺的反应性，尤其是毛细血管前括约肌最为明显，使血管容量扩大，回心量减少，引起低血压甚至休克。

(2) 中枢神经系统：代谢性酸中毒时，中枢神经系统功能抑制，患者常表现为乏力，知觉迟钝，甚至嗜睡或昏迷，其发生机制包括：酸中毒时生物氧化酶类的活性受到抑制，氧化磷酸化过程减弱，ATP生成减少，因而脑组织能量供应不足；酸中毒时脑组织内谷氨酸脱羧酶活性增强，使抑制性神经递质γ-氨基丁酸生成增多，对中枢神经系统产生抑制作用。

(3) 骨骼系统：慢性代谢性酸中毒时，由于骨骼中的钙盐释放以进行缓冲，不仅影响骨骼发育，延迟小儿生长，严重者甚至可发生肾性佝偻病和纤维素性骨炎；成人则发生骨软化症和骨骼畸形，还易发生骨折。

5. 防治原则

(1) 预防和治疗原发病，去除引起代谢性酸中毒的原发病因。

(2) 适量应用碱性药物：常用的有碳酸氢钠溶液和乳酸钠溶液，一般主张在血气监护下分次补碱，补碱量宜小不宜大

(3) 注意纠正水、电解质紊乱，特别要注意纠正酸中毒后出现低血钾和低血钙。

(二) 呼吸性酸中毒

呼吸性酸中毒(respiratory acidosis)是指CO_2排出障碍或吸入过多引起的以血浆H_2CO_3原发性增高为特征的酸碱平衡紊乱。

1. 原因和机制

(1) CO_2排出障碍　各种原因引起的呼吸中枢抑制、呼吸肌麻痹、呼吸道阻塞、胸廓病变和肺部疾患等，都可引起通气功能障碍，使CO_2排出困难。慢性阻塞性肺气肿是慢性呼吸性酸中毒最常见的原因之一。

(2) CO_2吸入过多：较为少见，如在通风不良的环境下，空气中CO_2含量升高，使CO_2吸入过多，或人工呼吸器管理不当，通气量过小而使CO_2排出困难。

2. 分类　呼吸性酸中毒按病程分为急性、慢性两大类。

(1) 急性呼吸性酸中毒：常见于急性气道阻塞、急性心源性肺水肿、呼吸中枢或呼吸肌麻痹引起的呼吸暂停以及急性呼吸窘迫综合征等。

(2) 慢性呼吸性酸中毒：见于气道或肺部慢性炎症引起的慢性阻塞性肺疾患及肺广泛纤维化或肺不张时，一般指$PaCO_2$高浓度潴留24 h以上者。

3. 机体的代偿调节　由于呼吸性酸中毒是由于通气功能障碍或吸入气中CO_2浓度过高，所以呼吸系统难以发挥代偿作用，呼吸性酸中毒时$PaCO_2$升高，血液中的碳酸氢盐缓冲系统无法缓冲H_2CO_3。H_2CO_3可被血浆中非碳酸氢盐缓冲系统进行缓冲，但由于血浆中的非碳酸氢盐缓冲系统含量较低，故其缓冲能力有限。因此，起主要代偿调节作用的是细胞内外离子交换和细胞内缓冲作用以及肾的代偿调节作用。

(1) 细胞内外离子交换和细胞内缓冲作用：这是急性呼吸性酸中毒时的主要代偿方式。血红蛋白系统是呼吸性酸中毒时较重要的缓冲体系。CO_2在血浆中与H_2O结合生成H_2CO_3，H_2CO_3解离成H^+和HCO_3^-，HCO_3^-留在血浆中起一定的代偿作用，H^+与细胞内K^+进行交换，进入细胞内的H^+为蛋白质所缓冲，而K^+外移使血K^+升高；血浆中的CO_2迅速弥散入红细胞，在碳酸酐酶的

笔记栏

作用下，与水结合生成 H_2CO_3，再解离为 H^+ 和 HCO_3^-，H^+ 被 HbO^{2-} 或 Hb^- 缓冲，HCO_3^- 则与血浆中 Cl^- 进行交换进入血浆，结果血浆 HCO_3^- 有所增加，而 Cl^- 则减少。但这种离子交换和缓冲十分有限，所以急性呼吸性酸中毒呈失代偿状态。

（2）肾脏的代偿调节作用：这是慢性呼吸性酸中毒时的主要代偿方式。$PaCO_2$ 和 H^+ 浓度的升高，可通过增强肾小管上皮细胞内碳酸酐酶和线粒体中谷氨酰胺酶的活性，促使肾小管泌酸以及重吸收 HCO_3^- 增加。在慢性呼吸性酸中毒时，由于肾脏的保碱作用较强大，因而在轻、中度慢性呼吸性酸中毒时有可能代偿。

呼吸性酸中毒时，$PaCO_2$ 原发性增高，pH 值降低。通过肾等代偿后，代谢性指标继发性增加，AB、SB、BB 值均增加，AB＞SB，BE 正值加大。

4. 对机体的影响　呼吸性酸中毒对心血管系统的影响与代谢性酸中毒相似，也易引起心律失常、心肌收缩力降低以及外周血管扩张和血钾升高等。除此之外，由于 $PaCO_2$ 升高可引起显著的血管扩张和神经精神方面的障碍。

5. 防治原则

（1）病因学和发病学治疗：积极治疗原发病，尽快改善肺泡通气功能是防治呼吸性酸中毒的根本措施。

（2）药物治疗：若 pH 过低时，可谨慎使用碱性药物。

（三）代谢性碱中毒

代谢性碱中毒（metabolic alkalosis）是指细胞外液 H^+ 丢失或碱增多而引起的以血浆 HCO_3^- 浓度升高为特征的酸碱平衡紊乱。

1. 原因和机制

（1）酸性物质丢失过多：血浆 HCO_3^- 原发性升高，主要见于 H^+ 丢失。H^+ 丢失主要通过以下两条途径。

1）经胃丢失：常见于严重呕吐（如幽门梗阻、高位肠梗阻）和胃液引流等使含 HCl 的胃液大量丢失。此外，胃液丢失也会引起 Cl^- 和 K^+ 大量丢失，引起低血氯和低血钾，继而导致低氯性碱中毒和低钾性碱中毒；另外，胃液大量丢失引起有效循环血量减少，也可通过继发性醛固酮增多引起代谢性碱中毒的发生。

2）经肾丢失：使用利尿剂和醛固酮分泌增加是造成肾脏丢失 H^+ 过多的常见原因。

（2）HCO_3 过量负荷：常见于 $NaHCO_3$ 等碱性药物摄入过多或大量输注含柠檬酸盐抗凝的库存血液；脱水时可造成浓缩性碱中毒。

（3）低钾血症：低钾血症时细胞内 K^+ 外逸，细胞外液 H^+ 进入细胞，导致细胞外液 H^+ 浓度降低；同时，肾小管上皮细胞内缺钾，H^+ 排出增多，HCO_3^- 重吸收增加，导致低钾性碱中毒。尿液呈酸性，称为反常性酸性尿。

此外，肝功能衰竭时血氨过高，尿素合成障碍也常导致代谢性碱中毒。

2. 分类　代谢性碱中毒按照给予生理盐水治疗的效果可分为以下两种。

（1）盐水反应性碱中毒：主要见于呕吐、胃液吸引及应用利尿剂时，由于细胞外液减少、有效循环血量不足，也常有低钾和低氯存在，影响肾排出 HCO_3^- 的能力使碱中毒得以维持，给予等张或半张的盐水扩充细胞外液，补充 Cl^- 能促进过多的 HCO_3^- 经肾排出，使碱中毒得以纠正。

（2）盐水抵抗性碱中毒：常见于全身水肿、原发性醛固酮增多症、严重低钾血症及库欣（Cushing）综合征等，维持因素是盐皮质激素的直接作用和低钾，给予盐水治疗无效。

3. 机体的代偿调节

笔记栏

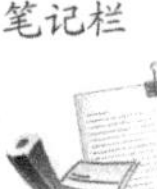

（1）血液的缓冲作用：血液对碱中毒的缓冲作用较小，因为大多数缓冲系统的组成成分中，碱性成分远多于酸性成分，因此血液对碱性物质增多的缓冲能力有限。

（2）细胞内外离子交换：代谢性碱中毒时细胞外液 H^+ 浓度降低，H^+ 从细胞内逸出，同时为了维持离子平衡，细胞外 K^+ 进入细胞，故碱中毒常伴有低钾血症。

(3) 肺的代偿调节：因 H^+ 降低，中枢和外周化学感受器兴奋性降低，呼吸中枢抑制，呼吸变浅变慢，肺泡通气减少，使血浆 $PaCO_2$ 升高，促进 HCO_3^-/H_2CO_3 比值和 pH 趋向正常。但是这种代偿是有限度的，很少能达到完全代偿。因为呼吸抑制可使 $PaCO_2$ 升高而 PaO_2 降低，这均能刺激呼吸中枢，使呼吸加深加快，$PaCO_2$ 降低，因此即使严重的代谢性碱中毒时，$PaCO_2$ 也极少超过 55 mmHg，这是它的代偿极限。

(4) 肾脏的代偿调节：代谢性碱中毒时肾小管上皮细胞的碳酸酐酶和谷氨酰胺酶活性降低，故泌酸及对 HCO_3^- 的重吸收减少，因而使血浆 HCO_3^- 浓度有所降低。HCO_3^- 随尿排出增加，尿呈碱性。但缺氯、缺钾和醛固酮分泌增多所致的代谢性碱中毒因肾泌 H^+ 增多，尿呈酸性，称反常性酸性尿。

代谢性碱中毒时，由于肺、肾的调节，AB、SB、BB 均增高，BE 正值加大，pH 升高，由于呼吸代偿，AB>SB，$PaCO_2$ 继发性升高。

4. 对机体的影响

(1) 中枢神经系统：严重代谢性碱中毒患者有烦躁不安、精神错乱、谵妄、意识障碍等中枢神经系统兴奋性增高症状。这是由于碱中毒时，pH 值增高，脑组织内 γ-氨基丁酸转氨酶活性增强，γ-氨基丁酸生成减少，对中枢神经系统抑制作用减弱。

(2) 血红蛋白氧离曲线左移：血液 pH 升高可使血红蛋白与 O_2 的亲和力增强，以致相同氧分压下血氧饱和度增加，血红蛋白氧离曲线左移，血红蛋白不易将结合的 O_2 释放出来，造成组织供氧不足。脑组织对缺氧特别敏感，由此可出现精神症状，严重时还可以发生昏迷。

(3) 对神经肌肉的影响：pH 升高可使结合钙增多而游离钙减少。急性代谢性碱中毒时，血清总钙量可无变化，但游离钙减少，神经肌肉应激性增高，表现为腱反射亢进，面部和肢体肌肉抽动、手足搐搦和惊厥等。

(4) 低钾血症：碱中毒与低钾血症往往互为因果。碱中毒时，细胞外 H^+ 浓度降低，细胞通过 H^+-K^+ 交换导致低钾血症。

5. 防治原则

(1) 盐水反应性代谢性碱中毒：对盐水反应性碱中毒患者，只要口服或静注等张(0.9%)或半张(0.45%)的盐水即可恢复血浆 HCO_3^- 浓度。严重代谢性碱中毒可直接给予酸进行治疗。

(2) 盐水抵抗性碱中毒：有水肿、严重低钾血症和原发性醛固酮分泌增多的代谢性碱中毒患者，此时维持碱中毒的主要因素是低血钾和高醛固酮。可以使用碳酸酐酶抑制剂如乙酰唑胺，抑制肾小管上皮细胞内的碳酸酐酶活性，使排泌 H^+ 和重吸收 HCO_3^- 减少，增加 Na^+ 和 HCO_3^- 的排出，结果既达到了治疗碱中毒的目的又减轻了水肿。肾上腺皮质激素过多引起的碱中毒，需用抗醛固酮药物如螺内酯和补 K^+ 去除代谢性碱中毒的维持因素。

(四) 呼吸性碱中毒

呼吸性碱中毒(respiratory alkalosis)是指肺通气过度引起的以血浆 H_2CO_3 浓度原发性减少为特征的酸碱平衡紊乱。

1. 原因和机制

(1) 低氧血症：各种原因引起的低氧血症，均可因 PaO_2 降低刺激外周化学感受器而反射性地引起通气过度。

(2) 肺疾患：许多肺疾患如呼吸窘迫综合征、肺炎、肺水肿、肺梗死、间质性肺疾病等，其发生机制除与低氧血症有关外还与肺牵张感受器和肺毛细血管旁感受器受刺激导致过度通气有关。

(3) 呼吸中枢受到直接刺激：许多因素可以引起呼吸中枢兴奋，导致过度通气。如中枢神经系统的疾病，脑血管意外、脑炎、脑外伤及脑肿瘤等可刺激呼吸中枢；某些药物如水杨酸、铵盐类药物可直接兴奋呼吸中枢；癔症发作；革兰阴性杆菌败血症。

(4) 高代谢状态：高热、甲状腺功能亢进时，由于机体分解代谢增强可刺激呼吸中枢引起过度通气。

笔记栏

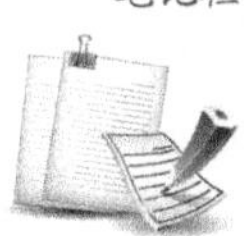

(5) 人工呼吸机使用不当：因通气量过大，CO_2排出过多引起呼吸性碱中毒。

2. 分类

(1) 急性呼吸性碱中毒：见于人工呼吸机使用不当引起的过度通气，患高热、癔症和低氧血症时，一般指 $PaCO_2$在 24 h 内急剧下降而导致 pH 升高。

(2) 慢性呼吸性碱中毒：常见于慢性颅脑疾病、肺部疾患、肝脏疾患、缺氧和氨兴奋呼吸中枢引起的持久的 $PaCO_2$下降而导致 pH 升高。

3. 机体的代偿调节

(1) 细胞内外离子交换和细胞内缓冲作用：急性呼吸性碱中毒时，由于血浆 H_2CO_3浓度迅速降低，故血浆 HCO_3^- 相对增高，约在 10 min 内，细胞内 H^+ 与细胞外 K^+ 交换从细胞内移出至细胞外，并与 HCO_3^- 结合，因而血浆 HCO_3^- 浓度下降，H_2CO_3浓度有所回升。进入血浆的 H^+ 来自细胞内缓冲物(如 HHb、$HHbO_2$、细胞内蛋白质和磷酸盐等)，也可来自细胞代谢产生的乳酸。此外部分血浆中的 HCO_3^- 和 Cl^- 相交换进入红细胞，在红细胞内与 H^+ 结合，生成 H_2CO_3，H_2CO_3 进一步解离成 CO_2逸出红细胞，CO_2进入血浆，促使血浆 H_2CO_3回升。

(2) 肾脏代偿调节：急性呼吸性碱中毒时，由于肾脏来不及发挥代偿调节作用，因此血液中受代谢性因素影响的酸碱指标基本无变化。慢性呼吸性碱中毒时，肾小管上皮细胞泌酸和对 HCO_3^- 的重吸收减少，随尿排出的 HCO_3^- 增多，因此血浆中 HCO_3^- 代偿性降低。

呼吸性碱中毒时，$PaCO_2$原发性降低，pH 升高。通过代偿，代谢性指标继发性降低，AB、SB、BB 值均降低，AB<SB，BE 负值加大。

4. 对机体的影响　慢性呼吸性碱中毒因肾脏代偿使血浆 pH 在正常范围内或接近正常，往往无明显症状。急性呼吸性碱中毒对中枢神经和神经肌肉的影响与代谢性碱中毒相似，但是急性呼吸性碱中毒比代谢性碱中毒更易出现眩晕、四肢及口周围感觉异常、意识障碍及抽搐等。

5. 防治原则　首先应防治原发病和去除引起通气过度的原因，对急性呼吸性碱中毒患者可吸入含 5% CO_2的混合气体，或用纸袋套于患者的口鼻上使其反复吸回呼出的 CO_2以维持血浆 H_2CO_3浓度。对精神性通气过度患者给予镇静剂，有手足搐搦者可静脉注射葡萄糖酸钙进行治疗。

五、分析判断酸碱平衡紊乱的方法

(一) 单纯性酸碱平衡紊乱的判断

单纯性酸碱平衡紊乱主要靠血气分析诊断，分析判断方法如下。

1. 根据 pH 的变化，可判断是酸中毒还是碱中毒　如果 pH<7.35 为酸中毒；如果 pH>7.45 则为碱中毒。

2. 根据病史和原发性失衡可判断是呼吸性还是代谢性酸碱平衡紊乱

(1) 如原发 $PaCO_2$ ↑，引起 pH ↓ 称为呼吸性酸中毒。

(2) 如原发 $PaCO_2$ ↓，引起 pH ↑ 称为呼吸性碱中毒。

(3) 如原发 HCO_3^- ↓，引起 pH ↓ 称为代谢性酸中毒。

(4) 如原发 HCO_3^- ↑，引起 pH ↑ 称为代谢性碱中毒。

3. 根据代偿情况可判断是单纯性酸碱平衡紊乱还是混合性酸碱平衡紊乱　代偿的规律是：代谢性酸碱平衡紊乱主要靠肺代偿，而呼吸性酸碱失衡主要靠肾代偿，单纯性酸碱平衡紊乱继发性代偿变化与原发性平衡紊乱同向，但继发性代偿变化一定小于原发性平衡紊乱，其代偿公式见表 8-2。

表 8-2　常用单纯性酸碱失衡的预计代偿公式

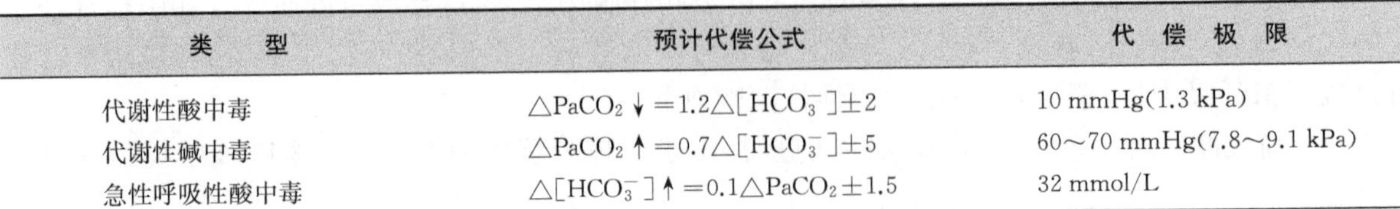

类　型	预计代偿公式	代 偿 极 限
代谢性酸中毒	$\triangle PaCO_2\downarrow=1.2\triangle[HCO_3^-]\pm2$	10 mmHg(1.3 kPa)
代谢性碱中毒	$\triangle PaCO_2\uparrow=0.7\triangle[HCO_3^-]\pm5$	60～70 mmHg(7.8～9.1 kPa)
急性呼吸性酸中毒	$\triangle[HCO_3^-]\uparrow=0.1\triangle PaCO_2\pm1.5$	32 mmol/L

笔记栏

（续表）

类　型	预计代偿公式	代 偿 极 限
慢性呼吸性酸中毒	$\triangle[HCO_3^-]\uparrow=0.35\triangle PaCO_2\pm3$	45 mmol/L
急性呼吸性碱中毒	$\triangle[HCO_3^-]\downarrow=0.2\triangle PaCO_2\pm2.5$	18～20 mmol/L
慢性呼吸性碱中毒	$\triangle[HCO_3^-]\downarrow=0.5\triangle PaCO_2\pm2.5$	12～15 mmol/L

（二）混合性酸碱平衡紊乱的判断

1. 代偿调节的方向性　$PaCO_2$与HCO_3^-变化方向相反者为酸碱一致性酸碱平衡紊乱。在两种酸中毒或两种碱中毒并存的酸碱一致性酸碱平衡紊乱中，除pH发生显著变化外，$PaCO_2$与HCO_3^-的变化方向一定是相反的。例如，心跳呼吸骤停时，呼吸停止使$PaCO_2$急剧升高，引起呼吸性酸中毒，而代谢紊乱引起的乳酸堆积，使HCO_3^-明显减少，引起代谢性酸中毒。因此，发现患者$PaCO_2$与HCO_3^-呈相反方向变化时，应考虑为酸碱一致性酸碱平衡紊乱。

2. $PaCO_2$与HCO_3^-变化方向一致者为酸碱混合性酸碱平衡紊乱　是一种酸中毒与一种碱中毒并存的混合性酸碱平衡紊乱，$PaCO_2$与HCO_3^-的变化方向是一致的。例如，呼吸性酸中毒合并代谢性碱中毒患者，因肺通气功能障碍使$PaCO_2$原发性升高，通过肾的调节，HCO_3^-代偿性升高，此时，如使用利尿剂不当或出现呕吐，血HCO_3^-亦有原发性升高。患者$PaCO_2$与HCO_3^-浓度均明显升高，而pH无显著变化。此时，单靠pH、病史及$PaCO_2$与HCO_3^-的变化方向已难以区别患者是单纯性酸碱平衡紊乱还是混合性酸碱平衡紊乱，需要从代偿预计值和代偿限度来进一步分析判断。

3. 代偿预计值和代偿限度　代偿公式是简便有效地区别单纯性与混合性酸碱平衡紊乱的手段。单纯性酸碱平衡紊乱时，机体的代偿变化应在一个适宜的范围内，如超过代偿范围即为混合性酸碱平衡紊乱。例如，一肾衰竭患者因无尿放置了导尿管，两天后出现低血压和发热，尿中含有大量的白细胞和细菌。血气检查为：pH7.32、$PaCO_2$ 20 mmHg(2.66 kPa)、HCO_3^- 10 mmol/L。从血气变化看，pH降低，$PaCO_2$与HCO_3^-浓度均降低。pH7.32表明为酸中毒，引起pH降低的原发因素可以是$PaCO_2$升高或HCO_3^-浓度降低。该患者有肾衰竭及HCO_3^-浓度降低，故可以判断是代谢性酸中毒。是否存在混合性酸碱平衡紊乱呢？根据单纯性酸碱平衡紊乱的代偿公式，HCO_3^-每降低1 mmol/L，$PaCO_2$降低1.2 mmol/L。该患者HCO_3^-降低$24-10=14$ mmol/L，$PaCO_2$应降低$14\times1.2=16.8\pm2$ mmHg，患者如是单纯性代谢性酸中毒，其$PaCO_2$应为$(40-16.8)\pm2=21.2\sim25.2$ mmHg，此患者$PaCO_2$为20 mmHg，低于代偿预计值。

4. 以AG值判断代谢性酸中毒的类型及混合性酸碱平衡紊乱　AG值是区分代谢性酸中毒类型的标志，也是判断单纯性或混合性酸碱平衡紊乱的重要指标。在病情较为复杂的患者，计算AG值能将潜在的代谢性酸中毒显露出来。例如，某肺心病、呼吸衰竭合并肺性脑病患者，用利尿剂、激素等治疗，血气及电解质检查为：pH7.43，$PaCO_2$ 61 mmHg(8.1 kPa)，HCO_3^- 38 mmol/L；Na^+ 140 mmol/L，Cl^- 74 mmol/L，K^+ 3.5 mmol/L。该患者$PaCO_2$原发性增高，为慢性呼吸性酸中毒，计算HCO_3^-代偿预计值应为31.4 mmol/L±3 mmol/L，实测值为38 mmol/L。表示有代谢性碱中毒存在。计算AG值，$AG=140-38-74=28$，明显升高，提示患者还有代谢性酸中毒存在，故该患者为三重性酸碱平衡紊乱。

【思考题】

(1) 长期服用利尿剂容易引起哪些类型的水、电解质、酸碱平衡紊乱？

(2) 试述钾代谢紊乱与酸碱平衡紊乱的关系，并说明尿液的变化。

（张艳青）

笔记栏

第九章

神经生理

学习要点

● **掌握：** ① 突触传递及传递特征；神经递质及其受体、中枢和外周的神经递质系统。② 神经系统的感觉分析功能；躯体感觉、特殊感觉、内脏感觉和痛觉。③ 神经系统对躯体运动的调节；脊髓、脑干、基底神经节、小脑的运动调节。④ 自主神经系统的功能及中枢神经系统对内脏活动的调节。

● **熟悉：** ① 神经元和神经胶质细胞的功能。② 下丘脑的功能。

● **了解：** ① 脑的自发电活动。② 觉醒与睡眠的发生机制。③ 脑的高级功能——学习、记忆和遗忘。④ 大脑皮质的语言功能。

神经系统(nervous system)是人体各种生理功能的最重要的调节系统。神经系统可分为中枢神经系统(central nervous system)和周围神经系统(peripheral nervous system)，前者是指脑和脊髓，后者是指脑和脊髓以外的部分。本章主要讨论中枢神经系统的生理功能。

第一节　神经系统功能活动概述

一、神经元与神经胶质细胞

神经系统主要由神经元(neuron)与神经胶质细胞(neuroglial cell)两类细胞构成。神经元是神经系统基本的结构和功能单位，主要功能是接受、整合、传递信息，对机体生理功能发挥调节作用；神经胶质细胞数量巨大，主要对神经元起支持、保护和营养等辅助作用，并通过再生修复受损的神经组织。

(一) 神经元

人类中枢神经系统内大约含有 1 000 亿个神经元。它由胞体和突起两部分组成。突起包括轴突与树突。

根据神经元在反射弧中所处的地位不同，可分为传入神经元、中间神经元和传出神经元，各种神经元之间的联系非常复杂，主要有以下几种方式：单线式联系、辐散式联系、聚合式联系、链锁式联系、环式联系(图 9-1)。

笔记栏

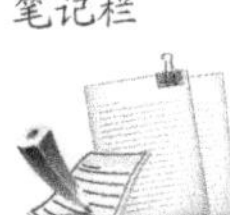

神经纤维的主要功能是传导兴奋(excitation)，沿神经纤维传导着的兴奋称为神经冲动。实际上，神经冲动也就是电生理学所说的沿神经纤维传导的动作电位(AP)。

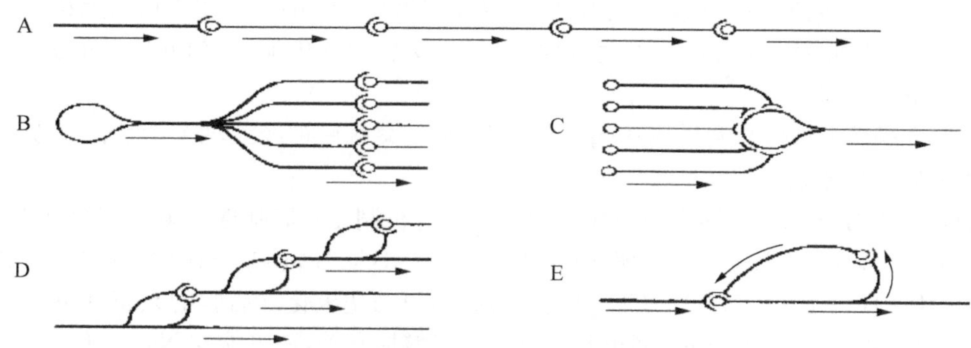

图 9-1　中枢神经元的联系方式模式图

A. 单线式联系；B. 辐散式联系；C. 聚合式联系；D. 连锁式联系；E. 环状式联系

神经纤维兴奋传导的特征有以下几点。

1. 生理完整性　神经纤维只有在其结构和功能完整时才能传导兴奋。生理功能的完整性被破坏，其传导兴奋的功能会发生障碍。

2. 绝缘性　一条神经干中包含着许多根神经纤维，当其同时传导兴奋时，彼此之间基本上互不干扰。

3. 双向性　神经纤维上的任何一点接受刺激而兴奋时，其兴奋可沿神经纤维向两端同时传导。

4. 相对不疲劳性　在实验条件下，采用有效的连续电刺激神经纤维达 9～12 h，神经纤维能始终保持其传导兴奋的能力，而不易发生疲劳或传导兴奋的速度、幅度的衰减。

(二) 神经胶质细胞

神经胶质细胞(neuroglial cell)其数量约为神经元的 10～50 倍，总体积约占脑的 50%，广泛地分布于中枢和周围神经系统中。在人类中枢神经系统内主要有星形胶质细胞、少突胶质细胞和小胶质细胞三类；在周围神经系统，主要有形成髓鞘的施万细胞(Schwann cell)和位于神经节内的卫星细胞等。

神经胶质细胞具有终身分裂增殖的能力、不能产生动作电位和传播神经冲动的特点，支持和保护神经元是神经胶质细胞最基本的功能

二、突触传递

神经元之间的紧密接触并进行信息传递的部位，称为突触(synapse)。突触传递是神经元之间信息传递的最基本方式。突触由突触前膜、突触间隙和突触后膜三部分组成。

在突触前膜内侧的轴浆内，含有大量的囊泡，其中含有高浓度的神经递质(neurotransmitter)。

(一) 突触传递过程

当动作电位从上一神经元轴突末梢传导到突触前膜时，致前膜去极化，当去极化达到一定水平时，则引起前膜上电压门控式 Ca^{2+} 通道开放，突触间隙中的 Ca^{2+} 进入突触前膜内，促使囊泡向前膜方向移动，并与前膜接触、融合和破裂，使部分囊泡内的神经递质以出胞形式释放到突触间隙。

释放出来的神经递质作用于突触后膜上的特异性受体或化学门控通道(chemically-gated channel)，引起后膜对不同离子的通透性改变，导致某些带电离子进出后膜，从而引起突触后膜电位发生一定程度的去极化或超极化。这种发生在突触后膜上的局部电位变化，称为突触后电位(postsynaptic potential)。这是一个电—化学—电传递过程，所以，这类突触又称为化学性突触(chemical synapse)。

突触后电位分为兴奋性突触后电位(excitatory postsynaptic potential，EPSP)和抑制性突触后电位(inhibitory postsynaptic potential，IPSP)两种。

1. 兴奋性突触后电位　形成兴奋性突触后电位的机制是：在兴奋性突触部位→突触前神经

笔记栏

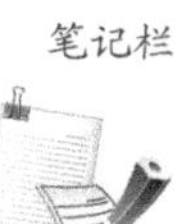

末梢兴奋(AP)→Ca^{2+}内流→前膜释放兴奋性递质(如谷氨酸、ACh)→作用于后膜上相应受体,使化学门控通道开放→后膜对Na^+和K^+的通透性增大(主要是Na^+内流)→引起后膜的去极化→突触后神经元的兴奋性升高。

当兴奋性突触后电位经总和作用达阈电位水平,则在突触后神经元轴突的始段暴发动作电位,然后兴奋传至整个神经元。

2. 抑制性突触后电位　形成抑制性突触后电位的机制是:抑制性突触→突触前的神经末梢兴奋(AP)→Ca^{2+}内流→前膜释放抑制性神经递质(如GABA、甘氨酸)→作用于后膜上相应受体→使后膜上的配体门控Cl^-通道开放→Cl^-内流→引起后膜的超极化→后膜的兴奋性下降,表现为抑制。也有人认为,IPSP的产生与K^+通道开放、K^+外流增加有关,还可能与Na^+或Ca^{2+}通道的关闭有关。其生理意义是引起突触后神经元的抑制。

兴奋性突触后电位和抑制性突触后电位均属于局部电位(local potential),它们具有等级性、可叠加性和电紧张性传布等特点。

突触传递具有以下特点:单向传递、突触延搁、总和作用、兴奋节律的改变、后发放、突触传递易疲劳以及对内环境变化敏感性高。在反射活动中,当刺激停止后,传出神经仍可在一定的时间内继续发放神经冲动,使反射活动能持续一段时间,这个现象称后发放(after discharge)。

(二) 神经递质

神经递质(neurotransmitter)是指由突触前神经元合成,并在末梢处释放,经突触间隙扩散,特异性地作用于突触后神经元或效应器细胞膜上的受体,进行信息传递的化学物质。神经递质可分为外周和中枢神经递质两大类。

1. 外周神经递质(peripheral neurotransmitter)

(1) 乙酰胆碱(ACh):副交感神经的节前纤维和大多数节后纤维(少数节后纤维为肽能纤维)、交感神经的节前纤维和支配汗腺的交感神经的节后纤维以及支配骨骼肌的交感舒血管纤维、躯体运动神经纤维的末梢都释放ACh。以释放ACh作为递质的神经纤维,称为胆碱能纤维(cholinergic fiber)(图9-2)。

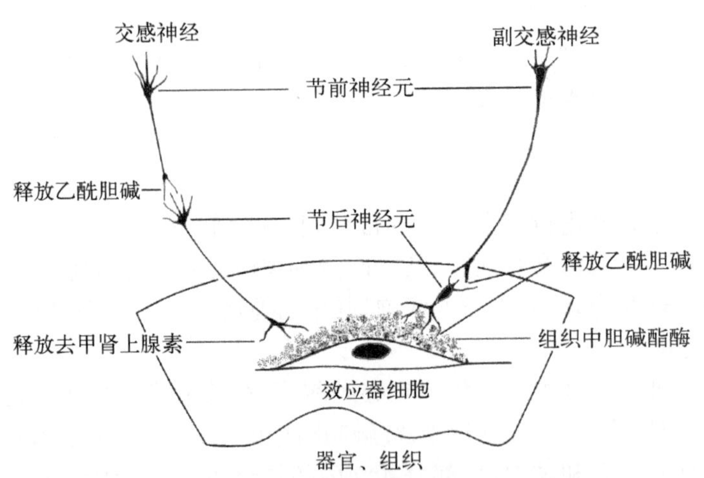

图9-2　胆碱能和肾上腺素能纤维的分布示意图

(2) 去甲肾上腺素(NE):除支配汗腺的交感神经节后纤维和支配骨骼肌的交感舒血管纤维外,大部分交感神经节后纤维都是以释放NE作为递质的。以释放NE作为递质的神经纤维,称为肾上腺素能纤维(adrenergic fiber)(图9-2)。

笔记栏

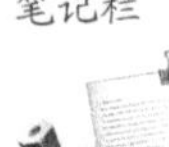

(3) 肽类递质:在自主神经(如副交感神经中的肽能纤维)和胃肠道的内分泌细胞中均含有肽类递质,如血管活性肠肽(vasoactive intestinal peptide, VIP)、促胃液素(gastrin)、生长抑素(somatostatin, SS)、脑啡肽(enkephalin)、P物质(substance P, SP)等。以释放肽类递质的神经纤维,称为肽能纤维(peptidergic fiber),参与内脏活动的调节。

2. 中枢神经递质

(1) ACh：中枢内ACh参与对感觉和运动功能、心血管、呼吸、体温、摄食、饮水、觉醒和睡眠以及学习、记忆等生理活动的调节作用。此外，还参与镇痛和应激反应。

(2) 单胺类递质：单胺类递质包括多巴胺、去甲肾上腺素、肾上腺素、5-HT和组胺等，它们分别组成不同的递质系统。

1) 多巴胺：以多巴胺(dopamine，DA)为递质的神经元主要存在于三部分：黑质-纹状体部分、中脑-边缘系统部分、结节-漏斗部分。

2) 去甲肾上腺素：NE对脑电觉醒具有兴奋作用，同时有调节腺垂体分泌、心血管活动和体温的功能，此外，还参与中枢镇痛作用。

3) 肾上腺素：它们主要是参与血压、呼吸及神经内分泌的调节。

4) 5-HT：中枢内的5-HT与睡眠、内分泌、体温调节、心血管、情绪及精神活动有关。

(3) 氨基酸类递质：

1) 兴奋性氨基酸：包括谷氨酸和门冬氨酸两种。

谷氨酸(glutamate，Glu)是脑内最主要的氨基酸，在中枢内分布极为广泛，它可能是感觉传入纤维和大脑皮质内的兴奋性递质，几乎对所有神经元都有兴奋作用。

门冬氨酸(aspartate)并非储存于兴奋性神经末梢的囊泡中，故逐渐趋于否定其在脑内作为兴奋性递质的可能性。

2) 抑制性氨基酸：包括甘氨酸和γ-氨基丁酸等。

甘氨酸(glycine)在脊髓前角含量最高。它起抑制性的作用，能增加细胞膜对Cl^-的通透性，出现超极化。闰绍细胞的轴突末梢释放的递质就是甘氨酸，破伤风毒素能阻断甘氨酸的释放，使抑制性中间神经元功能降低，从而引起惊厥。

γ-氨基丁酸(γ-aminobutyric acid，GABA)广泛存在于脑内，有人估计，脑内有30%以上的突触是以GABA作为神经递质传递信息的，其功能有调节内分泌、维持骨骼肌的兴奋性及镇痛等作用。

(4) 肽类递质：肽类递质是指分布于神经系统内起信息传递或调制信息传递作用的肽类物质，也称为神经肽(neuropeptide)。

(三) 受体

神经递质的受体是指存在于细胞膜或细胞内、能与某些化学物质(如神经递质、调质、激素或某些药物等)发生特异性结合，产生生物学效应的特殊生物分子。按照受体存在部位不同分为以下几类。

1. 胆碱受体　以ACh为配体的受体称为胆碱受体(cholinoceptor)：

(1) 毒蕈碱性受体：毒蕈碱性受体(muscarinic receptor)分布于副交感神经节后纤维(除少数纤维释放肽类外)支配的效应器、交感神经节后纤维支配的汗腺和交感舒血管纤维支配的骨骼肌血管的细胞膜上。当ACh与毒蕈碱性受体结合后，产生一系列副交感神经兴奋的效应，如心脏活动的抑制、支气管和胃肠道平滑肌收缩、膀胱逼尿肌收缩、瞳孔缩小、消化腺分泌增加等，另外也会出现汗腺分泌增加和骨骼肌血管舒张等效应。因为这类受体也能与毒蕈碱相结合，产生与ACh类似的生理效应，所以这类受体被称为毒蕈碱性受体，简称M受体；ACh与M受体结合产生的效应称为毒蕈碱样作用(muscarine-like action)或M样作用。ACh、毒蕈碱是M受体激动剂，阿托品(atropine)是M受体拮抗剂。

(2) 烟碱性受体：烟碱性受体(nicotinic receptor)存在于交感和副交感神经节神经元的突触后膜和神经—肌接头的终板膜上。这类受体也能与烟碱相结合，并产生相似的作用，因而这类受体被称为烟碱性受体，简称N受体。ACh与N受体结合产生的效应称为烟碱样作用(nicotine-like action)或N样作用。N受体分为两个亚型：

1) N1受体：也称神经元型烟碱性受体(neuronal type nicotinic receptor)存在于神经节神经元

笔记栏

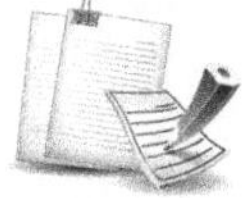

突触后膜上。

2) N2 受体：也称肌肉型烟碱性受体(muscle type nicotinic receptor)存在于神经—肌接头的终板膜上。

N 受体实际上是一种离子通道，可统称 N 型 ACh 门控通道。在外周神经系统，箭毒(curare)能阻断 N1 和 N2 受体的功能，所以它是 N 受体阻断剂；六烃季胺可选择性阻断 N1 受体的功能，十烃季胺可选择性地阻断 N2 受体的功能。临床上常选择箭毒和十烃季胺作为肌肉松弛药。

有机磷农药中毒时，胆碱酯酶的活性被抑制，因而神经末梢释放的 ACh 不能及时被灭活，导致大量 ACh 的堆积而出现瞳孔缩小、支气管痉挛、流涎、大汗淋漓、四肢抽搐、大小便失禁等表现。此时应用阿托品可阻断 ACh 的作用，使大部分症状得以缓解。由于阿托品只能与 ACh 竞争 M 受体而对 N 受体无作用，故不能缓解四肢抽搐的症状，也无恢复胆碱酯酶活性的作用，所以，临床上治疗这种患者时，还要同时应用胆碱酯酶复活剂(如解磷定)才能起到治疗效果。

2. 肾上腺素受体　能与去甲肾上腺素或肾上腺素结合的受体，称为肾上腺素受体(adrenoceptor)。这类受体分布于大部分交感神经节后纤维支配的效应器细胞膜上，可分为两类：即 α 型和 β 型。α 型又可分为 α1 和 α2 亚型，β 型可分为 β1、β2、β3 亚型。有的效应器细胞上仅有 α 受体，有的仅有 β 受体，有的两者均有(表 9-1)。

表 9-1　肾上腺素受体的分布及效应

效应器		受体	效应
眼	瞳孔开大肌	α1	收缩
	睫状	β2	舒张
心	窦房结	β1	心率加快
	房室传导系统	β1	传导加快
	心肌	α1，β1	收缩加强
血管	冠状血管	α1	收缩
		β2(主要)	舒张
	皮肤黏膜血管	α1	收缩
	骨骼肌血管	A	收缩
		β2(主要)	舒张
	脑血管	α1	收缩
	腹腔内脏血管	α1(主要)	收缩
		β2	舒张
	唾液腺血管	α1	收缩
支气管平滑肌		β2	舒张
胃肠	胃平滑肌	β2	舒张
	小肠平滑肌	α2	舒张
		β2	舒张
	括约肌	α1	收缩
膀胱	逼尿肌	β2	舒张
	三角区和括约肌	α1	收缩
子宫平滑肌		α1	收缩(有孕子宫)
		β2	舒张(无孕子宫)
竖毛肌		α1	收缩
糖酵解代谢		β2	增加
脂肪分解代谢		β1	增加

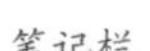

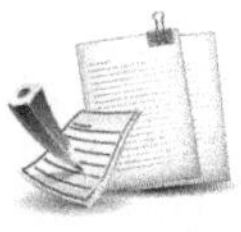

(1) α 肾上腺素受体：① α1 受体：这类受体兴奋后，主要是平滑肌兴奋性的效应，如瞳孔开大肌收缩，使瞳孔开大；皮肤、黏膜、内脏血管及子宫平滑肌收缩，外周阻力增大，血压升高等；使胃肠平滑肌舒张、括约肌收缩等。② α2 受体：α2 受体主要分布于小肠平滑肌和突触前膜上。当其兴奋

时，可使小肠平滑肌舒张；同时，α2 受体也是一种突触前受体，当与 NE 作用时，可抑制 NE 的释放。

酚妥拉明（phentolamine）能阻断 α 受体，即对 α1 和 α2 受体均有阻断作用，但对 α1 的作用比 α2 强 3～5 倍；哌唑嗪（prazosin）可选择性阻断 α1 受体；育亨宾（yohimbine）可以选择性阻断 α2 受体。

（2）β 肾上腺素受体：① β1 受体：β1 受体主要分布于心肌和脂肪组织。当其被激活时，表现为心率加快、兴奋传导加速、心肌收缩力量加强和耗氧量增加、脂肪分解加速等。② β2 受体：β2 受体主要分布于支气管、胃肠道及冠脉和骨骼肌血管平滑肌。当其被激活时，引起冠脉和肌肉血管、支气管、胃肠道和胆道平滑肌舒张，肌糖原分解增加等。

普萘洛尔（propranolol）是重要的 β 受体阻断剂，可阻断 β1 和 β2 受体；阿提洛尔（atenolol）和美托洛尔（metoprolol）可选择性阻断 β1 受体；丁氧胺（butoxamine）可选择性阻断 β2 受体。临床上应用普萘洛尔来降低心肌的代谢和活动，可达到治疗心绞痛的目的，但是有引起支气管痉挛，诱发哮喘的可能。因此，对于伴有呼吸系统疾病的心绞痛患者，应该慎用普萘洛尔，禁用丁氧胺，可改用阿提洛尔或美托洛尔。

α 和 β 受体不仅能与大多数交感神经节后纤维释放的递质起反应，而且也能被血液中的儿茶酚胺（由肾上腺髓质分泌的或静脉注入的 NE 和肾上腺素）激活。NE 对 α 受体的作用强，而对 β 受体的作用较弱；肾上腺素（epinephrine，E）对 α 和 β 受体的作用都强；异丙肾上腺素主要对 β 受体有强烈作用。在动物实验中观察到，静脉注射 NE 后血压上升，这是由于 α 受体被激活引起的广泛性血管收缩所致；如注射 E，则血压先升高后下降，这是因为 α 和 β 受体均被激活，导致广泛血管先收缩后舒张的结果。

三、反射活动一般规律

神经系统对各器官系统进行调节的最基本方式是反射。其结构基础是反射弧。各种不同的反射都有其特定的反射弧，完成不同的神经调节功能。

（一）反射时

反射时（reflex time）指完成一个反射活动所需要的时间。反射时的长短主要取决于反射过程中突触接替的次数的多寡。反射过程中各种信息在中枢部位的传递所需用的时间较长，通常称为中枢延搁（central delay）。

（二）反射活动分类

反射活动按其形成的过程可以分为非条件反射（unconditioned reflex）和条件反射（conditioned reflex）两类。此外，按照反射中枢涉及的数目的多少，可以分为单突触反射和多突触反射。

1. 单突触反射　在反射弧通路中只有传入与传出两个神经元参与，仅经过一次突触接替，称为单突触反射（monosynaptic reflex）。

2. 多突触反射　在反射弧通路中具有多个传入与传出神经元的参与，须经过多次突触接替，称为多突触反射（polysynaptic reflex）。

第二节　神经系统的感觉功能

感觉（sensation）是机体对内、外环境的变化作出反应的前提，而感觉的产生首先是感受器或感觉器官接受内、外环境的各种刺激，然后，将各种刺激形式的能量转换为电信号，并以神经冲动的形式经感觉传导通路传向中枢，再经过相应的神经中枢对传入信息的分析和综合，从而形成各种主观感觉。

笔记栏

一、感受器

感觉器官（sense organs）是机体接受内、外环境变化的结构和装置，如视觉器官、听觉器官、前庭器官、嗅觉器官、味觉器官等。感受器(sensory receptor)是指分布在体表或组织内部的专门感受机体内、外环境变化的结构和装置。这些结构和装置有的本身就是外周感觉神经末梢;有的是在裸露的神经末梢周围再包绕一些由结缔组织构成的被膜样结构(如触觉的环层小体);有的是一些在结构和功能上都高度分化了的感受细胞,它们再同感觉神经末梢相联系,如视网膜(retina)内的光感受细胞,耳蜗(cochlea)中的毛细胞(hair cell)是声音的感受细胞;有的则是特殊分化的感受细胞,如下丘脑的渗透压感受器等。

(一) 感受器分类

(1) 根据感受器分布的部位分为外感受器和内感受器。

(2) 根据感受器所接受刺激性质分为机械感受器、化学感受器、温度感受器等。

(3) 根据感受器对所接受刺激的适应性快慢分为快适应感受器、慢适应感受器。

(二) 感受器的一般生理特性

1. 适宜刺激　一种感受器通常只对某种特定形式的刺激最敏感、最易接受,这种形式的刺激称为该感受器的适宜刺激(adequate stimulus)。如一定波长的电磁波(可见光)是视网膜光感受细胞的适宜刺激;一定频率的机械振动(声波)是耳蜗毛细胞的适宜刺激等。

2. 换能作用　各种感受器都相当于一种特殊的生物换能器(biotransducer),均能把作用于它们的各种适宜刺激的能量形式转换为相应的传入神经上的动作电位,这种能量的转换称为感受器的换能作用(transducer function)。在换能过程中,感受器在把刺激的能量转换为相应的动作电位之前,先在感受器细胞或感觉神经末梢产生一种过渡性的电位变化,称为感受器电位(receptor potential)。

3. 编码作用　感受器在把外界刺激转换成神经冲动时,不仅发生了能量形式的转换,而且将刺激所包含的内、外环境变化的信息也转移到了动作电位的序列之中,起信息转移的作用,这一过程称为感受器的编码(coding)作用。

4. 适应现象　当某一个恒定强度的刺激持续作用于感受器时,感受器将逐渐减弱对适宜刺激的兴奋反应,甚至完全不发生兴奋,而且其感觉传入冲动逐渐减少,这种现象叫感受器的适应(adaptation)。适应是所有感受器的一个共同特点。但适应的程度可因感受器的类型不同而有很大差别。常把感受器区分为:快适应感受器(rapidly adapting receptor)和慢适应感受器(slowly adapting receptor)两类。感受器的适应并非疲劳,因为对某一刺激产生适应之后,如增加该刺激强度,又可引起传入冲动的增加。

二、躯体和内脏感觉

(一) 脊髓的感觉传导功能

躯体感觉(somatic sensation)包括触压觉、温度觉、痛觉和本体感觉等。躯体感觉的传入通路一般通过三级神经元的接替,初级传入神经元的胞体位于脊髓后根神经节或脑神经节内;第二级神经元的胞体在脊髓后角或脑干有关神经核内;第三级神经元的胞体在丘脑的感觉接替核内,最后到达大脑皮质的感觉区。由脊髓经脑干上传到大脑皮质的感觉传导路径可分为两大类。

1. 浅感觉传导路径　温度觉、痛觉和轻触觉均属浅感觉,其传入纤维在同侧脊髓后根的外侧部进入脊髓,在后角更换神经元,再发出纤维在中央管前交叉到对侧,分别经脊髓丘脑侧束(痛、温觉)和脊髓丘脑前束(轻触觉)上行抵达丘脑,更换神经元后投射到大脑皮质的感觉区(图9-3)。

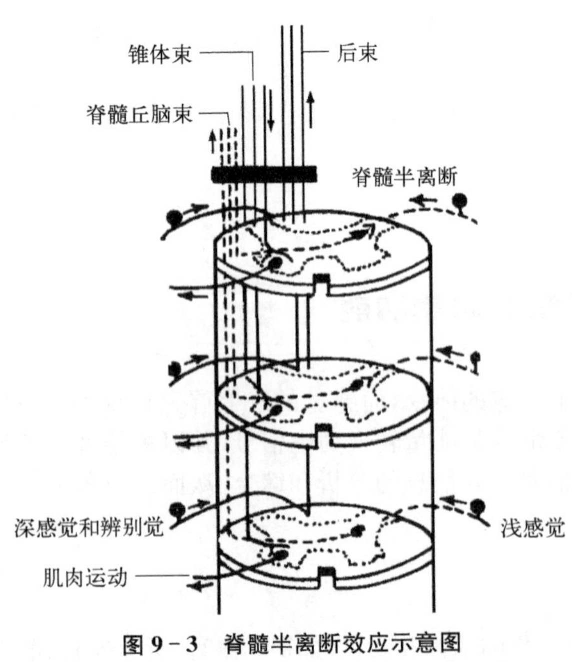

图9-3　脊髓半离断效应示意图

笔记栏

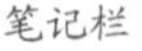

2. 深感觉传导路径　肌肉的本体感觉和深部压觉均属深感觉，其传入纤维由同侧脊髓后根的内侧部进入脊髓后，即在同侧后索上行，再发出纤维交叉到对侧上行，经内侧丘系抵达丘脑感觉接替核，换元后经内囊投射到大脑皮质中央后回。

由上述可见，浅感觉传导路径是先交叉再上行，而深感觉传导路径是先上行再交叉。在脊髓半离断的情况下，在离断的对侧可发生浅感觉障碍，在离断的同侧可出现深感觉（包括辨别觉）的障碍（图 9－3）。这些都有助于对某些疾病的诊断。

（二）丘脑感觉投射系统

大脑皮质不发达的动物，丘脑（thalamus）是感觉的最高级中枢；大脑皮质发达的动物，丘脑是各种上行感觉传导的换元接替站，并能对感觉传入进行初步的分析与综合。

丘脑的核群大致可以分成三大类。特异性感觉接替核、联络核和非特异性投射核，根据丘脑各核团向大脑皮质投射的特征不同，可把其分成两大投射系统（图 9－4）。

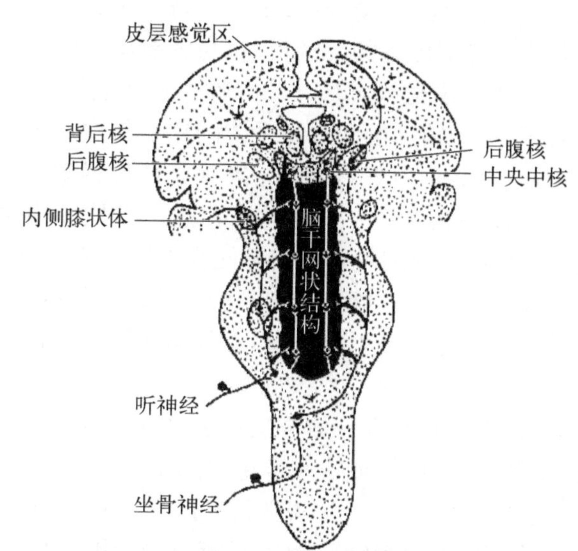

图 9－4　丘脑的两类感觉投射系统示意图

1. 特异投射系统　特异投射系统（specific projection system）是指丘脑的特异性的感觉接替核及其投射至大脑皮质的神经通路。丘脑的联络核在结构上大部分也与大脑皮质有特定的投射关系，因此也归于此系统。

该系统的特点是：每一种感觉的传入投射都具有专一性，它们都投射到大脑皮质的特定区域，与皮层间有点对点的关系。该系统的功能是：产生特定感觉，并激发大脑皮质传出神经冲动。

2. 非特异投射系统　非特异投射系统（nonspecific projection system）是指丘脑非特异性投射核及其投射至大脑皮质的神经通路。这一投射系统是各种特异的感觉冲动上行纤维经过脑干时，上行到达丘脑的感觉接替核；同时在这里发出侧支进入网状结构，并在其中多次换元，形成同一上行系统抵达丘脑的非特异性投射核。

该系统的特点是：该系统的纤维经反复换元后投射到大脑皮质的广泛区域，与大脑皮质之间不具有点对点投射关系；该系统的功能是：提高和维持大脑皮质的兴奋性，使机体处于觉醒状态，但不产生特定感觉。

以上两种投射系统之间具有相互依存，相互制约的关系。特异投射系统功能的发挥，有赖于非特异投射系统提高皮层兴奋性及其所维持的清醒状态。非特异投射系统的功能可以通过实验加以证实，如电刺激动物中脑网状结构，能够唤醒动物，脑电波呈现去同步化兴奋波（快波）；在中脑头端离断网状结构时，动物出现昏睡，脑电波出现同步化抑制波（慢波）。由此说明，在脑干网状结构内存在具有上行唤醒作用的功能系统，这一系统称为脑干网状结构上行激动系统（ascending reticular activating system）。

现已知道，上行激动系统主要是通过非特异投射系统而发挥作用的。由于这一系统是一个多突触接替的上行系统，因此易受药物的影响而发生传导阻滞。例如，巴比妥类催眠药的作用可能就是由于阻断了这一系统的传导；一些全身麻醉药（如乙醚）也可能是首先抑制了上行激动系统和大脑皮质的活动而发挥麻醉作用的。

（三）大脑皮质的感觉分析功能

各种感觉传入冲动最终都必须到达大脑皮质，在大脑皮质内进行信息的加工和综合，最后形成感觉和意识。所以，大脑皮质是感觉分析的最后和最高级部位。

笔记栏

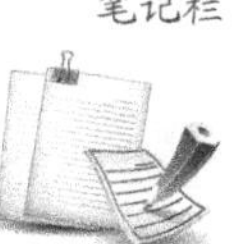

1. 体表感觉代表区　位于中央后回，相当于 Brodmann 分区的 3－1－2 区。其感觉投射的规

律有以下几点。

(1) 交叉性投射：躯干、四肢部分的感觉传入纤维向皮层投射是交叉的，但头面部感觉的投射是双侧性的。

(2) 倒置性安排：即下肢感觉区在皮层的顶部，上肢感觉区在中间，头面部感觉区在底部(但头面部感觉区内部的安排是正立的)。

(3) 投射区的大小与感觉分辨精细程度有关：不同体表部位在投射区域的大小与其感觉分辨精细程度有关，分辨愈精细的部位代表区愈大。

2. 本体感觉代表区　位于中央前回(4 区)。它既是运动区，又是肌肉本体感觉投射的代表区，故称为感觉-运动区(sensorimotor area)。在人脑，运动区主要在中央前回，其主要接受从小脑和基底神经节传来的反馈投射，与随意运动的形成有关。

3. 内脏感觉代表区　内脏感觉代表区投射的范围较为弥散、混杂，主要位于第一、第二感觉代表区，运动辅助区和边缘系统的皮层部位。内脏感觉代表区与体表感觉代表区有广泛重叠，且不集中，这可能是内脏感觉缺乏准确定位且感觉比较模糊的原因。

4. 视觉代表区　视觉代表区位于枕叶内侧面距状裂周围的皮层(17 区)。视觉投射的特点是：左眼颞侧视网膜和右眼鼻侧视网膜传入纤维投射到左侧大脑皮质枕叶；右眼颞侧视网膜和左眼鼻侧视网膜传入纤维投射到右侧大脑皮质枕叶。因此，一侧枕叶皮层受损可引起双眼对侧偏盲，双侧枕叶皮层受损可引起全盲；人的距状裂皮层损伤后，对光和视觉形象的分辨能力消失。

5. 听觉代表区　人的听觉代表区位于颞叶皮层的颞横回和颞上回(41、42 区)；听觉投射的特点是双侧性投射，即一侧皮层代表区接受来自双侧耳蜗感觉传入的投射。电刺激这些区域能引起受试者产生铃声样或吹风样主观感觉。

6. 嗅觉代表区　嗅觉代表区位于边缘叶的前底部，包括梨状区和杏仁核等处的嗅皮层。刺激这些部位可引起特殊的主观嗅觉，如焦橡皮气味等。随着动物的进化，嗅觉在皮层代表区愈益缩小。

7. 味觉代表区　味觉代表区位于中央后回头面部感觉投射区的下方(43 区)，与面部感觉代表区有部分重叠。

(四) 痛觉生理

1. 痛觉(pain sense)　是机体受到伤害性刺激时产生的一种不愉快的复杂感觉，并伴有情绪变化和防卫反应。痛觉无特殊结构的感受器。一般认为，痛觉感受器是游离的神经末梢，这种游离的神经末梢是一种化学感受器，故又称为伤害性感受器。各种伤害性刺激(如机械的、温度的、化学的刺激)只要达到一定的强度，均可引起组织损伤并释放出一些化学性致痛物质，如 K^+、H^+、组胺、5-HT、缓激肽、前列腺素、P 物质等，这些物质促进神经末梢去极化，继而发放动作电位，即痛觉的传入神经冲动，进入中枢，引起痛觉。

2. 皮肤痛觉　当伤害性刺激作用于皮肤时，可先后产生两种不同性质的痛觉。

(1) 快痛：快痛(fast pain)又称锐痛、刺痛，是指受到刺激后随即(<0.1 s)发生的尖锐、定位明确的刺痛，撤除刺激后便很快消失，不伴有明显的情绪变化。快痛由较粗的、传导速度较快的 $A\sigma$ 纤维(速度为 5～30 m/s)传导。

(2) 慢痛：慢痛(slow pain)一般在痛刺激后 0.5～1.0 s 出现，是定位不清的烧灼样疼痛，撤除刺激后疼痛仍持续数秒钟，常伴有心率加快、血压升高、呼吸改变及情绪变化。慢痛由无髓鞘的、传导速度较慢的 C 类纤维(速度为 0.5～2.0 m/s)传导。

3. 内脏痛与牵涉痛

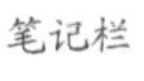

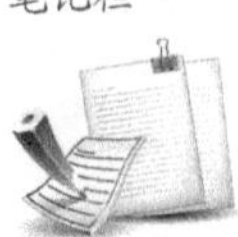

(1) 内脏痛(visceral pain)：是指内脏器官受到伤害性刺激(如牵拉、缺血、炎症、平滑肌痉挛或化学刺激等)时，所引起的内脏疼痛。

内脏痛的特点是：① 疼痛缓慢、持续时间长。② 定位不精确，对刺激的分辨力差。③ 对机械性牵拉、缺血、痉挛、炎症及化学刺激很敏感，而对烧灼、切割等刺激不敏感。④ 可引起牵涉痛。

(2) 牵涉痛(referred pain)：是指某些内脏疾患引起远隔的体表部位发生疼痛或痛觉过敏的现象。例如，心肌缺血或梗死时，可发生心前区、左肩和左上臂的疼痛；胆囊病变时，右肩胛部会出现疼痛；胃溃疡时，可有上腹部疼痛；阑尾炎时，早期可有脐周围或上腹部的疼痛。故牵涉痛在临床上有一定诊断价值(表 9-2)。

表 9-2　常见内脏疾病牵涉痛部位和压痛区

患病器官	心绞痛	胃溃疡、胰腺炎	胆囊炎	肾结石	阑尾炎
疼痛部位	心前区、左臂尺侧	左上腹、肩胛间	右肩胛	腹股沟区	脐周区

三、视觉

眼(eye)是引起视觉的外周感觉器官。在人脑所获得的外界信息中，大约有 70% 以上来自视觉系统(visual system)，因而眼是人体最重要的感觉器官。人眼的适宜刺激是波长为 380～760 nm 的电磁波。

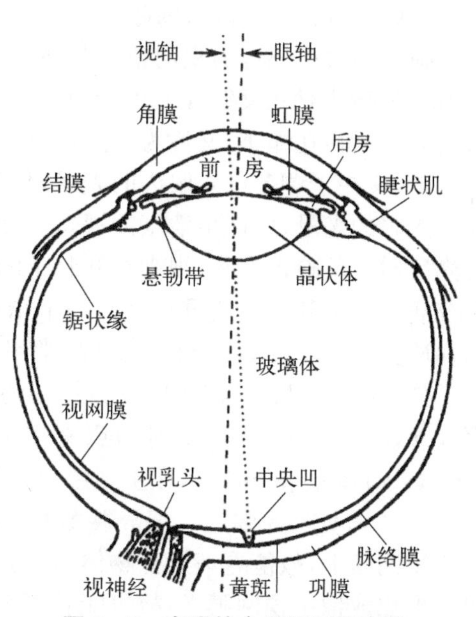

图 9-5　右眼的水平切面示意图

(一) 眼的折光系统

1. 眼的折光系统　　眼的折光系统包括：角膜、房水、晶状体和玻璃体(图 9-5)。由于空气与角膜折射率之差在眼的折光系统中最大，因此进入眼内的光线，在角膜处折射最强。曲率半径不同的折射面是角膜和晶状体。曲率半径越大的折射面，折光能力越小；反之，折光能力越大。晶状体的曲率半径可以随机体的需要而改变；因此，晶状体在眼的折光系统中发挥着重要作用。

2. 视近物时眼的调节　　一般来说，在人眼前方 6 m 以外的物体，发出或反射到眼的光线，都近似于平行光线，因此，可在视网膜上形成清晰的物像。通常将人眼不做任何调节时所能看清物体的最远距离称为远点(far point)。

若把 6 m 远的物体向眼前移近，如果这时眼的折光系统仍处于原来的安静状态不变，则物像必将落到视网膜的后方，由于光线达到视网膜时尚未聚焦，只能在视网膜上产生一个模糊不清的虚像。然而实际上，正常人特别是青年人，可以看清眼前 10 cm 的物体。这是由于眼的折光系统能随着物体的移近而发生相应的变化，以使物像仍能聚集在视网膜上。这种眼的折光系统能随着物体由远而近所发生的适应性变化，称为眼的调节(accommodation of the eye)。眼的调节主要是通过晶状体曲度变化，以及瞳孔缩小和两眼球会聚来实现的(图 9-6)。

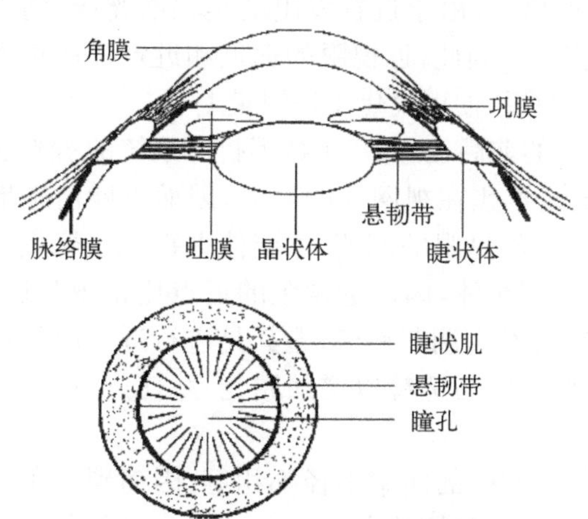

图 9-6　眼视物时晶状体的调节示意图

(1) 晶状体变凸：晶状体边缘借悬韧带(睫状小带)附着于睫状体。睫状体中含有像括约肌一样的睫状肌。当眼看远物时，睫状肌松弛，悬韧带被拉紧，使晶状体受到牵拉而呈扁平；当眼看近物时，则进入调节状态，反射性地使睫状肌收缩，睫状体因而向前内移动，使悬韧带放松，晶状体受牵拉的力量减小，便借助其本身的弹性而回位，曲度增加。晶状体变凸(曲率半径变小)，使折光能力增加，因而可使近物的辐散光线仍能聚焦于视网膜上，以形成清晰的物像。

很明显，物体距眼球愈近，到达眼的光线辐散程度愈大，因而越需要晶状体作更大程度的变凸。

笔记栏

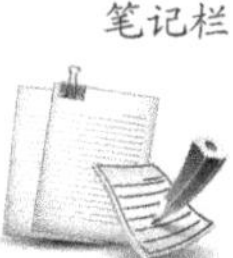

人眼看清楚近物的能力是有一定限度的，眼的最大调节能力，可用它所能看清物体的最近距离来表示，这个距离称为近点(near point)。这取决于晶状体变凸的最大程度。由于晶状体的弹性随年龄的增长而减弱，导致眼的调节能力降低。这种现象称为老视(presbyopia)。例如，8岁左右儿童近点为8.6 cm，成年人为10～15 cm，而60岁时则增至83.3 cm。

(2) 瞳孔缩小：正常人眼瞳孔的直径可变动于1.5～8.0 mm之间。在视近物时，除了晶状体凸度增加外，还伴有相应的瞳孔缩小，通常把该反射称为瞳孔调节反射(pupillary accommodation reflex)，也称瞳孔近反射(pupillary near reflex)。它是瞳孔括约肌反射性收缩所致。其生理意义是减少折光系统的球面像差和色像差，增加景深，使视网膜成像更为清晰。瞳孔的最适直径为2～3 mm，此时看到的物像最清晰。

瞳孔的大小还可随视网膜光照强度的变化而改变。强光下，瞳孔缩小，弱光下，瞳孔扩大，这种反射称为瞳孔对光反射(pupillary light reflex)。其特点是：效应具有双侧性，即光照一侧瞳孔，同时引起双侧瞳孔缩小，又称为互感性对光反射(consensual light reflex)。它是眼的一种重要适应功能，其意义在于调节进入眼内的光量，使视网膜不致因光亮过强而受到损害；弱光下瞳孔扩大可增加进入眼的光量，以产生清晰的视觉。瞳孔对光反射的中枢位于中脑，因此检查瞳孔的直径和瞳孔对光反射可反映视网膜、视神经和脑干的功能状态，所以临床上将它作为判断麻醉深度和中枢神经系统病变部位和病情危重程度的一个指标。动眼神经的副交感纤维支配瞳孔括约肌，其末梢释放的递质为ACh。因此，眼科检查时，常用M受体阻断剂阿托品滴眼来放大瞳孔。

(3) 双眼会聚：当双眼注视一个由远移近的物体时，两眼视轴向鼻侧会聚的现象，称为双眼会聚(convergence)。这一反射的意义在于两眼同时看一近物时，物像仍能落在两眼视网膜对称点(corresponding point)上，在主观感觉上只形成一个物像，不会产生复视。

3. 眼的折光异常　正常眼无须作任何调节，便可使6 m外物体发出的平行光线，恰好聚焦成像于视网膜上，故能看清远方物体；而看近物时，只要物体与眼的距离不小于近点，通过眼的调节，也能聚焦成像于视网膜上，故也能看清6 m以内的物体，这种眼称为正视眼(emmetropia)。

若眼的折光能力异常，或眼球的形态异常，使远处发出的平行光线不能聚焦在未调节眼的视网膜上，则称为非正视眼(ametropia)，也称为屈光不正。非正视眼包括近视、远视、散光3种。

(1) 近视：多数近视(myopia)是由于眼球前后径过长，少数近视系因角膜、晶状体凸度过大及晶状体屈光力增加，以致屈光能力过强所引起。上述原因均使来自远处物体的平行光线聚焦于视网膜的前方，在视网膜上形成模糊的图像。近视眼在看近物时，由于近物发出的是辐散光线，则不需调节或仅需较少程度的调节，就能使光线聚焦在视网膜上。因此，近视眼的远点和近点都比正视眼近。近视眼的矫正可用凹透镜，使入眼的光线在适当分散后，便可聚焦于视网膜上。

(2) 远视：绝大多数远视(hypermetropia)是由于眼球的前后径过短，少数因折光系统的折光能力太弱所引起。这些原因均可使来自远处物体的平行光线聚焦在视网膜的后方，因而不能清晰地成像于视网膜上。远视眼的特点是在看远处物体时，也必须经过眼的调节，才能使平行光线聚焦在视网膜上；在看近物体时，则需做更大程度的调节，才能看清物体，因此远视眼的近点比正视眼远。由于远视眼不论看近物还是看远物都需要进行调节，故容易发生调节疲劳，尤其是进行近距离作业或长时间阅读时，可因调节疲劳而引起头痛。矫正远视眼可用凸透镜以增加屈光力，使近点移近，远点调至正常。

(3) 散光：正常人眼的角膜表面呈正球面，球面上各个方向的曲率半径都相等，因而到达角膜表面各点上的平行光线经折射后均能聚焦在视网膜上。但是，多数散光眼(astigmatism)的角膜表面的各个方向，曲率半径不等。故到达眼的平行光线不能都聚焦在视网膜上，造成视网膜上的图像不清晰，并与物体的原形不完全符合。除角膜外，晶状体表面曲率异常也会引起散光。纠正散光通常用柱面镜。

(4) 老视：老视(presbyopia)是由于老年人的晶状体弹性降低所致。老视的人在看远物时与正视眼无异，但看近物时，因眼的调节能力降低，近点远移，看不清近物，需戴凸透镜以补偿调节的

笔记栏

不足。

（二）视网膜的感光换能功能

来自外界物体的光线，通过眼的折光系统在视网膜上聚焦成像。作为眼的感光部分，视网膜的基本功能是感受光的刺激，并将其转变成视神经纤维的神经冲动。

视网膜（retina）主要由四层细胞构成，从靠近脉络膜的一侧算起，依次是色素细胞层、感光细胞层、双极细胞层、神经节细胞层（图 9－7）。

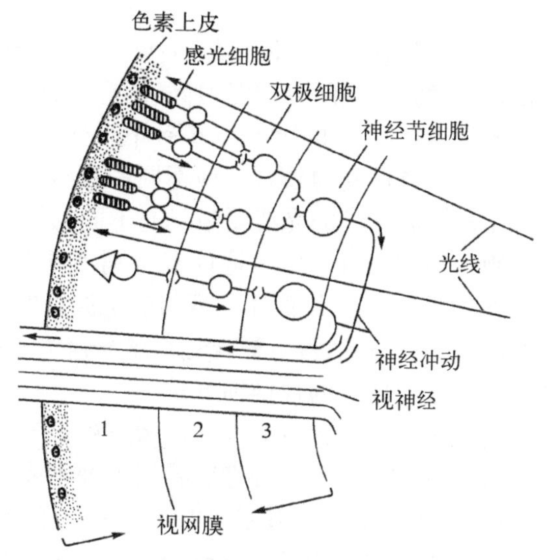

图 9－7 视网膜的主要细胞层次及其联系模式图

1. 两种感光细胞——视杆细胞和视锥细胞的区别

（1）形态上的区别：视杆细胞的外段呈长杆状，视锥细胞的外段呈圆锥状。

（2）分布上的特点：视杆细胞主要分布在视网膜周边部，视锥细胞主要分布在视网膜近中心部。在黄斑中心的中央凹处，只有视锥细胞而无视杆细胞。

（3）突触联系方式：视杆细胞会聚程度高，而视锥细胞会聚程度低。一个眼球的视网膜上约有 600 万个视锥细胞和 1.2 亿个视杆细胞，而神经节细胞仅为 120 万个。其中多数感光细胞会聚于一个神经节细胞。通常有多个视杆细胞会聚于一个双极细胞，数个双极细胞再会聚于一个神经节细胞，故视杆细胞会聚程度较高。而在中央凹处常可见到一个视锥细胞仅与一个双极细胞联系，该双极细胞也只同一个神经节细胞联系的 1 对 1 的单线联系方式，故其会聚程度较低。

2. 两种感光换能系统

（1）视杆系统的感光换能机制：视杆系统（rod system）它们对光的敏感度较高，能在昏暗的环境中感受弱光刺激而引起视觉，但视物时只能区分明暗和轮廓，分辨能力较差，无色觉。该系统又称为暗光觉系统（dark light vision system）或暗视觉（scotopic vision）。

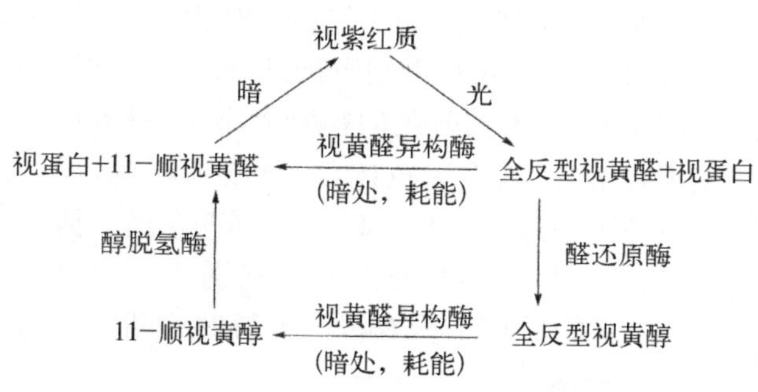

图 9－8 视紫红质的光化学反应

在视杆细胞中仅含有一种感光色素，即视紫红质（rhodopsin）。视杆细胞所含有的视紫红质是一种结合蛋白质，由一分子视蛋白（opsin）和一分子视黄醛（retinene，11－顺型视黄醛）所组成，分布于视杆细胞外段的膜盘膜上。视紫红质在暗处呈紫红色，当受到光照时迅速退色以致完全变白（图 9－8）。

视紫红质在光照时迅速分解为视蛋白和视黄醛，其中的视黄醛由分子构象较为弯曲的 11－顺型变为分子构象较直的全反型，并与视蛋白分离。视紫红质的光化学反应是可逆的，在暗处又可重新合成。视紫红质的再合成是全反型视黄醇在视黄醛异构酶的作用下转变为 11－顺视黄醇。最后，11－顺视黄醇在醇脱氢酶的作用下转变为 11－顺视黄醛。形成的 11－顺视黄醛可以很快再与视蛋白结合而合成视紫红质。实际上人在暗处视物时，既有视紫红质的合成，又有它的分解，这是在暗处能不断视物的基础。光线愈暗，合成过程愈强，视紫红质含量也愈高，视网膜对弱光就愈敏感。相反，人在亮处时，视紫红质的分解增强，合成减弱。在强光下，视杆细胞中的视紫红质较多的被分解，视杆系统失去了感受光刺激的能力，则强光下的视物由视锥系统来完成。

视紫红质在分解和再合成的过程中，有一部分视黄醛被消耗，这就要靠从食物中吸收的维生素 A 来补充。因此，如长期维生素 A 摄入不足，将会减少视紫红质的合成，影响人的暗视觉，引起夜盲

笔记栏

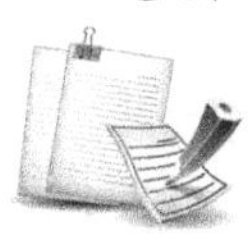

症(nyctalopia)。

(2) 视锥系统：视锥系统(cone system)对光的敏感性较差，只有在白昼或强光条件下才能引起兴奋，但视物时，空间分辨能力高，能看清物体表面的细节和轮廓境界，并可辨别颜色。该系统又称为昼光觉系统(day light vision system)或明视觉(photopic vision)。

大多数脊椎动物具有三种不同的视锥色素。正是这些不同的视蛋白，才使得与它结合的视黄醛分子对不同波长的光线刺激具有不同的敏感性。

视锥细胞的重要功能是具有辨别不同颜色的能力。正常视网膜可分辨 380～760 nm 之间约 150 种不同的颜色，每种颜色都与一定波长的光线相对应。因此，在可分辨的光谱范围内，波长长度只要改变 3～5 nm，就可被视觉系统分辨为不同的颜色。显然，视网膜上不可能存在上百种对不同波长的光线起反应的视锥细胞。

视网膜上分别存在对红、绿、蓝三色最为敏感的视锥细胞是色觉形成的基础。

若缺乏三原色中某种光敏感视锥细胞或感光色素，则缺乏对该色的辨别能力，即为该色的色盲(color blindness)。色盲程度也不完全一样，有的只表现为对某原色辨别能力比正常为弱，这种色觉的异常称为色弱(color weakness)。色盲、色弱除极少数是由于视网膜病变引起外，绝大多数是由先天遗传而来。

(三) 一些重要的视觉现象

1. 暗适应和明适应

(1) 暗适应：当人长时间在明亮的环境中而突然进入暗处时，最初任何东西都看不清楚，经过一定时间，视觉敏感度才逐渐增高，能逐渐看见在暗处的物体，这种现象称为暗适应(dark adaptation)。暗适应是人眼在暗处对光的敏感度逐渐提高的过程。主要与视杆细胞中的视紫红质合成增强有关。

(2) 明适应：人较长时间在黑暗处突然进入明亮处时，最初感到一片耀眼的光感，不能看清物体，稍待片刻才能恢复视觉，这称为明适应(light adaptation)。初期的耀眼光感主要是由于视杆细胞在暗处合成的大量视紫红质在强光下迅速分解所致，其后，对光不敏感的视锥细胞才能在亮光环境中感光。

2. 视野　单眼固定凝视前方一点时，该眼所能看到的空间范围，称为视野(visual field)。视野可借助视野计进行测量。在同一光照条件下，不同颜色的视野大小不一样，以白色视野最大，其次为黄蓝色，再次为红色，而以绿色视野为最小(图 9-9)。不同颜色的视野的差异，主要与各类感光细胞在视网膜中的分布范围有关。临床上检查视野可帮助诊断眼和脑的一些疾病。

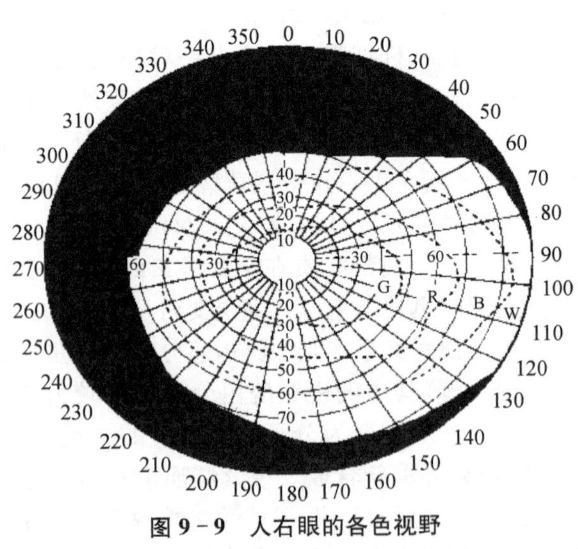

图 9-9　人右眼的各色视野

G：绿色；R：红色；B：蓝色；W：白色

3. 视力　人眼对物体形态的精细分辨能力，称为视力或视敏度(visual acuity)。正常人眼的视敏度有一个限度，它可以用人所能分辨两点间的最小视网膜像的大小为衡量标准，这一标准相当于视网膜中央凹处一个视锥细胞的直径(4～5 μm)的大小。通常视力用视角(分)的倒数来表示，如 1 分视角的视力即为 1.0，2 分视角的视力则为 1/2=0.5。正常视力可达到 1.0～1.5。

笔记栏

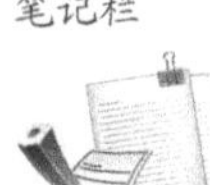

正常眼的视力也有超过 1.0 达 1.5 左右者，表明视敏度更高。视网膜各部位的视敏度不同，中央凹处视敏度最高，越往周边越低。因为中央凹处视锥细胞最为密集，与双极细胞、神经节细胞又是单线联系，所以分辨能力最高。眼的屈光异常和光源强弱都会影响视敏度。

四、听觉

耳是听觉器官，由外耳、中耳和内耳迷路中的耳蜗所组成。耳的适宜刺激是由声源震动引起空气产生的疏密波，通过外耳和中耳的传音系统的传递，引起内耳淋巴的振动，从而使耳蜗螺旋器的毛细胞兴奋，将声能转变成神经冲动，经听神经传入大脑皮质的听觉中枢，产生听觉。

（一）外耳和中耳的传音功能

中耳(middle ear)是空气传导的必经之路，外侧以鼓膜与外耳道交界，中耳腔叫鼓室，鼓室内侧通过前庭窗（又称卵圆窗）和蜗窗（又称圆窗）膜与内耳相隔，并以咽鼓管与鼻咽部相通。

声波通过鼓膜、听骨链到达前庭窗时，其振动的压强明显增大，而振幅稍减小，这就是中耳的增压效应(pressurized effect)。这是由于鼓膜的面积与镫骨脚板的面积之间的差别所致：① 鼓膜振动时，其有效振动面积约为 55 mm^2，与前庭窗膜相连的镫骨底板面积约 3.2 mm^2。如果听骨链传音时总压力不变，则作用于前庭窗膜上的压强增大约 17.2 倍(55/3.2)；② 听骨链杠杆长臂（锤骨柄）和短臂（砧骨长突）之比为 1.3∶1，这样短臂一侧的压力将增大为原来的 1.3 倍。所以，在鼓膜和听骨链传递声波过程中，通过以上两方面的作用，前庭窗上的增压效应为 17.2×1.3＝22.4 倍。

声音可通过以下 3 条途径传入内耳。

(1) 声音→外耳道→鼓膜→听骨链→前庭窗→内耳。

(2) 声音→外耳道→鼓膜→鼓室内空气振动→蜗窗→内耳。

(3) 声波振动→颅骨和内耳骨迷路振动→内耳。

前两条声音的传导途径属气传导(air conduction)，第三条声音传导途径为骨传导(bone conduction)。正常情况下，声波主要通过第一条途径传导；第二条的声波传导路径在正常听觉中的作用很小。正常的听觉是空气传导大于骨传导。当鼓膜和中耳病变引起传音性耳聋时，空气传导明显低于骨传导，而在耳蜗病变发生感音性耳聋时，则空气传导和骨传导同时受损。

（二）内耳耳蜗的感音换能功能

耳蜗是一个形似蜗牛壳的骨管，在耳蜗管的横断面上由前庭膜和基底膜将管道分为 3 个腔，分别称为前庭阶(scala vestibuli)、蜗管(cochlear duct)和鼓阶(scala tympani)（图 9－10）。前庭阶在耳蜗底部与前庭窗膜相接，内充外淋巴(perilymph)；鼓阶在耳蜗底部与圆窗膜相接，也充满外淋巴，这两个部分的外淋巴通过耳蜗顶部的蜗孔相沟通。

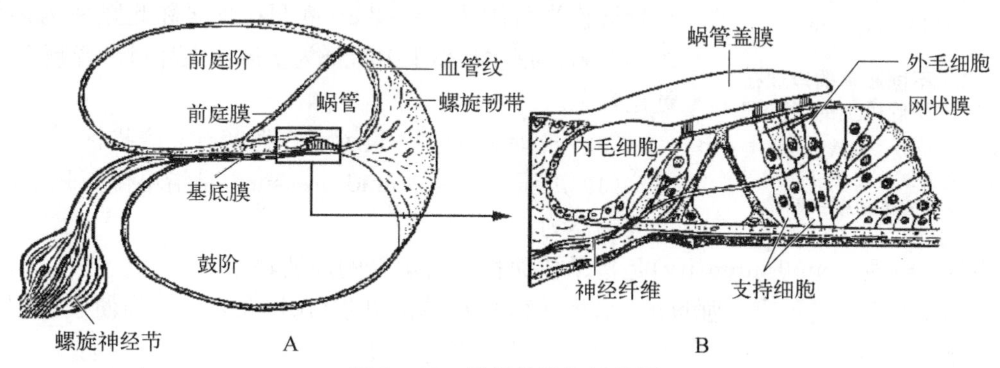

图 9－10　耳蜗的结构示意图

A. 耳蜗骨管的横断面；B. 螺旋器

蜗管位于前庭阶和鼓阶之间，是充满内淋巴(endolymph)的盲管。并不与外淋巴相通，在内淋巴中浸浴着基底膜上的声音感受器——螺旋器（也称柯蒂氏器，organ of Corti)。

螺旋器由内、外毛细胞(hair cell)和支持细胞等组成。在蜗管的近蜗轴侧有一行纵向排列的内毛细胞，其外侧有 3～5 行纵向排列的外毛细胞。每一个毛细胞的顶部表面，都有上百条排列整齐的纤毛，称为听毛。

在耳蜗的感音换能过程中，耳蜗基底膜的振动是一个关键因素。

笔记栏

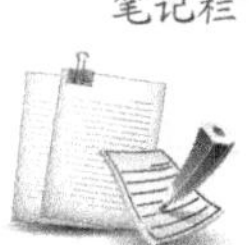

1. 基底膜振动　当声波振动通过听骨链到达前庭窗时，压力变化立即传给耳蜗内液体和膜性结构。如果声波经中耳听骨链传递，使前庭窗膜内移时，必将通过外淋巴使前庭膜下移，通过内淋巴使基底膜下移，最后通过鼓阶的外淋巴压向圆窗，使圆窗膜外移；相反，当前庭窗膜外移时，上述结构又作相反方向移动，如此反复，形成了振动。在这种振动过程中，前庭窗膜实际起着缓冲耳蜗内压力变化的作用。

基底膜的振动又引起螺旋器的振动，使毛细胞弯曲。听毛的弯曲可引起毛细胞兴奋，并将机械能转化成电能。最后引起与毛细胞相联系的耳蜗神经产生神经冲动频率的改变，以不同形式的编码传入中枢。

人基底膜的长度约为 30 mm，但其宽度不同，底部基底膜的宽度只有 0.04 mm，以后逐渐加宽，到蜗顶处约 0.5 mm，同时基底膜的顺应性由蜗底到蜗顶也逐渐增大到 100 倍左右。所以通常底部基底膜顺应性和质量小，共振频率高；顶部基底膜顺应性和质量大，共振频率低。

2. 行波理论　人的听觉是如何感受不同频率的声音(音调)的？早在 1947 年，由 Bekesy 提出的行波学说(traveling wave theory)就对这一问题作出过解释。

(1) 声波的振动就像一条抖动着的绸带，声波沿绸带向远端传播：声波的振动到达前庭窗后传至内耳，使耳蜗底部基底膜随之振动，并向蜗顶方向纵向推进，振动幅度逐渐加大，当所传送的声波频率与某一部位的基底膜共振频率完全一致时，则该部基底膜振动的振幅增强到最大，经过该部后，因能量的耗尽，振幅急剧减小，最后行波(声波)消失。

(2) 每一个声波振动频率在基底膜上都有一个特定的行波传播范围和最大振幅区：研究发现，声波频率越低，行波传播的距离越远，最大振幅出现的部位越靠近蜗顶，即越靠近蜗顶的基底膜与低频声波发生共振；相反，声波频率越高，行波传播距离越短，最大振幅出现的部位越靠近前庭窗处，即靠近蜗底的基底膜与高频声波发生共振(图 9－11)。

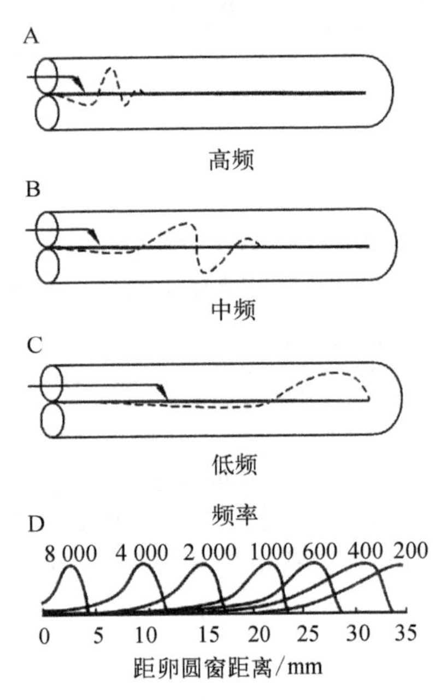

图 9－11　不同频率的声波在基底膜上的"行波"

A、B、C. 高、中和低频声波传入耳蜗后引起基底膜最大振幅的位置；D. 不同频率声波引起最大振幅振动的基底膜位置

(三) 声音的物理参量

1. 声波频率　指每秒钟振动的周期数，以 Hz 为单位。人耳听觉感受范围为 16～20 000 Hz，通常称此频率为声频，大于 20 000 Hz为超声，小于 16 Hz 为次声。人耳对声音频率的主观感觉是音调。

2. 声音的强度　表示声音强度有 2 个指标。

(1) 声压：声压(sound pressure)是指单位面积上所承受的声波的压力。

(2) 声强：声强(sound intensity)是指单位面积上所承受的声波功率。

通常，人们在日常表示声音强度时，采用一种相对单位贝尔(bel)来表示。为便于实用，再取它的 1/10，称分贝尔(decibel)，简称分贝(dB)。人耳对声音强度的主观感觉是声音的响度。

3. 听阈和听域　人耳能感受的振动频率在 16～20 000 Hz 之间，而对于其中每一种频率都有一个刚好能引起听觉的最小振动强度，称为听阈(hearing threshold)。当振动强度在听阈以上继续增大时，听觉的感受能力也相应增强，但当振动强度增加到某一限度时，它引起的将不仅是听觉，同时还会引起鼓膜的疼痛感觉，这个限度称为最大可听阈。

由于对每一个振动频率都有其自己的听阈和最大可听阈，因而就能绘制出人耳对振动频率和强度感受范围的坐标图(图 9－12)。其中下方曲线表示不同频率振动的听阈，上方曲线表示它们的最大可听阈，两者所包含的面积则称为听域(hearing range)。凡是人所能感受的声音，它的频率和强度的坐标都应在听域的范围之内。从听域图上可以看出，人耳最敏感的频率在 1 000～3 000 Hz 之间；而

笔记栏

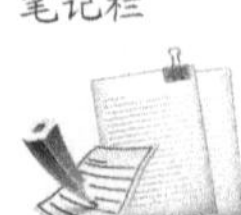

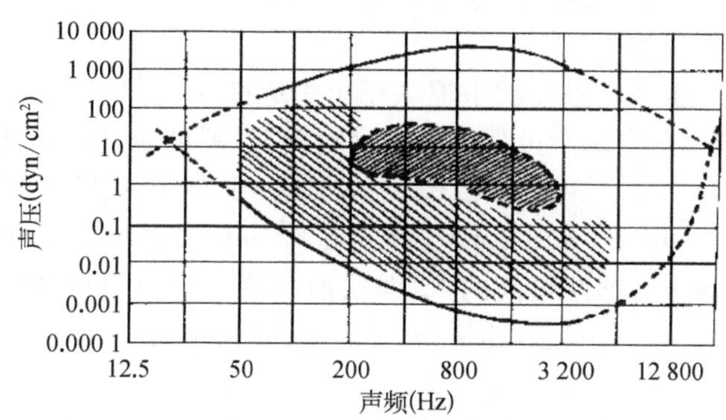

图 9－12 人的正常听域图

中心斜线区：语言强度范围；下方斜线区：次要语言强度范围

日常语言的频率较此略低，语音的强度则在听阈和最大可听阈之间的中等强度处。

五、平衡感觉

（一）前庭器官

前庭器官(vestibular apparatus)由内耳中的3个半规管(semicircular canal)和椭圆囊(utricle)、球囊(saccule)(两者合称前庭)组成(图9－13)。前庭器官是人体对自身运动状态和头部在空间位置的感受器，在维持姿势、调节平衡中起重要作用。从这个意义上，前庭器官的感觉，也可称为平衡感觉(equilibrium sensation)。

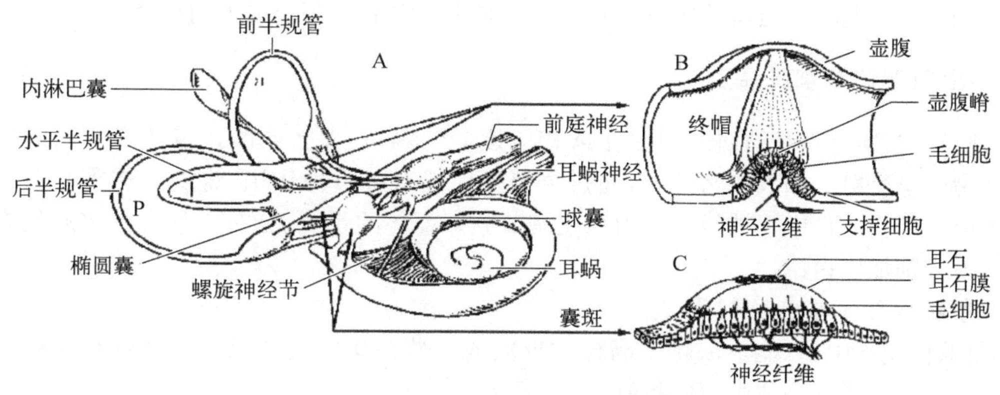

图 9－13 前庭器官的结构示意图

A. 内耳迷路；B. 壶腹嵴；C. 囊斑

椭圆囊和球囊统称为耳石器官，毛细胞位于囊斑上。在左、右两侧内耳各有三个互相垂直的半规管，分别代表空间的三个平面；壶腹嵴是半规管的感受装置，嵴上有竖立毛细胞。

椭圆囊、球囊和3个半规管中的毛细胞呈阶梯状排列，其中有一条最长，位于细胞顶端的一侧边缘处，称为动纤毛(kinocilium，亦称动毛)，其余的毛较短，分布于细胞顶端的大部分区域，称为静纤毛(stereocilium，亦称静毛)。毛细胞的底部有前庭神经纤维末梢分布。

当外力使静毛倒向动毛一侧偏转时，毛细胞则产生去极化，表现为兴奋性效应；当外力使动毛倒向静毛一侧弯曲时，则毛细胞产生超极化，同时传入冲动减少，表现为抑制性效应。这是前庭器官中所有毛细胞感受外界刺激时的一般规律。

（二）前庭器官的适宜刺激

椭圆囊的适宜刺激是头部水平方向的直线变速运动。球囊的适宜刺激主要以头部垂直方向的直线变速运动为主。半规管的适宜刺激是正、负角加速度运动。前庭器官受到刺激是通过反射性地改变颈部、躯干和四肢的紧张性，完成姿势反射，维持身体平衡的主要器官。身体的姿势反射是

笔记栏

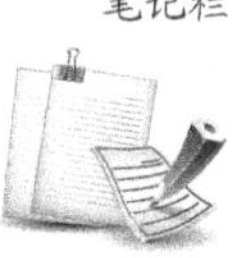

与引起该反射的刺激动因(直线或旋转变速运动)相对抗的,从而保持身体在空间的正常位置。

(三) 前庭的自主神经反射

前庭器官受到刺激后,通过与相关的中枢联系可引起眩晕、胃肠反应、平衡失调、倾倒、眼球震颤等反射活动。如果对前庭器官刺激过强或刺激时间较长,则可通过前庭核与网状结构的联系,而引起自主神经功能失调,导致恶心、呕吐、眩晕、心率加速、血压下降、呼吸加快和皮肤苍白等现象,称为前庭自主神经反射(vestibular autonomic nervous reflex)。这种反射由于刺激种类和刺激强度不同,反应不一。对前庭器官敏感性很高的人,即便前庭器官受到的刺激的强度不大,也可出现非常强烈的自主神经反应,甚至成为病态,如晕车、晕船、航空病等。

(四) 眼球震颤

当前庭迷路受刺激时,特别是在躯体做旋转运动时,反射性地改变了眼外肌的活动,而引起眼球规律性运动,称为眼球震颤(nystagmus)。水平半规管旋转后的眼球震颤,是临床常用的前庭功能检查方法之一。规定在 20 s 内旋转 10 周突然停止,观察眼球震颤的性质、强度、方向以及持续时间。正常持续 15～40 s,如果减弱或消失或持续时间缩短,说明前庭功能减退;反之,说明前庭功能亢进。

第三节 神经系统对躯体运动的调节

人体的各种躯体姿势和运动,都是在神经系统的控制下实现的。神经系统对躯体运动的调节机制极为复杂,涉及大脑皮质运动区、皮层下核团、脑干和脊髓等多个水平的神经活动。

一、中枢对躯体姿势的调节

中枢神经系统通过对骨骼肌的肌紧张或相应运动的调节,保持或改正身体在空间的姿势的反射活动,称为姿势反射。如人在站立时,通过姿势反射能对抗重力作用,将身体的重心保持在适当范围,而不至于倾斜。在中枢神经系统内存在调节躯体姿势的系统,分布于从大脑皮质到脊髓的各级水平,以下分别加以讨论。

(一) 脊髓对躯体姿势的调节

脊髓是低位反射中枢,能不依赖于高位中枢完成一些简单的姿势反射。但这种反射活动是初步的和原始的,通常受到高位中枢的控制。

1. 脊休克　　脊休克(spinal shock)是指人或动物的脊髓在与高位中枢离断后反射活动的能力暂时丧失而进入无反应状态的现象。其主要表现为:在离断水平以下的脊髓所支配的躯体和内脏反射活动减退或消失,骨骼肌紧张性降低,甚至消失,随意运动功能丧失,外周血管扩张,血压下降,发汗停止,大小便潴留等;此后,一些以脊髓为基本中枢的各种反射功能可逐渐恢复。

2. 脊髓的躯体反射功能

(1) 屈肌反射:脊髓动物的一侧肢体皮肤受到伤害性刺激时,引起的同侧肢体出现屈肌收缩、伸肌舒张、肢体屈曲反应,称为屈肌反射(flexion reflex)。该反射具有避免刺激、自我保护的意义,而与姿势调节无关,不属于姿势反射。在人类,当大脑皮质运动区及其下传通路发生功能障碍,脊髓失去了高位中枢调节时,若用钝器划足跖外缘,可出现大趾背屈、其他四趾呈扇形外展的现象,称为巴宾斯基征(Babinski sign)阳性。从本质上看,它是一种原始的屈肌反射,在正常情况下,由于受到高位中枢的抑制,并不表现出来,提示高位中枢功能异常。

笔记栏

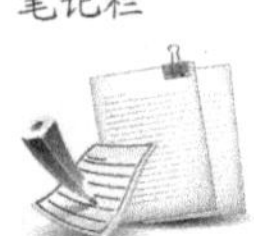

(2) 对侧伸肌反射:脊髓动物的皮肤受到一个较强的伤害性刺激时,除引起同侧肢体发生屈曲外,还出现对侧肢体的伸肌收缩、肢体伸直,此称为对侧伸肌反射(crossed extensor reflex)。该反射具有维持姿势和身体平衡的作用。

(3) 牵张反射：脊髓前角存在大量与运动有关的神经元，即α、β和γ运动神经元；由一个脊髓α运动神经元或脑干运动神经元及其所支配的全部肌纤维所组成的功能单位，称为运动单位(motor unit)。

有神经支配的骨骼肌，在受到外力牵拉伸长时，能反射性地引起受牵拉的同一肌肉收缩，此称为牵张反射(stretch reflex)。如膝跳反射、跟腱反射，都是典型的牵张反射。

1) 肌梭：肌梭是牵张反射的感受器，它们属于本体感受器，分别位于骨骼肌内和肌腱胶原纤维内。

肌梭是一种长度感受器(length receptor)，主要感受肌肉的长度变化。当梭内肌纤维收缩或当梭外肌纤维被牵拉而变长时，均可使肌梭中间部位的感受器兴奋性增高；梭外肌纤维收缩变短时，肌梭感受器兴奋性则降低。

2) 牵张反射的类型：腱反射(tendon reflex)是指快速牵拉肌腱时发生的牵张反射，如前所述的膝跳反射和跟腱反射，腱反射的反射时约0.7 ms，只够一次突触传递时间，故为单突触反射。腱反射的减弱或消失，常提示反射弧的传入、传出通路或脊髓反射中枢的损害或中断；而腱反射的亢进，常提示高级中枢的病变。

肌紧张(muscle tonus)是指缓慢持续牵拉肌腱时发生的牵张反射。表现为被牵拉的肌肉能发生轻度而持久的收缩，具有一定肌张力，而无明显的缩短。肌紧张系多突触反射。其生理意义是：维持身体姿势、固定关节，是姿势反射的基础。整个肌肉处于经常的轻度收缩状态而不疲劳。当肌紧张发生障碍，不但姿势不能维持正常，而且运动也会失调。

除肌梭外，骨骼肌中还有一种能感受肌肉张力变化的感受器，称为腱器官(tendon organ)，对肌肉收缩产生的张力变化异常敏感。当肌肉受外力牵拉而被拉长时，首先兴奋肌梭感受器引发牵张反射，使被牵拉的肌肉收缩以对抗牵拉。这种由腱器官兴奋引起的牵张反射抑制，称为反牵张反射(inverse stretch reflex)。反牵张反射可防止牵张反射过强而拉伤肌肉，因此具有保护作用。

3) 牵张反射的生理意义：维持骨骼肌处于持续的轻度的收缩状态和身体姿势。

(二) 脑干对躯体肌紧张和姿势的调节

脑干对躯体肌紧张的调节是通过其易化区和抑制区的下行作用实现的。脑干网状结构下行易化和抑制系统对肌紧张的影响，可通过去大脑僵直实验加以证实。动物在麻醉下，暴露脑干后，在中脑上、下丘之间切断，动物出现伸肌过度紧张现象，表现为四肢伸直、脊柱后挺、头尾昂起，呈角弓反张状态，这种现象称为去大脑僵直(decerebrate rigidity)(图9-14)。

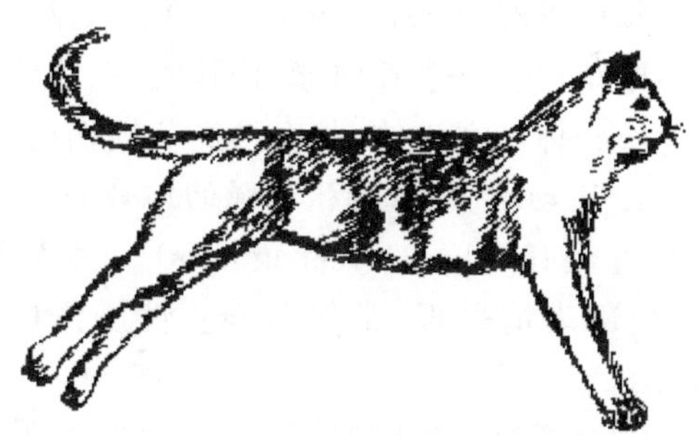

图9-14　猫去大脑僵直示意图

(三) 脑干对姿势反射的调节

中枢神经系统调节骨骼肌的肌紧张或产生相应运动，以保持或矫正身体在空间的姿势，这些反射总称为姿势反射(postural reflex)。牵张反射、对侧伸肌反射就是最简单的姿势反射。此外，如状态反射、翻正反射等都是比较复杂的姿势反射。脑干在调节姿势反射中起着重要作用。

二、中枢对躯体运动的调节

(一) 小脑对躯体运动的调节

小脑(cerebellum)是调节躯体运动的重要中枢，其功能主要是维持身体平衡、调节肌紧张、协调随意运动等。

笔记栏

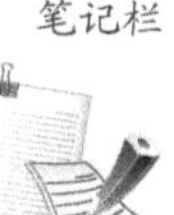

根据其传入和传出纤维联系，可将小脑分成三个功能部分：前庭小脑、脊髓小脑、皮层小脑，小脑的生理功能有以下几个方面。

1. 维持身体平衡　维持身体平衡主要是前庭小脑(古小脑)的功能。其平衡功能与前庭器官及前庭核的活动有密切关系。前庭小脑切除或损伤后，则导致身体平衡失调，表现为头和躯干摇晃不止，步基宽（即站立时两脚之间的距离增宽），步态蹒跚，站立不稳，容易跌倒等症状。动物实验还证明，切除绒球小结叶后，不再发生晕动病。因此，绒球小结叶对调节前庭核的活动有重要作用。

2. 调节肌紧张和协调随意运动　调节肌紧张和协调随意运动主要是脊髓小脑（旧小脑）的功能。

(1) 调节肌紧张：包括抑制和易化作用两个方面。在进化过程中，小脑前叶抑制肌紧张作用逐渐减弱，而易化肌紧张的作用逐渐占优势。所以，人的脊髓小脑受损后可出现肌张力减退、四肢乏力等表现。

(2) 协调随意运动：脊髓小脑通过比较来自大脑皮质的运动指令和来自外周的反馈信息，觉察运动指令和运动执行情况之间的偏差，再通过上行纤维向大脑皮质发出矫正信号，修正运动皮层的活动，使之符合当时运动的实际情况，使运动能按预定的目标和轨道进行。

当切除或损伤脊髓小脑后，主要症状表现为随意运动的力量、方向、速度和稳定性障碍：① 小脑性共济失调（cerebellar ataxia）；② 意向性震颤（intention tremor）；③ 肌张力减退以及肌无力。

(3) 参与随意运动的设计、运动程序的编制以及运动的执行：主要是皮层小脑的功能。精巧运动是逐步在学习过程中形成和熟练起来的。在学习过程中，大脑皮质与皮层小脑之间不断进行联合活动，同时小脑不断接受感觉传入信息，逐步纠正运动过程中的偏差，使运动日渐协调起来。

当精巧运动逐步熟练完善后，整套的运动程序便贮存于皮层小脑中。当大脑皮质发动精巧运动时，首先从小脑中提取贮存的程序，并将其回输到大脑皮质运动区，再经过皮质脊髓束和皮质脑干束发动运动，此时的运动可以非常快速、协调、精巧。当皮层小脑损伤后，可出现运动起始延缓和已形成的快速而熟练的动作缺失等表现。

（二）基底神经节对躯体运动的调节

基底神经节（basal ganglion）是大脑皮质下一些参与运动调节的神经核团的总称。基底神经节包括尾状核、壳核、苍白球、丘脑底核、黑质（包括致密部和网状部）和红核。尾状核、壳核和苍白球统称纹状体。在人体，基底神经节损伤后的表现有两类。

1. 运动过少，肌紧张过强的综合征　这类疾病的典型代表是帕金森病（Parkinson disease），又称震颤麻痹（paralysis agitans）。其表现为全身肌紧张增强、肌肉强直、随意运动减少、动作缓慢、面部表情呆板，常伴有静止性震颤（static tremor），多发生在上肢，情绪激动时加剧，入睡后消失。

帕金森病产生的原因：主要是双侧黑质病变，多巴胺能神经元变性受损，脑内多巴胺含量明显下降所致。当该递质系统受损时，导致运动皮层活动减少，出现肌肉的强直。在动物实验中，利用利舍平耗竭体内儿茶酚胺（包括多巴胺），则动物也可出现类似帕金森病的症状。因此，给予 L-多巴（多巴胺的前体）能明显改善肌肉强直和动作缓慢的症状。由此可见，黑质多巴胺能神经元功能的损害，可能是帕金森病的主要原因。此外，应用 M 受体阻断剂东莨菪碱或苯海索也有一定疗效，这可能是因为阻断了新纹状体内中间神经元对 MSN 的抑制作用。

2. 运动过多、肌紧张降低的综合征　这类疾病如亨廷顿病（Huntington disease）和手足徐动症。亨廷顿病又称舞蹈病（chorea），其表现为不自主的上肢和头部的舞蹈样动作及肌张力降低。其病因是双侧新纹状体内 GABA 能神经元变性或遗传缺陷，引起间接通路活动减弱而直接通路活动相对增强，皮层活动增强、运动过多。用利血平耗竭多巴胺可使症状减轻。

笔记栏

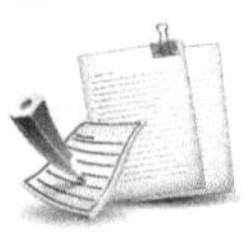

（三）大脑皮质对躯体运动的调节

高等动物随意运动的发动是由大脑皮质调控的。大脑皮质中参与发动随意运动的区域称为皮层运动区（cortical motor area），包括主要运动区、辅助运动区和后顶叶皮层等部位。中央前回

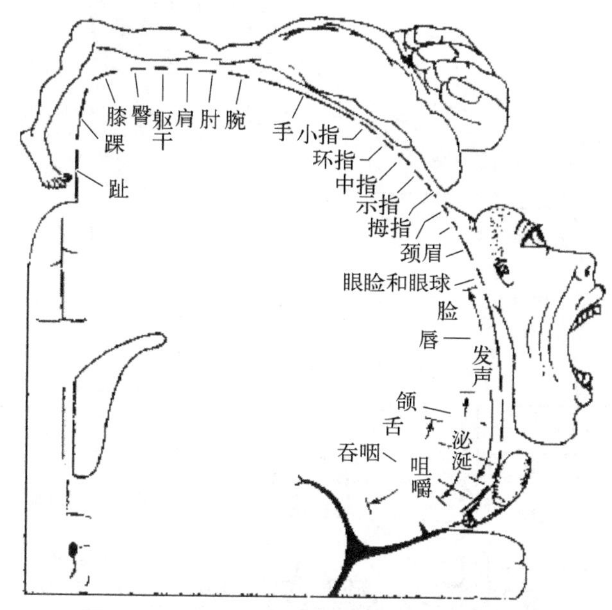

图 9-15 身体不同部位的肌肉在大脑皮层中央前回的分布规律示意图

(4 区)和运动前区(6 区)(图 9-15)是控制躯体运动最重要的区域,其功能特征包括以下几个方面。

(1) 交叉性支配:一侧运动皮层支配对侧躯体的肌肉运动,但在头面部,除下部面肌和舌肌主要受对侧皮层支配外,其余部分均为双侧性支配。

(2) 倒置性安排:运动区定位从上到下依次为下肢代表区(皮层顶部)、上肢代表区(中间部)、头面部代表区(底部);头面部代表区内部呈正立排列。

(3) 具有精确的功能定位:身体不同部位在皮层代表区的大小与运动的精细及复杂程度有关,运动越精细而复杂的肌肉,其代表区越大;而躯干部,尽管面积较大,但在皮层代表区却较小。

第四节 神经系统对内脏活动的调节

一、自主神经系统对内脏活动的调节

自主神经系统(autonomic nervous system, ANS)是指调节和控制内脏器官功能活动的神经系统。自主神经系统接受中枢神经系统的控制,但不受意志的支配。自主神经系统也称为内脏神经系统(visceral nervous system),或植物性神经系统(vegetative nervous system)。自主神经系统包括传入神经和传出神经两部分,但通常仅指支配内脏器官的传出神经,而不包括传入神经。自主神经系统分为交感神经(sympathetic nerve)和副交感神经(parasympathetic nerve)两部分,它们分布至各内脏器官、平滑肌和腺体,调节这些器官的活动(图 9-16)。本节仅讨论交感和副交感神经中的传出神经。

自主神经由节前和节后两个神经元组成。节前神经元的胞体在中枢,其发出的节前神经纤维先在外周神经节换元,再由节后神经元发出节后神经纤维支配效应器官。

几乎所有内脏器官都受交感神经支配。交感神经的节前神经元位于脊髓胸腰段(胸 1～腰 3)的灰质侧角。

副交感神经一部分起自脑干的副交感神经核;另一部分起自脊髓骶段(骶 2～骶 4)相当于侧角部位的神经元,发出的纤维进入盆腔,形成盆神经。

笔记栏

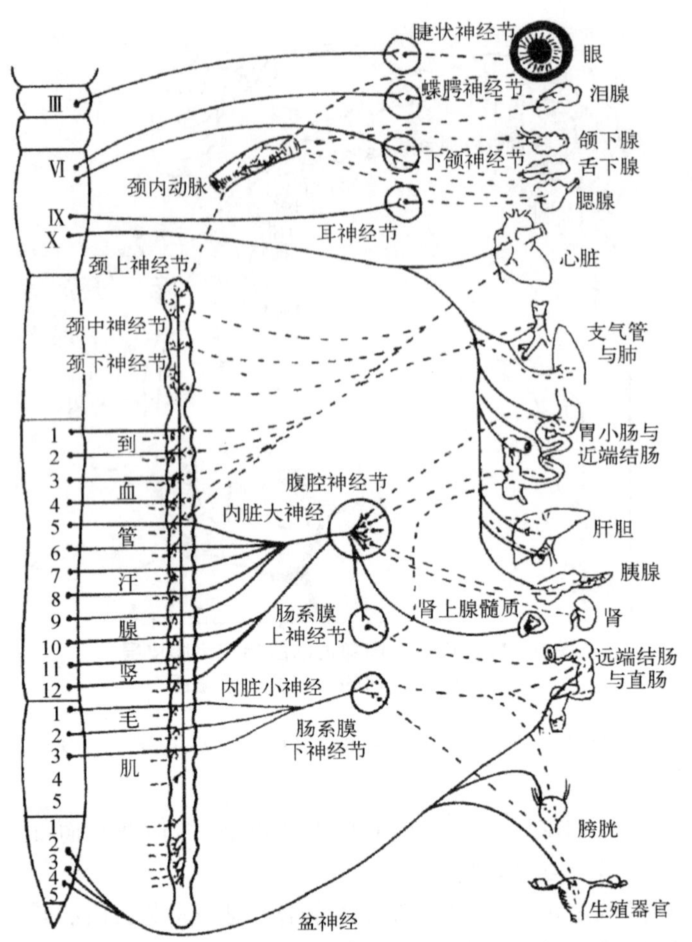

图 9-16 交感神经和副交感神经的起源及其所支配的器官示意图

交感神经和副交感神经的生理功能主要是调节内脏器官、平滑肌和腺体的活动，以维持机体内环境稳态，使其适应整体环境变化的需要。其主要功能见表 9-3。

表 9-3 自主神经系统的主要功能

器官	交感神经	副交感神经
循环器官	心跳加快加强，腹腔内脏血管、皮肤血管以及分布于唾液腺与外生殖器的血管均收缩，脾包囊收缩，肌肉血管可收缩（肾上腺素能）或舒张（胆碱能）	心跳减慢，心房收缩减弱，部分血管（如软脑膜动脉和分布于外生殖器官的血管）舒张
呼吸器官	支气管平滑肌舒张	支气管平滑肌收缩，促进黏膜腺体分泌
消化器官	分泌黏稠唾液，抑制胃肠运动，促进括约肌收缩，抑制胆囊活动	分泌稀薄唾液，促进胃液、胰液分泌，促进胃肠运动和胆囊收缩、括约肌舒张
泌尿生殖器官	逼尿肌舒张，括约肌收缩，有孕子宫收缩，无孕子宫舒张	逼尿肌收缩，括约肌舒张
眼	瞳孔扩大，睫状肌松弛	瞳孔缩小，睫状肌收缩，促进泪腺分泌
皮肤	竖毛肌收缩，汗腺分泌	
代谢	促进糖原分解，促进肾上腺髓质分泌	促进胰岛素分泌

交感神经和副交感神经的功能特点包括双重支配、紧张性作用、拮抗作用。

笔记栏

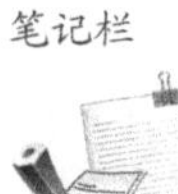

在环境急剧变化时，交感神经系统可以动员机体许多器官的潜在功能以适应环境的变化。例如，剧烈的运动、失血、疼痛、寒冷、窒息时，出现广泛的交感—肾上腺髓质系统活动亢进的现象，使心率加速，皮肤和腹腔内脏血管收缩，血液贮库排出存血以增加循环血量，支气管舒张，肝糖原分解而使血糖升高，肾上腺素分泌增加等，这些变化通常称为应急反应（emergency reaction），以适应环境的剧变。

副交感神经系统的活动比较局限，但也参与对整体生理功能的调节，其生理意义在于促进消化、积蓄能量、加强排泄和生殖，从而使机体得到休整、恢复和保护。

二、中枢对内脏活动的调节

1. 脊髓(spinal cord)　是调节内脏反射活动的初级中枢。脊髓动物能完成血管张力反射、发汗反射、排尿、排便以及勃起反射等，表明脊髓内有调节内脏活动的反射中枢。

2. 延髓(medulla oblongata)　是维持生命活动的基本中枢。集中了许多与调节内脏活动功能有关的中枢，如心血管运动中枢、呼吸中枢、咳嗽中枢、喷嚏中枢、吞咽中枢、唾液分泌中枢及呕吐中枢等。延髓一旦受到损伤，心跳、呼吸立即停止，故其有生命中枢(vital center)之称。

3. 脑桥(pons)　前端1/3区域存在呼吸调整中枢和角膜反射中枢；中脑(midbrain)是瞳孔对光反射的中枢部位。

4. 下丘脑(hypothalamus)　是调节内脏功能的较高级中枢，能将内脏活动与躯体活动、情绪反应等联系起来，进行整合，如刺激其前区引起胃酸分泌增多、膀胱收缩等，刺激其后区引起血压升高、心率加快、瞳孔扩大等。在调节自主神经活动的同时也调控体温、生物节律、内分泌活动、本能行为(摄食、饮水等)和情绪活动等重要生理过程。

下丘脑调节体温的基本中枢位于视前区/下丘脑前部(PO/AH)。同时，PO/AH也起着调定点(set-point)的作用。当体温超过或低于调定点时，即可通过调节机体的产热与散热过程，使体温保持相对稳定。下丘脑调节本能行为包括以下几个方面。

(1) 摄食行为：摄食中枢(feeding center)位于下丘脑外侧区。电刺激该区，使动物多食；若损毁该区，则动物摄食减少，甚至拒食。饱中枢(satiety center)位于下丘脑腹内侧核，电刺激此核，使动物拒食；若损毁此核，则动物多食和肥胖。

(2) 饮水行为：下丘脑控制水的摄入量，饮水中枢(drinking center)位于下丘脑外侧区，也叫渴中枢(thirst center)，与摄食中枢极为靠近。电刺激该区，动物多饮；损毁该区，动物则拒饮拒食。下丘脑对肾脏尿排出量的调节，是通过其视上核和室旁核细胞合成并贮存于神经垂体的血管升压素的释放实现的。

(3) 性行为：神经系统中的许多部位参与对性行为的调节，下丘脑是调节该行为的重要脑区之一。例如，刺激大鼠、猫等内侧视前区，可引起动物性行为；破坏该部位可出现性行为的丧失。

(4) 调节情绪变化：实验证明，在间脑水平以上切除猫的大脑，可自发出现或者轻微刺激后，就能出现恐惧(fear)和假怒(sham rage)等本能防御反应(defense reaction)。研究发现，下丘脑近中线的腹内侧区存在防御反应区(defense area)。临床上，下丘脑损伤的患者也往往伴有不正常的情绪活动。

(5) 调节垂体激素的分泌和释放：下丘脑内的神经内分泌小细胞能合成九种调节性多肽，称为下丘脑调节肽(hypothalamus regulatory peptide)，通过垂体门脉系统到达腺垂体，促进或抑制各种腺垂体激素的分泌；下丘脑视上核和室旁核内的神经内分泌大细胞能合成血管升压素和催产素，通过下丘脑-垂体束运送到神经垂体贮存，下丘脑并可控制其释放(详见第十一章)。

(6) 调节生物节律：昼夜节律是人和动物最重要的生物节律(biorhythm)。下丘脑视交叉上核(suprachiasmatic nucleus)是昼夜节律活动的控制中心。切断视交叉上核束，视交叉上核就不能感受外界环境的光暗变化，其昼夜节律就不再与外界环境光暗变化同步。可见，下丘脑视交叉上核是形成昼夜节律的重要结构。

5. 大脑皮质　大脑皮质对内脏活动的调节是通过新皮层和边缘系统实现的，新皮层是调节内脏活动的最高级中枢。

边缘系统(limbic system)是指边缘叶和与其有密切相关的皮层及皮层下结构。边缘系统的功能包括：调制内脏和内分泌活动；调节本能行为和情绪的变化；调节性行为；参与学习记忆过程：边缘系统与学习记忆过程密切相关。人类隔区受损后，患者难以用概括的语言表述事物的特征；损毁杏仁核，使应变能力减弱；乳头体的病变，会影响近期记忆。

笔记栏

第五节 脑的高级功能

一、学习与记忆

学习(learning)是指人和动物通过神经系统接受环境信息而影响自身行为习惯的过程；记忆(memory)是指将学习而获得的信息或经验在脑内贮存，并在一定时期内能回忆或读出的神经活动过程。简而言之，学习是信息的获得，记忆是信息的保持和再现。

(一) 记忆过程

人类记忆可分为4个连续的过程(图9-17)。

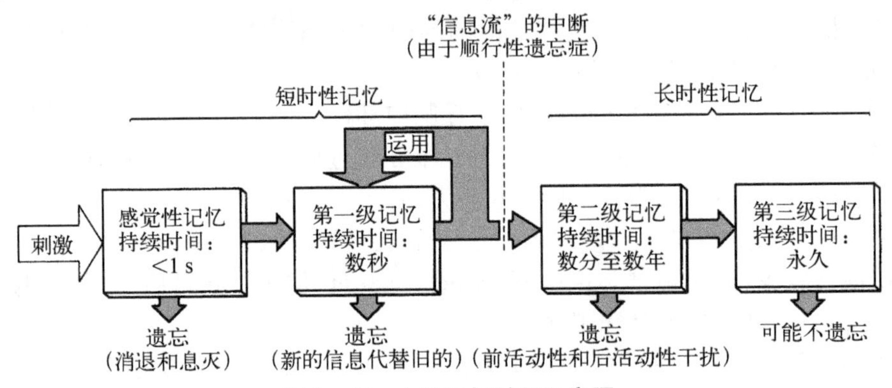

图9-17 人脑记忆过程示意图

1. 感觉性记忆　感觉性记忆是指通过感觉器官得到的信息在脑内感觉区贮存一瞬间便消逝的记忆，一般不超过1 s，又叫瞬时记忆。

2. 第一级记忆　将感觉信息经过注意和处理，形成新的连续的印象后，就可将感觉性记忆转入第一级记忆。信息在这里贮存的时间仍然很短暂，平均约几秒钟。

3. 第二级记忆　引起第一级记忆的信息，通过反复运用学习，信息就可以贮存较长时间，数分钟到数年不等，称为第二级记忆。这是一个大而持久的贮存系统。

4. 第三级记忆　引起第二级记忆的信息，通过长年累月的运用，最后形成一种非常牢固的永久的记忆，这便是第三级记忆。如自己的姓名，每天都在操作的手艺等。

感觉性记忆和第一级记忆主要是神经元生理活动的功能表现。后发放可能是感觉性记忆的基础；海马环路活动可能与第一级记忆的保持以及转入第二级记忆有关。

(二) 遗忘(loss of memory)

临床上，将疾病情况下发生的遗忘称为记忆缺失或遗忘症(amnesia)，并分为顺行性遗忘(anterograde amnesia)和逆行性遗忘(retrograde amnesia)两类。

1. 顺行性遗忘　表现对新近获得信息的遗忘，而并不影响远时性记忆，常见于慢性酒精中毒者。其机制可能是由于信息不能从第一级记忆转入第二级记忆。

2. 逆行性遗忘　表现为不能回忆脑功能障碍发生之前一段时间内的经历，多见于脑震荡。其原因可能是第二级记忆发生障碍，而第三级记忆却未受影响。

笔记栏

二、语言

人类的语言功能是在大脑皮质参与下完成的，大脑侧裂附近的额中回及额下回的后部、颞上回后部及角回等区域是语言中枢所在部位。

临床上观察到，上述皮层区域的不同部位的损伤，可以引起特有的各种语言活动的障碍，称为失语症（aphasia）。例如，额中回后部（22 区或 40 区）损伤导致失写症（agraphia），患者不会书写；Broca 区（额下回后部，44 区）损伤导致运动性失语症（motor aphasia），患者能看懂文字与听懂别人谈话，但丧失说话能力；颞上回后部损伤导致感觉性失语症（sensory aphasia），患者听不懂别人的讲话；角回（49 区）损伤导致失读症（alexia），患者看不懂文字的含意。

通常成人的两侧大脑半球并不完全对等地参与完成语言功能，而是某一侧的大脑半球较占优势，这就是大脑皮质功能的优势半球现象。90%以上的人是左侧半球的作用占优势，人们常把左侧半球称作优势半球（dominant hemisphere），其余 10%是两半球的作用相等，右侧半球占优势的较少见。这种一侧优势现象是人类所独有的。

第六节 脑的生物电活动与觉醒和睡眠

一、脑电图

大脑皮质细胞和其他活的细胞一样，也具有生物电活动。将引导电极置于头皮上，用脑电图机将这种电变化描记成图，称为脑电图（EEG）。感觉传入系统受到刺激时，在大脑皮质的某一局限区域引导出的形式较为固定的电位变化，称为皮层诱发电位（evoked cortical potential）。

人类的脑电图波形根据其频率、波幅的不同，可在皮层的不同区域分别引出 α、β、θ、δ 四种基本波形（图 9-18）。

1. α 波　频率为 8～13 次/s，波幅为 20～100 μV。该波在枕叶及顶叶后部最为明显，为成人清醒、安静、闭目时所特有。

2. β 波　频率最快，为 14～30 次/s，通常称为快波。当受试者睁眼视物、思考问题或接受其他刺激时，出现 β 波，该波代表大脑皮质处于兴奋状态。

3. θ 波　频率为 4～7 次/s，该波在成人困倦时可见到，表示大脑皮质处于抑制状态。幼儿期也可见到此波。

4. δ 波　频率最慢，为 0.5～3 次/s，成人在清醒状态下一般不出现该波，而在睡眠、深度麻醉、低氧、极度疲劳、大脑有器质性病变以及婴儿时期，可以记录到此波。

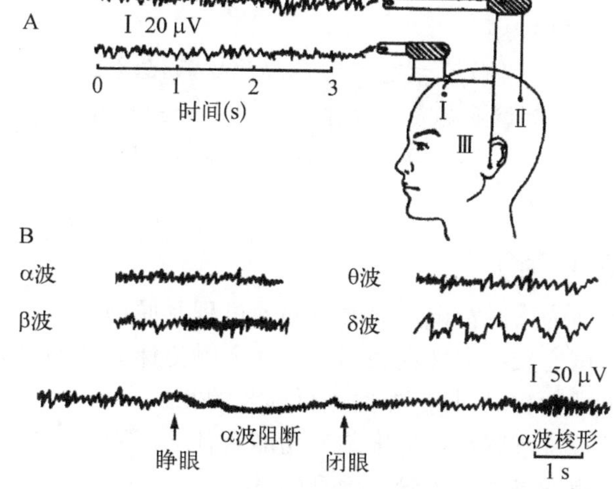

图 9-18　正常脑电图的描记及其波形示意图

A. 描记方法示意图；Ⅰ. 额叶电极；Ⅱ. 枕叶电极；Ⅲ. 无关电极；B. 正常脑电图的波形

一般认为，脑电波由高波幅、低频率转化为低波幅、高频率时，称为去同步化（desynchronization），表示皮层兴奋过程增强；反之，由低波幅、高频率转化为高波幅、低频率时，称为同步化（synchronization），表示皮层抑制过程的加深。

临床上，脑电图对某些颅脑疾患（如癫痫、肿瘤、脑外伤、精神分裂症、颅内炎症、某些内分泌功能障碍等）具有一定的诊断价值。

二、觉醒和睡眠

觉醒（wakefulness）和睡眠（sleep）是人和动物必需的两个生理过程。这两种生理活动通常以昼

笔记栏

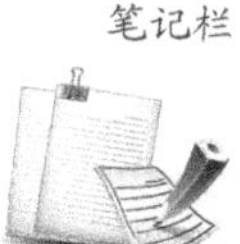

夜节律的方式周期性地交替着，是一种日周期的生物节律。觉醒状态的维持与脑干网状结构上行激动系统的作用有关，各种感觉冲动经脑干网状结构上行激动系统的传入，是维持觉醒状态的重要条件。用脑电图描记跟踪睡眠过程，发现睡眠可分为慢波睡眠和快波睡眠两种不同的时相。

(一) 慢波睡眠

慢波睡眠(slow wave sleep, SWS)的脑电图特征是呈现同步化慢波。嗅、视、听、触等各种感觉功能减退；骨骼肌反射和肌紧张减弱；自主神经功能普遍下降，如呼吸和心率减慢，血压和体温下降，代谢率降低，产热减少，机体耗氧量减少，胃液分泌和发汗功能增强，唾液分泌减少，瞳孔缩小；同时，生长激素分泌明显增多。故慢波睡眠有利于促进生长、恢复体力。近年来的研究表明，慢波睡眠与记忆巩固也密切相关。

(二) 快波睡眠

快波睡眠(fast wave sleep, FWS)又称异相睡眠(paradoxical sleep, PS)或快速动眼睡眠(rapid eye movement sleep, REMS)。此期的脑电图特征是呈现去同步化快波。各种感觉功能进一步减退，唤醒阈大大增高；骨骼肌反射和肌紧张进一步减弱，肌肉几乎完全松弛；此外，还可有间断性的、阵发性的表现，如部分躯体抽动、出现快速的眼球运动、血压升高或降低、心率增加、呼吸加快而不规则；做梦；脑内蛋白质合成增加，新的突触联系建立，这有利于幼儿神经系统的成熟，有利于精力的恢复，促进学习和记忆活动。在此期内，易导致夜间心绞痛、哮喘、阻塞性肺气肿缺氧发作。

在整个睡眠过程中，两种时相的睡眠互相交替。睡眠开始后，首先进入慢波睡眠，持续 90～120 min后，转入快波睡眠，持续 20～30 min 后，又转入慢波睡眠，如此相互交替，反复转化 4～5 次。

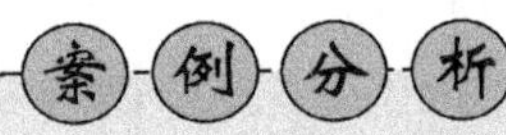

患者男性，49 岁，在候诊室，他的手指不停颤抖，面无表情，当进入医生办公室时，站起来非常困难，行走很慢，手臂无明显摆动，他慢慢走进办公室，和医生说话时，语言单调，但没有智力缺陷。

【问题】

(1) 为什么该患者运动如此少而迟缓？

(2) 该疾病是神经系统哪个部分出现障碍？

【思考题】

(1) 何为突触？试述突触传递的过程及原理。

(2) 试比较兴奋性突触和抑制性突触传递原理的异同。

(3) 视近物时，眼是如何进行调节的？

(4) 视锥细胞和视杆细胞的功能有什么区别？

(5) 声波是如何传导到内耳的？

(6) 什么是特异性和非特异性投射系统？它们在结构和功能上各有何特点？

(7) 何为脊休克？它的主要表现和发生原因是什么？

(8) 何为骨骼肌的牵张反射？牵张反射有哪几种类型？它们的区别是什么？

(9) 何为胆碱能纤维？哪些神经纤维属于这类神经纤维？

(10) 什么是肾上腺素能纤维？哪些神经纤维属于肾上腺素能纤维？

(11) 试述自主神经系统的来源、递质-受体分布及相应的阻断剂。

笔记栏

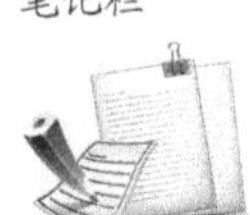

(陈　琦)

第十章

内分泌与生殖

学习要点

● **掌握**：① 激素的概念、分类及一般生理特性。② 甲状腺激素的合成及生理作用。③ 糖皮质激素的生理作用。④ 胰岛素、胰高血糖素的生理作用。⑤ 雄性激素的生理作用。⑥ 卵巢的主要功能、月经周期。⑦ 雌激素、孕激素的生理作用。

● **熟悉**：① 激素的作用机制。② 下丘脑、腺垂体、神经垂体分泌的主要激素。③ 肾上腺髓质分泌的激素。④ 下丘脑-腺垂体-卵巢轴的调节。

● **了解**：① 下丘脑-腺垂体系统。② 下丘脑-神经垂体系统。③ 甲状旁腺激素。④ 下丘脑-腺垂体-睾丸轴的调节。

第一节　内分泌与激素

内分泌系统是由机体内分泌腺及散布于全身的具有内分泌功能的组织或细胞构成的一个重要的信息传递系统。内分泌腺是指内分泌细胞集中的组织。人体内主要的内分泌腺包括垂体、甲状腺、甲状旁腺、胰岛、肾上腺、性腺、松果体及胸腺等。

激素是由内分泌腺或散在的内分泌细胞所分泌的高效能生物活性物质。这些激素在细胞间进行化学信息的传递，发挥其调节作用。在内分泌学中，接受激素信息的器官、组织或细胞分别被称为靶器官、靶组织或靶细胞。

一、激素的种类及其化学本质

激素按其化学性质可分为三类。

1. 肽类和蛋白质激素　　体内大多数激素属于此类，它们的分子质量大，水溶性强，不能通过靶细胞膜。

2. 胺类激素　　包括甲状腺激素、肾上腺素、去甲肾上腺素及褪黑素等。其中，甲状腺激素为脂溶性激素；肾上腺素、去甲肾上腺素为水溶性激素。

3. 脂类激素　　主要包括类固醇激素、固醇类激素及脂肪酸衍生物，这类激素主要通过与定位于胞质或胞核内的受体结合发挥作用。

二、激素作用及其一般特征

笔记栏

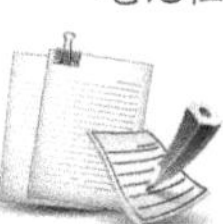

1. 激素的信息传递作用　　激素能将生物信息传递给靶细胞，对其原有的生化反应起着加速或减慢、增强或减弱的作用。

2. 激素作用的相对特异性　一种激素只选择性地对能识别它的靶细胞起作用，称为激素作用的特异性(specificity)。

3. 激素作用的高效放大作用　正常状态下，激素在血中的含量极微，多在 $10^{-12}\sim10^{-7}$ mol/L 的数量级。但微量的激素与受体结合后，经过细胞内的一系列酶促反应，其效应会逐级放大，形成一个高效生物放大系统，因而极微量的激素却能发挥极大的作用。

4. 激素间的相互作用

(1) 协同作用：是指多种激素共同参与某一生理活动调节时，激素与激素之间的效应可相加，所产生的总效应大于各种激素单独作用所产生效应的总和。

(2) 拮抗作用：指多种激素在调节同一生理效应时，作用相反。

(3) 允许作用：指某种激素的本身并不能直接对某些器官、组织或细胞产生生物学效应，但因其存在，却可使另一种激素的作用明显增强，即激素 B 作用的完全发挥依赖于激素 A 的存在。如糖皮质激素本身无缩血管作用，但由于它的存在，去甲肾上腺素才能充分发挥缩血管作用。

三、激素作用原理

(一) 第二信使学说

肽类和蛋白质激素及胺类激素中的肾上腺素、去甲肾上腺素等为水溶性激素，它们作为“第一信使”，与靶细胞膜上的特异性受体结合激活膜上的“第二信使”，最终引起相应的靶细胞产生特有的生物学效应，除 cAMP 外，可以作为第二信使的物质还有 cGMP、IP_3、DG、前列腺素等。

(二) 基因表达学说

脂类激素(类固醇激素)及胺类激素中的甲状腺激素为脂溶性激素，故可透过细胞膜进入靶细胞内，与细胞内受体结合形成复合物，直接介导靶细胞效应。这种激素作用的机制称为基因表达学说。

总之，激素的信号转导机制非常复杂，有许多具体过程尚不了解。

第二节　下丘脑与垂体

下丘脑与垂体在形态与功能上的联系非常密切，可将它们看作一个功能单位，称为下丘脑-垂体功能系统。垂体由腺垂体和神经垂体两部分组成(图 10-1)。

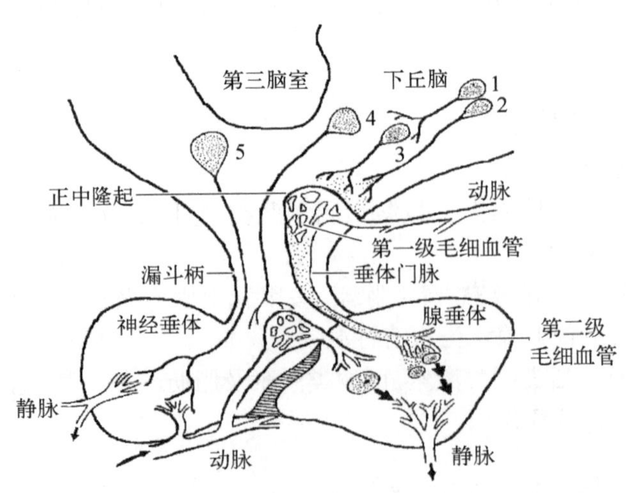

图 10-1　下丘脑-垂体功能单位模式图

1. 单胺能神经元；2、3、4、5. 下丘脑各类肽能神经元
→血流方向；➔激素转运方向

笔记栏

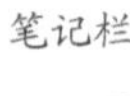

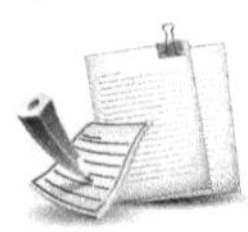

一、下丘脑-腺垂体系统内分泌

下丘脑促垂体区的神经核团分泌的、能调节腺垂体活动的肽类激素，统称为下丘脑调节肽。

(一) 下丘脑调节肽对腺垂体的作用

对腺垂体的分泌具有兴奋作用、化学结构已经确定的称为释放激素(HRP)；对腺垂体的分泌具有抑制作用的，称为释放抑制激素。目前已经明确的 HRP 有九种，都是根据它们对腺垂体所起的作用而命名的(表 10-1)。

表 10-1 下丘脑调节肽对腺垂体功能的调节

下丘脑激素	对腺垂体的作用	神经元所在的主要部位
促甲状腺激素释放激素(TRH)	促甲状腺激素↑↑催乳素↑	下丘脑中间基底部
促肾上腺皮质激素释放激素(CRH)	促肾上腺皮质激素↑	室旁核、海马、杏仁核、中脑、松果体、胃肠等
促性腺激素释放激素(GnRH)	黄体生成素↑↑ 卵泡刺激素↑	弓状核、下丘脑视前区、室旁核
生长激素释放激素(GHRH)	生长激素↑	下丘脑弓状核、腹内侧核
生长激素释放抑制激素(GHRIH)	生长激素↓↓促甲状腺素↓	除下丘脑外，大脑皮层、纹状体、杏仁核、海马、脊髓、胃肠道等
催乳素释放因子(PRF)	催乳素↑	下丘脑
催乳素释放抑制因子(PIF)	催乳素↓↓	下丘脑
促黑激素释放因子(MRF)	促黑激素↑	室旁核
促黑激素释放抑制因子(MIF)	促黑激素↓	室旁核

(二) 腺垂体激素

1. 腺垂体激素的种类　腺垂体的内分泌细胞主要分泌 7 种激素：生长激素(GH)、促甲状腺激素(TSH)、促肾上腺皮质激素(ACTH)、卵泡刺激素(FSH)、黄体生成素(LH)、催乳素(PRL)、促黑激素(MSH)。

2. 腺垂体激素的生理作用

(1) 生长激素：人生长激素的分泌呈脉冲式节律，入睡时分泌明显增多，以后又逐渐减少。50 岁以后，睡眠时 GH 的分泌节律性消失。

1) 生长激素的生理作用：① 促进生长：机体生长受多方面因素影响，GH 起关键调节作用。其对骨骼、肌肉及内脏器官作用更为显著。实验证明，幼年动物摘除垂体后，生长即停止，如及时补充 GH 仍可生长。若幼年时期 GH 分泌不足，将出现生长停滞，身材矮小，称为侏儒症；如 GH 分泌过多，可使生长过度，引起巨人症。成年后 GH 过多，由于长骨骺已闭合，只能使软骨成分较多的手足、肢端短骨、面骨及其软组织异常生长，而出现手足粗大、鼻大唇厚、下颌突出、内脏器官肥大等现象，称为肢端肥大症。② 调节代谢：GH 能加速蛋白质的合成；促进脂肪分解，以提供能量；GH 抑制外周组织对葡萄糖的摄取与利用，减少葡萄糖的消耗，升高血糖。

2) 生长激素分泌的调节：① 生理因素的影响：人在觉醒状态下，GH 分泌较少，而进入慢波睡眠状态时，GH 分泌明显增加，有利于促进生长和体力的恢复，此现象在青春期最为显著。在能量物质缺乏或耗能增加时，如低血糖、饥饿、运动及应激反应等均引起 GH 分泌增多，其中，低血糖是刺激 GH 分泌最有效的因素。② 激素的调节：GH 分泌受下丘脑 GHRH、GHRIH 的双重调节，GHRH 促进 GH 分泌，GHRIH 抑制 GH 的分泌。一般情况下，以 GHRH 作用占优势，GHRIH 只在应激反应 GH 分泌过多时发挥作用。GH 的脉冲式分泌是由 GHRH 的脉冲式释放决定的。

(2) 催乳素：主要由腺垂体产生。PRL 的作用较为广泛，对乳腺、性腺发育及分泌均起重要作用。

1) 催乳素的生理作用：① 对乳腺与泌乳的作用：PRL 促进乳腺的发育，引起并维持泌乳，故名

笔记栏

催乳素。在青春期乳腺发育过程中，起主要作用的是雌激素；在妊娠期，PRL、雌激素和孕激素使乳腺进一步发育，并具备泌乳能力却不泌乳，这是由于此时血中雌激素与孕激素浓度高，抑制 PRL 的泌乳能力；分娩后，血中雌激素与孕激素浓度大为降低，PRL 才能与乳腺细胞受体结合，发挥启动和维持泌乳作用。② 对性腺的作用：小剂量 PRL 能促进排卵和黄体生长，并刺激雌激素与孕激素的分泌；高浓度 PRL 可通过负反馈作用导致腺垂体 FSH 和 LH 分泌减少，抑制排卵。故因垂体瘤引起妇女催乳素水平升高时，患者以闭经、不孕为突出表现。

2）催乳素分泌的调节：① 激素的调节：下丘脑分泌的 PRF 与 PIF 可分别促进和抑制 PRL 的分泌，一般情况下，以 PIF 作用占优势。② 神经的调节：婴儿吸吮哺乳期妇女乳头时，刺激可通过脊髓上传至下丘脑，导致 PRF 神经元兴奋，PRF 分泌增多，促使腺垂体分泌 PRL 增加。这是一典型的神经-内分泌反射。

（3）促黑（素细胞）激素：MSH 的主要作用是刺激黑色素细胞，使细胞内酪氨酸转化为黑色素，使肤色、虹膜和毛发颜色变深。在因病切除垂体的黑人，其皮肤颜色并不发生改变。可见，MSH 对于正常人的皮肤的色素沉着并不是必需的。

（4）促激素：促激素有四种，即 TSH、ACTH、LH、FSH。它们分别作用于各自靶腺。详细内容将在本章甲状腺、肾上腺皮质部分及第十一章生殖中介绍。

二、下丘脑—神经垂体内分泌

神经垂体为下丘脑的延伸结构，不含腺细胞。视上核和室旁核合成、释放血管升压素（VP）和催产素（OT）。它们经下丘脑垂体束的轴浆运输到达并贮存于神经垂体，构成了下丘脑-神经垂体系统。神经垂体释放的激素有以下几类。

（一）血管升压素

在正常情况下，血管升压素在血浆中的浓度很低，几乎没有收缩血管而致的升压作用，对正常血压调节意义不大。但可促进肾脏的远端小管和集合管对水的重吸收，发挥抗利尿作用。

（二）催产素

1．催产素的生理作用

（1）对子宫的作用：OT 促进子宫收缩，在临产或分娩时，子宫和阴道受到压迫或牵引可反射性引起 OT 分泌和释放，使子宫收缩进一步增强，起“催产”作用。

（2）对乳腺的作用：催产素是促进乳汁排出的关键激素。哺乳期乳腺不断分泌乳汁，贮存于腺泡中，当婴儿吸吮乳头时，在催产素作用下引起射乳，这是典型的神经-内分泌反射，称为射乳反射（milk ejection reflex）。此外，OT 还可维持乳腺继续泌乳并有营养乳腺的作用，使哺乳期乳腺保持丰满。

2．催产素分泌的调节　催产素的分泌受神经调节。吸吮乳头的刺激除可使下丘脑室旁核催产素神经元兴奋并引起射乳反射外，还可引起下丘脑多巴胺能神经元兴奋，使β-内啡肽释放增多。β-内啡肽和多巴胺均可抑制下丘脑 GnRH 的释放，使腺垂体促性腺激素分泌减少，导致哺乳期月经周期暂停；哺乳活动可反射性地引起催乳素和催产素释放，故能促进乳汁分泌和排出，加速产后子宫收缩复原等。

第三节　甲状腺内分泌

笔记栏

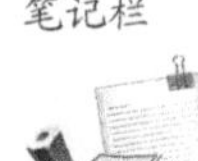

一、甲状腺激素生物合成

甲状腺激素主要有三碘甲腺原氨酸（T3）和甲状腺素，又称四碘甲腺原氨酸（T4）两种。

甲状腺分泌的激素主要为T4，约占甲状腺激素的90%，T3分泌量少，但其生物活性是T4的5倍。T4在外周组织中可转化为T3，在甲状腺激素作用的靶细胞核受体上，均有T3和T4的结合位点，T3与受体结合的亲和力比T4高10倍。

（一）甲状腺激素的合成

甲状腺激素的合成分为以下四个步骤

1. 腺泡聚碘　碘在肠内被吸收，通过细胞膜上的碘泵、以主动转运方式摄入到上皮细胞内。临床上，可用放射性碘来检查、判断甲状腺的聚碘能力及其功能状态。

2. I^-的活化　摄入腺泡上皮细胞的I^-，在甲状腺过氧化酶（TPO）催化下被活化。如缺乏TPO，则I^-不能活化，引起甲状腺激素的合成障碍。

3. 酪氨酸碘化　酪氨酸残基上的氢原子被碘原子取代的过程称为碘化。活化碘与甲状腺球蛋白上的酪氨酸残基形成一碘酪氨酸（MIT）和二碘酪氨酸（DIT）。

4. 碘化酪氨酸缩合形成T3、T4　在甲状腺球蛋白上形成的MIT、DIT分别偶联形成T3、T4的过程称为缩合。两分子DIT偶联生成T4；一分子MIT与一分子DIT偶联，形成T3。

在甲状腺激素合成的过程中，TPO直接参与碘的活化、酪氨酸碘化及缩合等环节，起催化作用。硫氧嘧啶与硫脲类药物可抑制TPO的活性，使甲状腺激素合成减少，故在临床上可用于治疗甲状腺功能亢进。

二、甲状腺激素的生理作用

（一）调节机体新陈代谢

1. 增强能量代谢、增加机体产热量、提高基础代谢率　甲状腺激素能显著地增强机体的能量代谢，具有明显的“产热效应”。甲状腺功能亢进时，产热增加，基础代谢率升高，体温偏高，怕热，出汗较多。甲状腺功能低下时，产热减少，基础代谢率可降低，患者体温偏低，喜热怕冷。

2. 调节物质代谢

（1）甲状腺激素能使血糖升高：甲状腺功能亢进患者在进食后，血糖可迅速升高，随后便迅速降低（图10－2）。

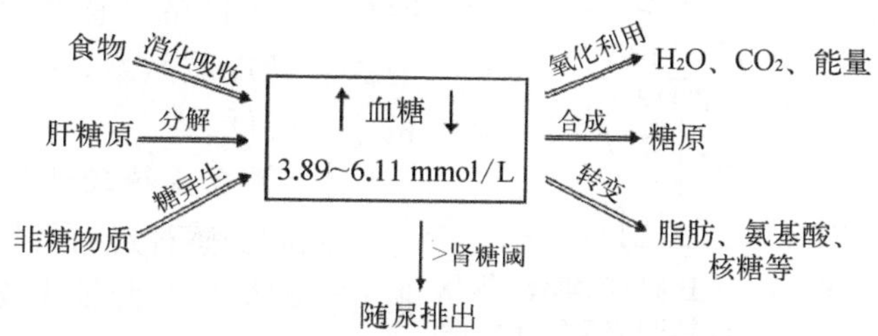

图10－2　甲状腺激素对糖代谢的影响

（2）脂肪代谢：甲状腺激素能够促进脂肪和胆固醇的合成与分解，但分解速度大于合成，甲状腺功能亢进患者体脂减少、血胆固醇水平降低。

（3）蛋白质代谢：生理浓度的甲状腺激素可以促进蛋白质合成，有利于机体的生长发育。甲状腺激素分泌过多时，又可抑制蛋白质的合成，加速外周组织蛋白质的分解，特别是骨骼肌蛋白质的分解，引起消瘦、乏力，体重降低；甲状腺功能低下的患者，蛋白质合成障碍，肌肉乏力，组织间黏蛋白沉积，水分子滞留皮下，形成黏液性水肿。

（二）对生长和发育的影响

甲状腺激素是机体生长、发育和成熟不可缺少的激素，特别是对脑和长骨的生长发育尤为重要，胚胎时期缺碘而导致甲状腺激素合成不足或出生后甲状腺功能低下的婴幼儿，脑发育障碍、智力低下，且身材矮小，称为呆小症（克汀病）。治疗呆小症要及时，出生后3个月左右即应开始补充甲状腺激素，过迟补充则难以奏效。

（三）对机体各器官系统的影响

1. 神经系统　甲状腺激素能提高中枢神经系统的兴奋性，甲状腺功能亢进时，中枢神经系统的兴奋性增高，表现为注意力不集中、多言好动、喜怒失常、烦躁焦虑、失眠、肌肉纤颤等。甲状腺功能减退时，中枢神经系统的兴奋性降低，表现为说话和行动迟缓、记忆减退、表情淡漠、嗜睡等。

笔记栏

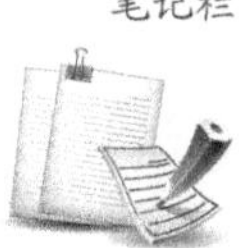

2. 心血管系统　甲状腺激素对心脏活动有明显的增强作用。T3 与 T4 可使心率增快，心缩力加强，心输出量增加。故甲状腺功能亢进的患者常出现心动过速，心肌肥大，甚至因心肌劳累而致心力衰竭。

3. 消化系统　甲状腺激素还可影响消化系统的功能，可促进消化腺的分泌与胃肠道的运动，以增加食欲和对食物的吸收。甲状腺功能亢进患者往往有腹泻的表现。

4. 生殖系统　甲状腺激素可维持正常性欲和性功能；甲状腺功能亢进患者常出现女性月经失调和男性性功能减退等。

三、甲状腺功能的调节

（一）下丘脑-腺垂体-甲状腺轴调节系统

1. 下丘脑对腺垂体的调节　下丘脑分泌的促甲状腺激素释放激素（TRH）促进促甲状腺激素（TSH）的合成与释放，并对 TSH 的释放起经常性刺激作用。寒冷刺激可通过一定的神经联系使 TRH 分泌增多，继而促进 T3、T4 的分泌（图 10－3）。

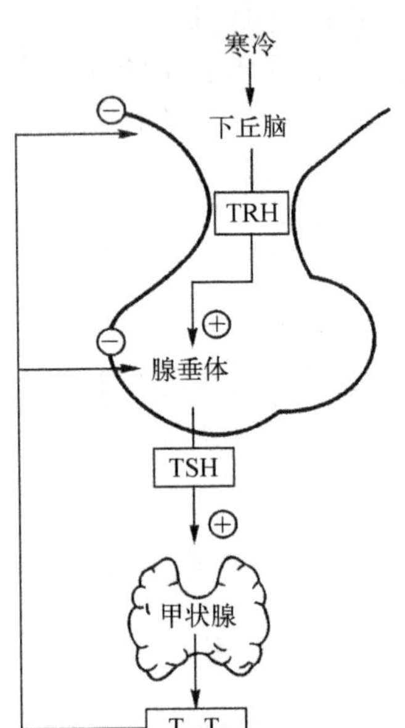

图 10－3　下丘脑-腺垂体-甲状腺轴调控系统示意图

十：兴奋；一：抑制

2. 腺垂体对甲状腺的调节　腺垂体释放的 TSH 是调控甲状腺功能的主要激素，TSH 主要作用为：① 促进 T3、T4 的合成与释放。② 促进和维持甲状腺腺泡细胞生长发育。去垂体后，血中 TSH 消失，T3、T4 合成与释放明显减少，腺体也萎缩，及时补充 TSH 可使甲状腺功能恢复正常。

3. 甲状腺激素对 TSH、TRH 的负反馈调节　血中 T3、T4 水平升高时，它们可以使 TSH 的合成与释放减少，从而使甲状腺的活动减弱，使血中 T3、T4 浓度保持相对恒定。

其他一些激素也可影响甲状腺激素的分泌，如雌激素可加强腺垂体对 TRH 的敏感性，女性甲状腺功能亢进者比男性多见可能与此有关。糖皮质激素、GH 则能抑制 TSH 的分泌，从而使血中 T3、T4 的水平降低。

（二）自主神经调节

刺激交感神经可使甲状腺激素合成与分泌增加。目前认为下丘脑-腺垂体-甲状腺轴主要调节甲状腺激素水平的稳态；而自主神经主要是在内、外环境变化引起机体应急反应时对甲状腺的功能起调节作用。

（三）甲状腺激素分泌的自身调节

甲状腺可根据碘供应（血碘水平）的变化，通过自身调节的方式，改变对碘的摄取及合成甲状腺激素的能力。

过量的碘引起的这种抑制甲状腺聚碘能力和甲状腺激素合成减少的效应，称为 Wolff－Chaikoff 效应。临床上根据这一效应，常使用过量的碘来处理甲状腺危象和用于甲状腺手术的术前准备。在此基础上如果继续增大碘量，则此时不再抑制 T3、T4 的合成，而是出现合成的再次增加，这是对高碘的适应。

相反，当血碘含量不足时，甲状腺将增强碘转运机制，加强甲状腺激素的合成以进行代偿。自身调节使甲状腺功能适应食物中碘供应量的变化，从而保证腺体内合成激素的稳态。在远离沿海及海拔高的山区，土壤、水和食物中含碘量极少，导致机体碘缺乏时，甲状腺激素合成减少，负反馈刺激垂体，使其分泌较多的 TSH，使甲状腺肿大，临床上称为地方性甲状腺肿。

笔记栏

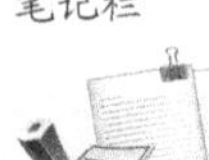

第四节　调节钙、磷代谢的激素

一、甲状旁腺激素

（一）甲状旁腺激素的生理作用

PTH 是调节血钙水平最重要的激素，它有升高血钙和降低血磷的作用，以维持血钙和血磷水平的稳态。甲状腺手术不慎误将甲状旁腺摘除，可引起严重的低血 Ca^{2+}，导致手足抽搐，严重时可因呼吸肌痉挛而窒息死亡，应用甲状旁腺激素或钙盐可暂时缓解这些症状。而血磷水平则呈相反的变化，逐渐升高。PTH 的靶器官主要是肾和骨。

（二）甲状旁腺激素分泌的调节

PTH 的分泌主要受血浆钙浓度变化的调节。血钙浓度稍有下降，可在 1 min 内引起 PTH 的分泌增加，从而促进骨钙释放和增强肾小管对钙的重吸收，使血钙浓度迅速回升；相反，血钙浓度升高时，PTH 分泌减少。长时间的高血钙，则可使甲状旁腺萎缩；相反，长时间的低血钙则可使甲状旁腺增生，促进 PTH 的分泌。

二、维生素 D_3

维生素 D_3（VD_3）可从食物中摄取，也可由皮肤内合成。首先，维生素 D_3 在肝脏中 25 -羟化酶的作用下形成 25 -羟 VD_3，然后在肾内 1α -羟化酶的催化下成为活性更高的 1，25 -二羟 VD_3［1，25 - dihydroxy vitamin D_3，1，25 -$(OH)_2D_3$］。这是维生素 D_3 发挥作用的主要形式。

维生素 D_3 促进小肠黏膜对钙、磷的吸收；调节骨钙的释放和沉积；促进肾小管对钙、磷的重吸收。因此有升高血钙和降低血磷的作用。

1，25 -二羟 VD_3 的生成受血钙、血磷的水平及 PTH、肾脏中的 1α -羟化酶的活性等因素的影响。在体内，1，25 -二羟 VD_3 与 PTH 和降钙素共同对钙、磷代谢进行调节。

三、降钙素

人体内的降钙素（calcitonin，CT）主要是由甲状腺的滤泡旁细胞（或称为“C”细胞）合成和分泌。降钙素的主要作用是降低血钙和血磷。

第五节　肾上腺内分泌

肾上腺由皮质和髓质两部分组成，肾上腺皮质是腺垂体的靶腺，分泌的类固醇激素对维持生命至关重要；肾上腺髓质与交感神经节同源，分泌的儿茶酚胺类激素在机体应急反应中发挥着重要作用。

一、肾上腺皮质激素

肾上腺皮质激素有三类：① 球状带细胞分泌的盐皮质激素，以醛固酮为代表。② 束状带细胞分泌糖皮质激素，以皮质醇（可的松）和皮质酮为代表。③ 网状带细胞分泌少量性激素，如脱氢表雄酮和雌二醇，也能分泌少量的糖皮质激素。

肾上腺皮质激素对于维持机体正常的生命活动极为重要。很早就观察到，摘除动物的肾上腺，

笔记栏

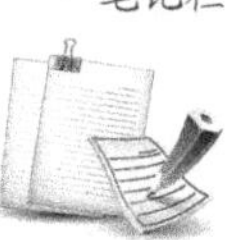

即会导致动物的物质代谢的严重紊乱、应激反应降低，水、盐丧失，血压降低和致命性休克，就会很快衰竭死亡；如能及时给予肾上腺皮质的提取物，则可以维持其生命。

关于醛固酮的生物学作用和分泌调节在有关章节已经介绍，有关性激素的问题将在生殖一节介绍，这里重点讨论束状带分泌的糖皮质激素。

（一）糖皮质激素的生物学作用

1. 调节物质代谢　糖皮质激素对糖、蛋白质和脂肪代谢的总效应可概括为：升糖、移脂、解蛋。糖皮质激素分泌过多时，可使血糖升高，甚至出现糖尿；还可引起生长停滞、肌肉消瘦、皮肤变薄、骨质疏松、淋巴组织萎缩以及创口愈合延迟等。肾上腺皮质功能低下患者如艾迪生病，则可出现低血糖。

糖皮质激素对身体不同部位的脂肪细胞代谢的影响存在差异性，当糖皮质激素分泌过多时，可引起体内脂肪组织由四肢向面部和躯干的重新分布，出现“向心性肥胖”、特殊的“满月脸”“水牛背”，以及四肢相对细瘦的征象。这是肾上腺皮质功能亢进（如库欣综合征）或长期服用过量的糖皮质激素的特征之一。

2. 对水、盐代谢的影响　糖皮质激素可使水排出增加。故肾上腺皮质功能不足的患者，排水能力显著降低，严重时可出现“水中毒”，如补充适量的糖皮质激素即可缓解，而补充盐皮质激素无效。

3. 对各器官组织的影响

（1）对血细胞的影响：糖皮质激素可使血中红细胞和血小板数量增多，使血中淋巴细胞、中性粒、嗜酸性粒细胞数量减少，因此，测定血液中的嗜酸性粒细胞与淋巴细胞的数量可作为衡量肾上腺皮质功能的指标之一。

（2）对心血管的影响：糖皮质激素对血管平滑肌没有直接收缩作用，但它能提高其对儿茶酚胺的敏感性，以维持正常的血压，称为糖皮质激素的“允许作用”。肾上腺皮质功能减退时，心肌收缩力减弱，心输出量减少，血管对儿茶酚胺的敏感性降低，对血管紧张素Ⅱ的收缩血管反应消失，导致低血压，如补充糖皮质激素能改善心血管功能，这是临床上广泛应用糖皮质激素作为抗休克配合用药的原理之一。

（3）对呼吸的影响：糖皮质激素能促进胎儿肺发育并使其肺组织产生足够的肺泡表面活性物质，防止肺泡萎陷。

（4）对消化的影响：糖皮质激素能促进胃酸和胃蛋白酶原的分泌，使黏液分泌量减少，可诱发或加剧溃疡病，甚至引起穿孔。故溃疡病患者应慎用。

（5）对中枢的影响：糖皮质激素可提高中枢神经系统的兴奋性，影响精神与行为。长期大量使用糖皮质激素会出现精神症状，如欣快感、狂躁失眠等，有诱发精神病和癫痫的可能。故该类患者应慎用。

（6）对皮肤的影响：糖皮质激素有抗皮肤增生作用，使皮肤变薄。可减轻皮肤角质鳞屑的形成。

（7）对骨骼的影响：糖皮质激素可抑制成骨细胞，减少骨中胶原合成，促进胶原与骨质分解，导致骨质疏松，且易造成病理性骨折。

4. 参与应激反应　当机体受到内、外环境或社会、心理等因素一定程度的有害刺激时，除引起机体与刺激直接相关的特异性变化外，还会引起一系列与刺激性质无直接关系的非特异性适应反应，这种非特异性适应反应称为应激反应。发生应激反应时，血液中的ACTH和糖皮质激素水平迅速提高，增强机体对损害性刺激的基础“耐受性”和“抵抗力”。

（二）糖皮质激素分泌的调节

笔记栏

1. 下丘脑-腺垂体对肾上腺皮质功能的调节　下丘脑室旁核及促垂体区的CRH神经元合成和释放的CRH通过垂体门脉系统运送到腺垂体ACTH细胞，使ACTH分泌增多。在腺垂体中存在ACTH的前体物质前阿黑皮素原（POMC）。在CRH的作用下，POMC可降解成ACTH、β-促

黑激素(β-MSH),ACTH 还可降解为 α-MSH。肾上腺皮质功能低下时,由于 ACTH 分泌代偿性增加,MSH 生成也增多,患者的皮肤可出现色素沉着。

2. 糖皮质激素对下丘脑和腺垂体的反馈性调节 血中糖皮质激素浓度升高时,可反馈性地抑制下丘脑 CRH 神经元和腺垂体中的 ACTH 神经元的活动,使 CRH 释放减少,ACTH 合成及释放受到抑制。这种反馈称为长反馈;腺垂体分泌的 ACTH 也可反馈性地抑制 CRH 神经元活动,称为短反馈;此外,还存在 CRH 对 CRH 神经元的超短反馈调节。糖皮质激素对 CRH 和 ACTH 分泌的负反馈调节作用,是通过抑制下丘脑 CRH 及腺垂体 ACTH 的合成,并降低腺垂体 ACTH 细胞对 CRH 的反应性等方式实现的。在应激时,这种负反馈调节被抑制或甚至消失,血液中 ACTH 和糖皮质激素的浓度升高。

临床上长期大剂量使用糖皮质激素治疗,由于下丘脑-腺垂体-肾上腺皮质功能轴受到抑制,引起肾上腺皮质萎缩,反应性下降,如突然停药,由于 ACTH 水平很低和肾上腺皮质萎缩,血中糖皮质激素水平低下,可引起急性肾上腺皮质功能减退的危急症状,甚至危及生命。故在停药时,应缓慢地逐渐减量并给患者间断地补充 ACTH,以预防肾上腺皮质危象的发生。

二、肾上腺髓质激素

肾上腺髓质的嗜铬细胞主要分泌肾上腺素(epinephrine, E 或 adrenaline, A)、去甲肾上腺素(norepinephrine, NE 或 noradrenaline, NA)和多巴胺(dopamine),髓质中分泌肾上腺素和去甲肾上腺素的比例约为 4∶1。

去甲肾上腺素和肾上腺素的生物学作用广泛而多样,相似但也有差别,它们已在有关章节中作了介绍。在这里主要介绍它们对物质代谢的影响和在应急反应中的作用。

肾上腺髓质激素基本属于促进分解代谢的激素。

应急反应是指机体遭遇紧急情况时,交感—肾上腺髓质系统功能紧急动员的过程。机体处于创伤、低血压、寒冷、恐惧、失血、脱水、疼痛及剧烈运动等紧急状态时,交感—肾上腺髓质系统活动增强,肾上腺髓质激素水平急剧升高,使机体处于反应机敏、高度警觉的状态。包括心跳加快,心肌收缩力加强,血压升高,血液循环加快,内脏血管收缩,骨骼肌血管舒张,血流量增多,全身血液重新分布,以利于应急时重要器官得到更多的血液供应。

目前一些学者认为,“应急”与“应激”反应都是机体在受到损害性刺激时,同时出现的保护性反应,两种反应同时发生,共同维持机体的适应能力。应激反应偏重加强机体对伤害刺激的基础耐受能力,应急反应则偏重提高机体的警觉性和应变能力。应急与应激是两个不同但又密切相关的概念,两者既有区别又相辅相成,使机体的适应能力更加完善。故有人提出,把交感—肾上腺髓质系统的反应,也包括在应激反应中。

第六节 胰 岛

胰岛根据染色和形态学特点,主要分为 A 细胞、B 细胞、D 细胞、PP 细胞(或称为 F 细胞)。A 细胞数量约占胰岛细胞总数的 20%,分泌胰高血糖素;B 细胞最多,占总数的 60%~70%,分泌胰岛素;D 细胞占 10%,分泌生长抑素(SS)。

一、胰岛素

(一)胰岛素的生物学作用

胰岛素是全面促进物质合成代谢、调节血糖稳定的最重要激素,与其他激素共同作用,维持机体物质代谢的稳态。

笔记栏

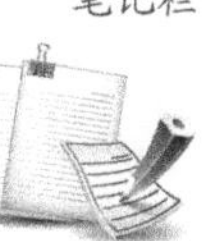

1. 调节糖代谢　胰岛素对糖代谢的总效应是：减少血糖来源，增加血糖去路，降低血糖水平。胰岛素缺乏时，血糖浓度升高，如超过肾糖阈，尿中将出现糖，引起糖尿病。

2. 调节脂肪代谢　胰岛素缺乏时，可造成脂肪代谢紊乱，主要使脂肪分解加强，产生大量脂肪酸，在肝内氧化生成过量酮体，导致酮症酸中毒和酮血症。此外，血脂升高易引起动脉硬化。

3. 调节蛋白质代谢　胰岛素能促进蛋白质合成，并抑制蛋白质的分解。胰岛素分泌不足时，蛋白质合成减少，分解增强，妨碍机体生长。

（二）胰岛素分泌的调节

血糖水平是调节胰岛素合成与分泌的重要因素。血液中氨基酸和血糖水平对刺激胰岛素的分泌具有协同作用。长时间的高血糖、高氨基酸和高血脂，可持续刺激胰岛素分泌，致使胰岛B细胞衰竭，引起糖尿病。

胃肠道激素如促胃液素、胰泌素、缩胆囊素和抑胃肽等，均有促进胰岛素分泌的作用；甲状腺激素、生长激素、皮质醇、孕酮、雌激素等对胰岛素的分泌也有促进作用。

迷走神经兴奋时，即可通过B细胞上的M受体直接增强胰岛素分泌，又可通过胃肠激素间接促进胰岛分泌。交感神经兴奋时则通过B细胞上的α受体抑制其分泌。

二、胰高血糖素

胰高血糖素是胰岛A细胞分泌的，它是全面促进分解代谢的激素；胰高血糖素和胰岛素是一对相拮抗的、调节血糖水平的重要激素。

血糖水平是调节胰高血糖素分泌的重要因素，血糖水平降低，促进胰高血糖素分泌；反之，血糖水平升高，胰高血糖素分泌减少。饥饿可促进胰高血糖素的分泌，这对维持血糖水平、保证脑的代谢和能量供应具有重要意义。

第七节　生 殖 生 理

在高等动物和人类，生殖过程包括两性生殖细胞（精子和卵子）的形成、交配、受精、着床及胚胎发育（妊娠）等主要环节。人和高等动物生殖器官包括主性器官和附性器官。男性主性器官是睾丸，可产生精子；女性为卵巢，可产生卵子。主性器官又称为性腺，能分泌性激素。附性器官则是促进产生新个体的器官，主要功能是输送精子和卵子，参与受精过程，维持胚胎发育、成熟直至分娩，完成一个新个体的诞生。

一、男性生殖

（一）睾丸的功能

睾丸是男性的主性器官，由高度卷曲的精曲小管及分散其中的间质细胞组成。精曲小管是生成精子的部位；间质细胞具有分泌雄性激素的功能。睾丸的支持细胞具有分泌抑制素的作用。睾酮的生理作用包括：① 维持精子产生；② 促进附性器官的发育并维持其成熟；③ 刺激并维持男性副性征；④ 促进蛋白质合成和骨的生长；⑤ 促进骨髓的造血功能。

（二）睾丸功能的调节

睾丸的生精过程及睾酮分泌受到下丘脑-腺垂体-睾丸轴反馈调节（图10-4）。

笔记栏

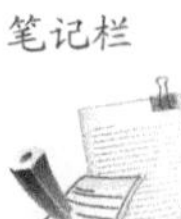

1. 下丘脑-腺垂体的调节　下丘脑神经元分泌的促性腺激素释放激素（GnRH）可促进腺垂体释放FSH和LH；FSH主要作用于生精细胞和支持细胞，起着始动生精的作用，而睾酮则有维持生精的效应。LH主要促进睾丸间质细胞发育并分泌睾酮，也能间接地影响精子的生成。

2. 睾丸激素对下丘脑-腺垂体的调节　睾丸分泌的睾酮可反馈性抑制下丘脑-腺垂体。当具有反馈调节作用时，睾丸内的也具有局部调节的作用。

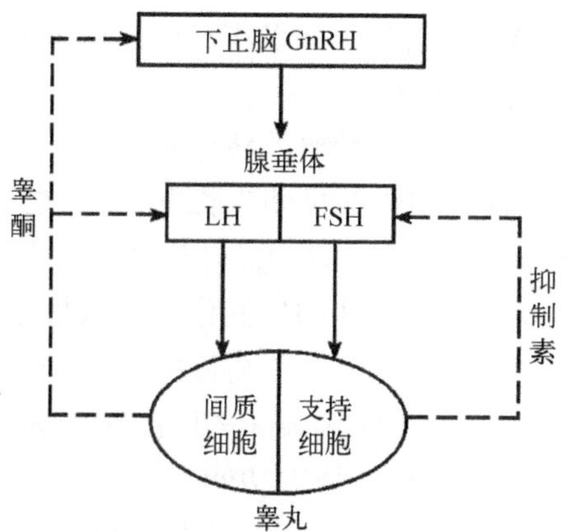

图 10－4 下丘脑-腺垂体-睾丸轴调控系统示意图

图中实线表示促进作用，虚线表示抑制作用

二、女性生殖

女性的主性器官是卵巢，具有产生卵子和性激素（雌激素及孕激素）的功能。女性生殖主要包括卵巢的生卵作用、内分泌、妊娠和分娩等。

（一）卵巢的功能

1. 卵巢的生卵作用

（1）卵泡的成熟：女性在胚胎期，卵巢约有 700 万个原始卵泡。女性从青春期开始，每月有一定数目（15～20 个）的卵泡生长发育，但通常只有一个卵泡成熟（优势卵泡），其余的先后闭锁退化。

（2）黄体的形成：成熟卵泡破裂而排卵之后，原来卵泡壁的颗粒细胞和内膜细胞迅速增生，形成内分泌腺体，细胞内部开始积聚黄色类脂物质，称为黄体。若排出的卵子未受精，黄体可维持两周，随后发生退化，形成无血管的瘢痕，称为白体；若卵子受精，则黄体继续生长并形成妊娠黄体，维持至妊娠后 3 个月左右，开始退化。

2. 卵巢的内分泌功能　卵巢主要分泌雌激素和孕激素。卵泡期主要由颗粒细胞和内膜细胞分泌雌激素，而黄体期则由黄体细胞分泌孕激素和雌激素。

（1）雌激素的生理作用：促进女性性器官的发育与成熟并维持其正常功能、刺激女性副性征的出现并维持其正常状态、影响代谢和生长等。

1）对生殖器官的作用：① 与 FSH 协同促进卵泡的发育和优势卵泡的形成，诱导排卵前 LH 峰的出现，促进排卵。② 促进子宫发育，使子宫内膜呈现增生期改变；在分娩前，提高子宫平滑肌对催产素的敏感性；使子宫颈腺分泌大量稀薄的黏液，利于精子穿行。③ 促进输卵管上皮细胞的增生，增强输卵管的分泌与收缩，有助于精子和卵子的运输。④ 刺激阴道黏膜上皮细胞分化；增加阴道黏膜上皮细胞内糖原含量，糖原分解使阴道内呈酸性环境，增强阴道抵抗细菌的能力。

2）对副性征及性欲的作用：促进青春期乳腺的发育，刺激乳腺导管和结缔组织的增生；使脂肪和毛发分布具有女性特征，音调较高，骨盆宽大，臀部肥厚；促进和维持正常性欲。

3）对代谢和生长的作用：促进蛋白质合成，加快生长发育；刺激成骨细胞的活动，促进钙盐沉着，加快骨骼的生长；促进水、钠潴留，使细胞外液量增加；降低血浆胆固醇与低密度脂蛋白含量，抑制动脉硬化。

（2）孕激素的生理作用：孕激素由黄体细胞合成；妊娠 2 个月左右，胎盘开始大量合成孕酮。孕激素通常是在雌激素作用基础上发挥效应，主要作用于子宫，保证受精卵着床和维持妊娠。

1）子宫：在雌激素的协同作用下，孕激素使子宫内膜由增生期向分泌期转变，为受精卵着床提供良好条件；能降低妊娠子宫平滑肌的兴奋性，并使之对催产素的敏感性降低，以维持妊娠。

2）对乳腺的作用：促使乳腺小叶和腺泡发育，并为泌乳作准备。

3）产热作用：孕激素可使体温调节保持在较高水平，可使排卵后升高 0.5℃左右，并在黄体期一直维持在此水平。女性的基础体温在排卵前先短暂降至最低，而在排卵后升高，并一直持续到下次月经开始。故临床上将这一基础体温改变作为判定排卵日期的标志之一。

4）抑制母体对胚胎的免疫排斥反应：胚胎对母体可视为异物，但在正常情况下，母体并不产生排斥反应，这可能与孕酮的作用有关。

（二）卵巢功能的调节

卵巢功能也受下丘脑、腺垂体所分泌的激素调控，形成下丘脑-腺垂体-卵巢轴。

1. 下丘脑对腺垂体的调节　下丘脑分泌的 GnRH 经垂体门脉运送到腺垂体作用于促性腺

笔记栏

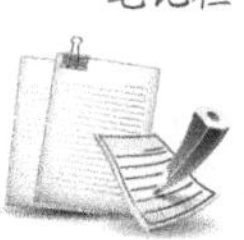

激素细胞，引起 LH 及 FSH 分泌，从而调节卵巢的活动。影响下丘脑分泌 GnRH 的因素可造成卵巢功能的紊乱。

2. 腺垂体对卵巢功能的调节　腺垂体分泌的 FSH 和 LH 在生理功能上既独立又不能分开。FSH 促进卵泡的早期生长发育，并在 LH 的协同作用下使卵泡分泌雌激素，而卵泡的最终成熟有赖于 FSH 和 LH 的双重调控。LH 对卵巢有以下几方面的作用。

(1) 在 FSH 的协同作用下使卵泡分泌雌激素。

(2) 在月经中期，血液的 LH 浓度突然升高，促使卵泡最终发育成熟，并使成熟卵泡排卵。

(3) 使排卵后破裂的卵泡转变为黄体，并触发黄体分泌孕激素和雌激素。

(4) 维持黄体的功能。

3. 卵巢对下丘脑-腺垂体的反馈作用　增高的雌激素水平，一方面可抑制 GnRH 的分泌，另一方面又降低腺垂体对这种释放激素的敏感性，结果减少 FSH 的分泌，即负反馈调节；但在排卵前，成熟的卵泡分泌大量雌激素，却能触发腺垂体分泌大量的 LH，这是正反馈调节，因而导致排卵；而在黄体期雌激素和孕激素的共同作用，能抑制 FSH 和 LH 的分泌。

（三）月经周期及其调节

1. 月经周期　女性自青春期开始，在下丘脑-腺垂体系统的调节下，卵巢活动发生周期性变化。在卵巢分泌激素的影响下，子宫内膜发生周期性脱落及出血，称为月经。因此，女性卵巢周期在子宫表现为子宫周期，故又称为月经周期。人类的月经周期一般历时 28 d。月经周期又可分为月经期、增生期、分泌期。前两期处于卵巢周期的卵泡期，而分泌期对应于黄体期（图 10－5）。

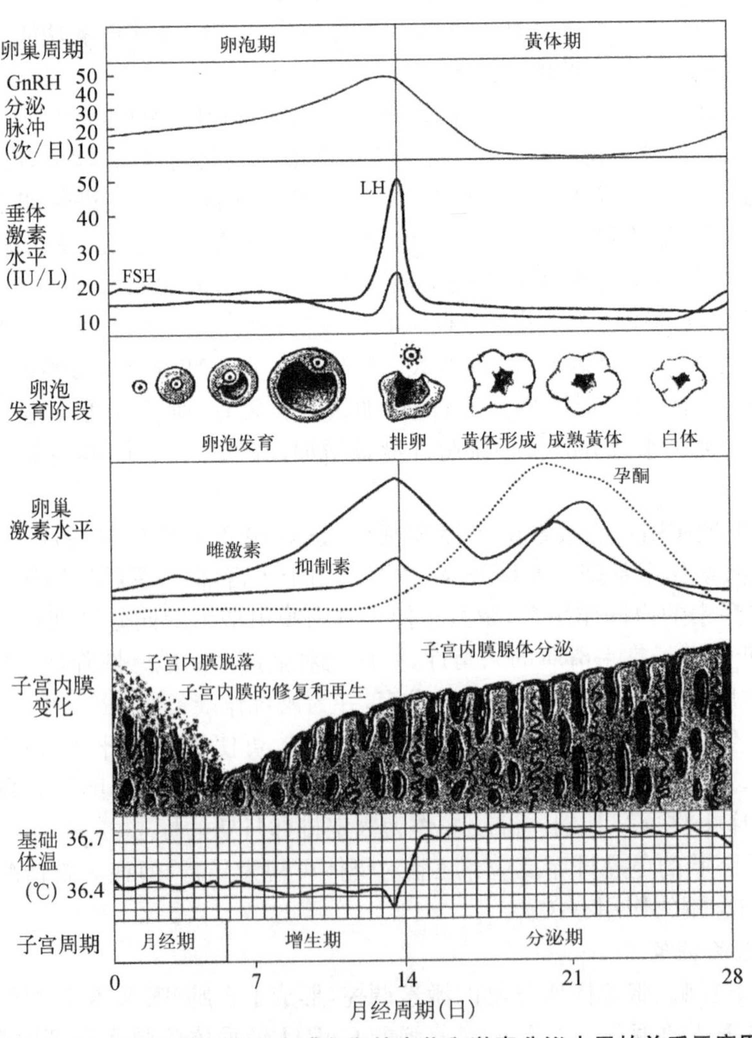

图 10－5　月经周期中子宫内膜各期的变化和激素分泌水平的关系示意图

笔记栏

2. 月经周期的调节

(1) 卵泡期：指月经周期的前1～14 d。此期，血液中的雌激素和孕酮均处于低水平，它们对腺垂体分泌FSH和LH的反馈性抑制减弱，故血中的GnRH、FSH和LH逐渐增多，促进了卵泡的发育，使血中雌激素水平也升高。当雌激素分泌达到一定水平时，雌激素和抑制素对腺垂体起负反馈作用，使FSH分泌减少；由于抑制素可选择性抑制FSH，而不抑制LH，因而LH的分泌无明显变化。由于血中FSH有所下降，致使多数卵泡停止发育，而优势卵泡可摄取更多的FSH，同时LH受体增加，因而得以继续发育成熟，并加速雌激素的合成与分泌。在雌激素的刺激作用下，子宫内膜的上皮、腺体和螺旋小动脉迅速生长，表现出增生期的变化。到排卵的前一天左右，雌激素的分泌达到高峰，正反馈作用下丘脑，GnRH分泌增多，刺激腺垂体大量分泌LH和FSH，而以血中LH分泌的增加更为明显，形成LH峰，这是触发排卵的关键因素。LH在孕酮的配合下，触发排卵。

(2) 黄体期(排卵后期)：排卵后，颗粒细胞和内膜细胞逐渐发育成为黄体。在LH的作用下，黄体细胞分泌大量的孕酮及雌激素，子宫内膜在孕酮和雌激素的作用下，加速生长和功能分化，表现出分泌期的变化，为受精卵着床做好准备。如果排出的卵子受精，则黄体继续存在，并分泌雌激素和孕酮；而且，妊娠早期胚泡的滋养层细胞及以后形成的胎盘，可分泌人绒毛膜促性腺激素，起维持黄体的作用。如果卵子未受精，则黄体分泌的孕酮和雌激素将再次增加，通过负反馈作用使下丘脑和腺垂体受到抑制，使它们分泌的FSH和LH减少，黄体退化成白体，导致孕酮和雌激素在血中的浓度明显下降。子宫内膜缺少孕酮和雌激素的支持，子宫内膜螺旋动脉发生痉挛性收缩而缺血，内膜脱落、血管破裂出现月经。雌激素和孕酮减少后，又可使腺垂体加强分泌FSH和LH，开启下一个月经周期。

月经周期的产生是下丘脑-腺垂体-卵巢轴3个层次的激素互相作用、调节的结果。其中，在卵泡期，雌激素的分泌形成的第1个高峰，对LH和FSH的分泌起着正反馈的作用；而在黄体期，孕酮和雌激素分泌的第2个高峰，对LH和FSH的分泌又起着负反馈的作用。

(四) 妊娠

妊娠是新个体产生的过程，包括受精、着床、妊娠的维持、胎儿的生长。

1. 受精　是指精子穿入卵子并与卵子融合形成受精卵的过程。输卵管壶腹部是受精的场所。通常精子必须在雌性生殖道内停留一段时间才能获得使卵子受精的能力，称为精子获能。

2. 着床　是指胚泡植入子宫内膜的过程。着床发生于排卵后6～7 d，包括3个阶段：① 定位，胚胎定位于子宫内膜特定的拟着床的部位。② 黏着，胚泡与子宫内膜黏着。③ 穿透，胚泡进入子宫内膜。

3. 妊娠的维持与激素水平　维持正常的妊娠需要依靠腺垂体、卵巢及胎盘的各种激素的相互协调、配合。胚泡的滋养层细胞分泌的绒毛膜促性腺激素及胎盘所分泌的激素等对维持妊娠及引起妊娠期间母体和胎儿的相应变化具有重要作用，主要的胎盘激素包括以下几种。

(1) 人绒毛膜促性腺激素(hCG)：由早期胚泡和胎盘绒毛组织的合体滋养层细胞分泌的一种糖蛋白激素。妊娠早期绒毛组织形成后，hCG的分泌量快速增加，妊娠8～10周时达高峰，随后下降，并持续至妊娠末期。因妊娠后7～10 d从孕妇血或尿中就能检测到hCG，所以检测母体血或尿中的hCG是诊断早孕的可靠指标。

(2) 人绒毛膜生长激素(hCS)：具有生长激素的作用，可调节母体与胎儿的糖、脂肪与蛋白质的代谢，促进胎儿的生长。

(3) 类固醇激素

1) 孕激素：在妊娠10周以后由胎盘代替卵巢妊娠黄体的功能持续分泌孕酮，到妊娠足月时达高峰。

2) 雌激素：胎盘分泌的雌激素主要为雌三醇。雌三醇的合成原料来自胎儿肾上腺和肝脏，故检测雌三醇可用来间接判断胎儿的状态。

笔记栏

【思考题】

(1) 试述甲状腺激素的生理作用。
(2) 地方性甲状腺肿发生的机制是什么?
(3) 简述甲状旁腺激素和降钙素的主要生理作用。
(4) 试述肾上腺糖皮质激素的生理作用。
(5) 长期大量应用糖皮质激素的患者能否突然停药? 为什么?
(6) 胰岛素长期分泌不足的患者,为什么会出现多吃、多饮、多尿及体重减轻(三多一少)的症状?
(7) 简述雄激素的生理作用。
(8) 试述月经周期中卵巢和子宫内膜的变化。
(9) 试述月经周期形成的机制。

(陈 琦 戴 华)

笔记栏

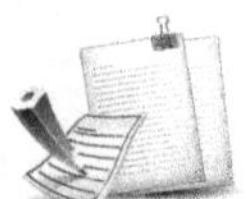

主要参考文献

高钰琪，肖献忠.病理生理学.北京：高等教育出版社，2004.
葛均波，徐永健.内科学.第 8 版.北京：人民卫生出版社，2013.
韩济生等.神经科学原理.第 3 版.北京：北京医科大学出版社，2009.
金惠铭，王建枝等.病理生理学.第八版.北京：人民卫生出版社，2015.
陆大祥，金惠铭.病理生理学.北京：人民卫生出版社，2006.
石增立，李著华等.病理生理学(案例版).北京：科学出版社，2008.
孙红，彭聿平.人体生理学.第 3 版.北京：高等教育出版社，2016.
孙红，彭聿平主编.人体生理学学习提纲及复习题.北京：高等教育出版社，2016.
王建枝，殷莲华.病理生理学.第 8 版.北京：人民卫生出版社，2013.
王树人，陈主初.病理生理学.北京：人民卫生出版社，2001.
肖献忠等.病理生理学.北京：高等教育出版社，2004.
闫剑群.生理学(医学英文原版改编双语教材).北京：科学出版社，2006.
杨如虹.病理生理学.北京：科学出版社，2007.
姚泰等.生理学.第 7 版.北京：人民卫生出版社，2008.
张建福，彭聿平，闫长栋.人体生理学.第 2 版.北京：高等教育出版社，2010.
张之南，杨天楹，郝玉书.血液病学.北京：人民卫生出版社，2003.
赵雪俭，陈主初.病理生理学.北京：人民卫生出版社，2006.
中华医学会血液学分会血栓与止血学组.成人原发免疫性血小板减少症诊断与治疗中国专家共识(2016 年版).中华血液学杂志，2016，37(2)：89－93.
中华医学会血液学分会血栓与止血学组.弥散性血管内凝血诊断中国专家共识(2017 年版).中华血液学杂志，2017，38(5)：361－362.
中华医学会血液学分会血栓与止血学组，中国血友病协作组.血友病诊断与治疗中国专家共识(2017 年版).中华血液学杂志，2017，37(5)：364－370.
周吕，柯美云等.神经胃肠病学与动力：基础与临床.北京：科学出版社，2005.
周吕，柯美云等.胃肠动力学：基础与临床.北京：科学出版社，1999.
朱大年，王庭槐等.生理学.第 8 版.北京：人民卫生出版社，2017.
朱妙章等.大学生理学.第 3 版.北京：高等教育出版社，2009.
朱妙章等.大学生理学.第 4 版.北京：高等教育出版社，2013.
Ganong WF. Review of Medical Physiology. 21th ed. New York：McGraw－Hill，2003.
Guyton AC，Hall JE. Text book of Medical Physiology. 11th ed. Philadelphia：WB Saunders Co，2006.
Leonard RJ. Gastrointestinal Physiology. 6th ed. St. Louis：Mosby，2001.
McPhee SL，Hammaer GD. Pathophysiology of Disease. 6th ed. Columbus：McGraw－Hill Medical，2010.